건강만화

까부리약사

홍승표 글 · 정 설 그림

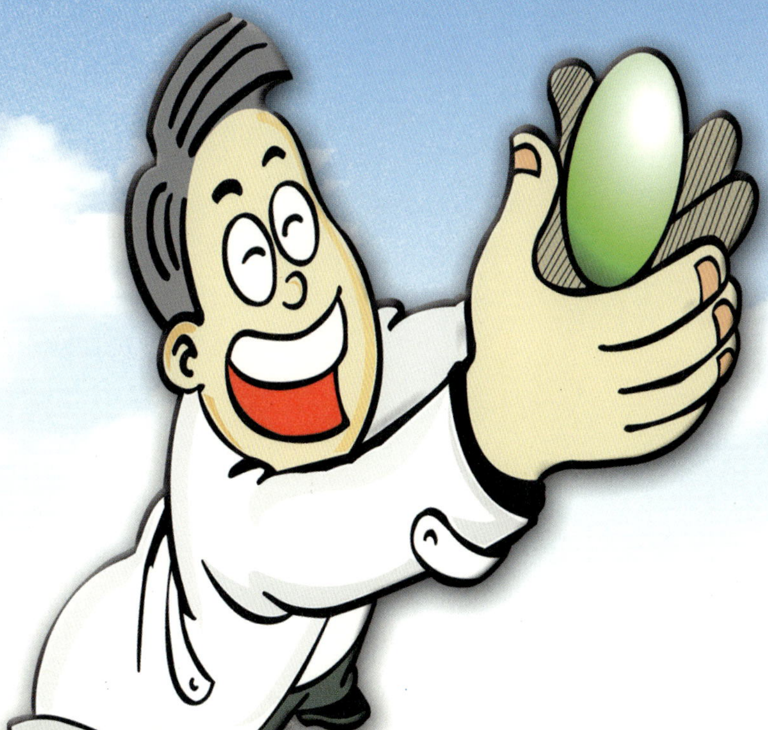

군자출판사

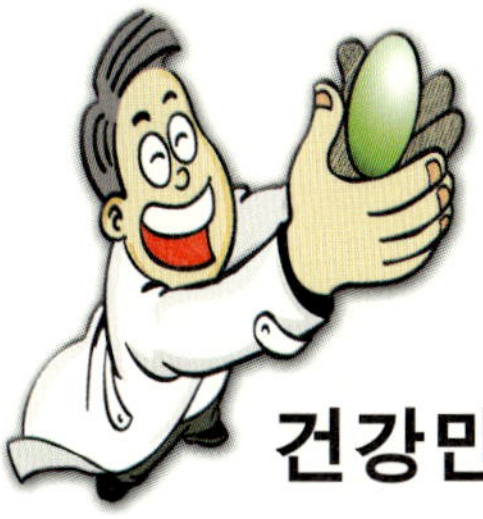

건강만화

까부리약사

홍승표 글 • 정 설 그림

군자출판사

건강만화 까부리 약사

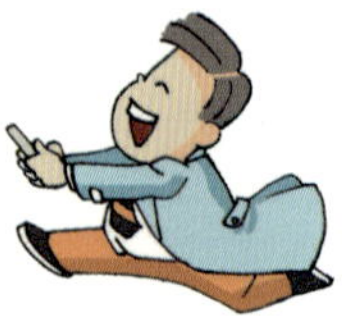

첫째판 1쇄 인쇄 | 2008년 8월 25일
첫째판 1쇄 발행 | 2008년 9월 1일

지 은 이 　홍승표
그 린 이 　정 설

편집디자인 　임현주
표지디자인 　이지선
발 행 처 　군자출판사
등 　 록 　제 4-139호(1991. 6. 24)

본 　 사 　(110-717) 서울특별시 종로구 인의동 112-1 동원회관 BD 3층
Tel. (02) 762-9194/5 　Fax. (02) 764-0209
대구지점 　Tel. (053) 428-2748 　Fax. (053) 428-2749
광주지점 　Tel. (062) 228-0252 　Fax. (062) 228-0251
부산지점 　Tel. (051) 893-8989 　Fax. (051) 893-8986

ISBN 978-89-6278-009-3

정가 12,000원

건강만화 까부리 약사...

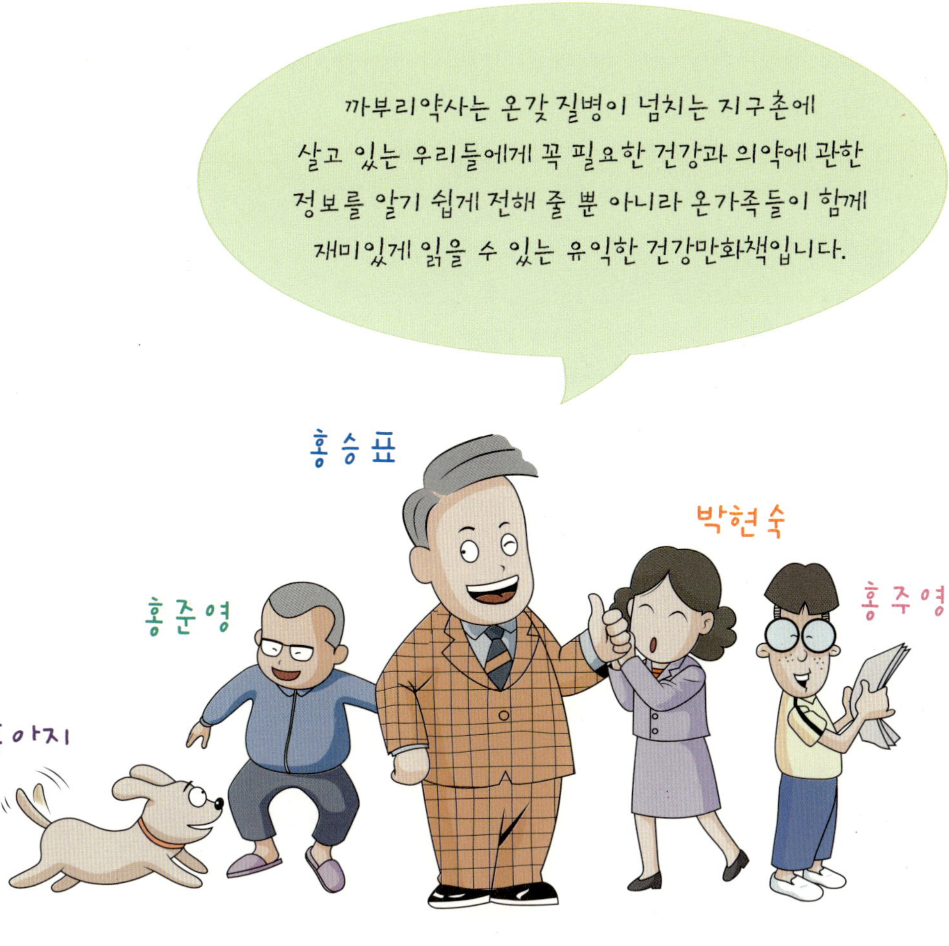
까부리약사는 온갖 질병이 넘치는 지구촌에
살고 있는 우리들에게 꼭 필요한 건강과 의약에 관한
정보를 알기 쉽게 전해 줄 뿐 아니라 온가족들이 함께
재미있게 읽을 수 있는 유익한 건강만화책입니다.
홍승표
박현숙
홍준영
홍주영
홍아지

건강만화 까부리 약사

지은이의 말

그 이름 맹호오 부대
맹호부대 용사들아
가~시는 곳 월나암 땅
하늘은 멀더라도..

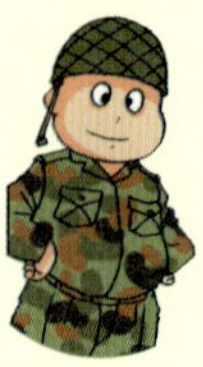

월남 파병 용사들을 위해 목이 터지라고 노래 불렀던 60년대.

어린 시절 베트콩과 싸우는 월남장병들을 위해 의사 까불이도 월남으로 갔다.

아직 텔레비젼이 없던 그 때 김경언님의 의사까불이란 만화는 나의 모든 것이었다. 거의 매일 학교 마치고 돌아오는 길에 참새가 방앗간 들르듯 판잣집 만화가게에 들렀고 길다란 나무의자에 앉아 고무줄에 꽂힌 겉장을 제거한 금방 출간된 의사 까불이를 읽었다.

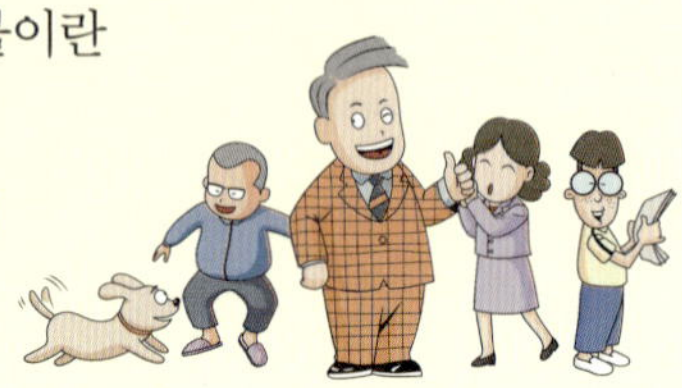

사십 년이란 세월이 지난 어느 겨울, 나와 같은 기억을 가슴에 품고 있는 분을 만나게 되었다.

추억의 만화책들을 보물처럼 건져내어 보존하며 만화와 추억을 이끌고 있는 오경수 회장님이다. 그 분은 이산가족처럼 오랜 세월 헤어져 살았던 '의사 까불이' 와 나를 극적으로 만나게 해 주었다. 그 이후 '의사 까불이' 만화는 신기한 타임머신이 되어 날마다 나를 어린 시절로 데려다 주었다. 나도 '의사 까불이' 가 되고 싶어 잠을 이룰 수 없었고 그 꿈이 현실로 나타난 것이 까부리약사이다.

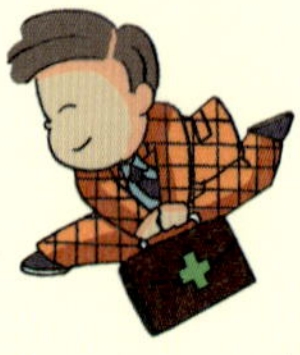

오랜 전 '의사 까불이' 가 나에게 꿈을 주었듯이 나도 많은 사람에게 뭔가를 주고 싶었다. 특히 내가 약사이기 때문에 건강과 약에 관한 이야기를 재미있게 들려 주고 싶었다. 사람들은 건강에 관한 정보를 TV, 신문, 인터넷을 통하여 얻지만 너무 심각하고 딱딱하다.

온 가족이 함께 즐기며 재미있게 건강에 관한 정보를 얻는다면 얼마나 좋을까?

가슴에 품었던 '까부리 약사'를 눈에 보이는 '까부리 약사'로 만들어 주실 분을 찾아 보았다. 우연히도 광주에서 만화전문교육을 담당하시는 만화가 정설님을 알게 되었다. 작가님은 내가 품은 시나리오를 바탕으로 재미있는 명랑만화로 생생하게 재현해 주셨다. 나는 '의사 까불이'에게서 받았던 감동을 생각하며 건강에 관한 에피소드 제작에 골몰하였다.
유레카를 소리지르며 벌거벗은 채 뛰쳐 나오는 아르키메데스처럼
취급받을 때도 있었지만 어떤 때는 비온 뒤의 죽순처럼 쑤욱 쑤욱
솟아나오는 희열과 감사도 맛보았다.

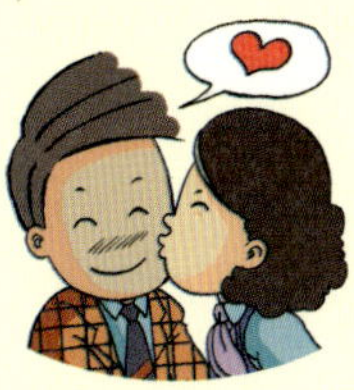

늘 내 곁에 있어 주었던 우리집 강아지도 등장시키고 싶어
엑스트라로 동원하였다. 작가님이 그린 강아지 모습이 실제 모습과
너무도 달라 고민에 빠진 적도 있었다. 고민끝에 얼짱마스크 에피소드를 통하여
실제 강아지 모습으로 변신시키기도 하였다. 최전방 백골부대에 근무하는 아들 준영이를 생각하며 미드미라는 캐릭터도 등장시켰다. 나라 위해 땀흘리는 장병들의 건강을 위해 군대에서 있을 수 있는 내용으로 이어가기도 했다.

건강에 관한 정보를 만화로 모두 그려나가기에는 너무나 딱딱하고 무거운 주제였다. 그래서 만화로는 재미있게 주제정도만 떠올리고 자세한 건강정보는 글로 보충하였다. 단순한 만화책 한 권이라 할지라도 여러분의 건강에 도움이 된다면 정말 보람이 있겠다. 지금은 핸드폰에 배불뚝이 심슨 아저씨 피규어가 매달려 있지만 머지 않아 언젠가는 까부리 약사 피규어를 가지고 전세계 사람들에게 건강을 재미나게 이야기하리라~

아들을 점점 알아보지 못하는 어머님을 가슴 아파하며...
기억을 소생시킬 획기적인 신약의 탄생을 기다리면서...

2008년 여름 홍승표 약사

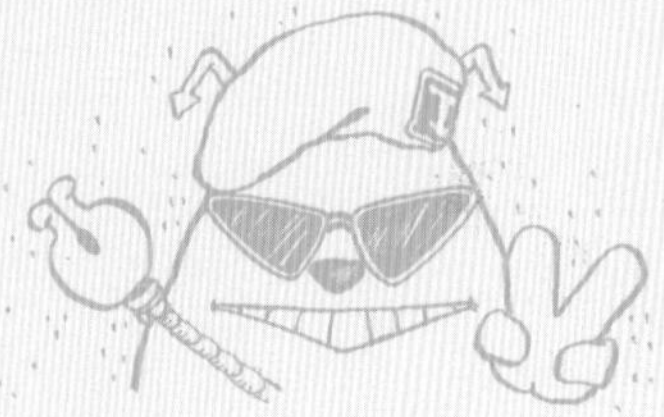

그린이의 말

나는 만화가다.

남들이 고교시절 대학입시를 고민할 때
단행본 만화를 그리며…
원고 마감 날짜를 고민했었다.

남들이 대학에서 낭만을 즐길 때
스토리보드를 그리며
클라이언트를 어떻게 만족시킬지 고민했었다.

대학을 졸업하고는 신문사에 들어가서
시사만화를 그리며
또 다시 피 말리는 원고 마감 시간이라는
놈과 사투를 벌이며 만화를 그렸다.

그렇게 만화를 그려온 시간이
벌써 18년이다.
짧다면 짧고 길다면 긴 시간이 흘렀다.

나는 지금도 여전히 만화를 그리고 있다.
변한 것이라곤 만화를 가르치는 일을 함께 하고 있다는 정도이다.

나는 행복하다.　왜.......?
만화를 그리고 있고, 만화를 가르치고 있기 때문에…

곧 불혹의 나이가 되는 지금도 난 매일 만화를 본다.
만화는 언제 봐도 재미있다. 즐겁다. 유쾌하다.
내가 아직도 철이 덜 들어서인지... 유치해서 인지 모르겠지만...
난 만화가 재미있다.

여러분도 그 재미를 함께 했으면 한다.
까부리약사와 함께 만화도 즐기고... 건강정보도 얻었으면 한다.
건강보다.... 재미있게... 행복하게 사는 것 보다
더 소중하고 값진 삶이 있을까...?

이 책을 통해서 여러분 모두가 그렇게 되기를 진심으로 빈다.

p.s 감사한 분들이 참 많다.
그 중에서도 만화가인 나와 결혼하겠다고 엄청난 모험(?)을 감행한
아내 진희에게 정말 정말 고맙다는 말을 꼭! 꼭! 꼭! 전하고 싶다.
그리고 아들 건이가 건강하게 자라줘서 너무 너무 고맙다.

2008년 어느 무더운 여름날 작업실에서 야생 토토로가...

차례

건강만화 까부리 약사

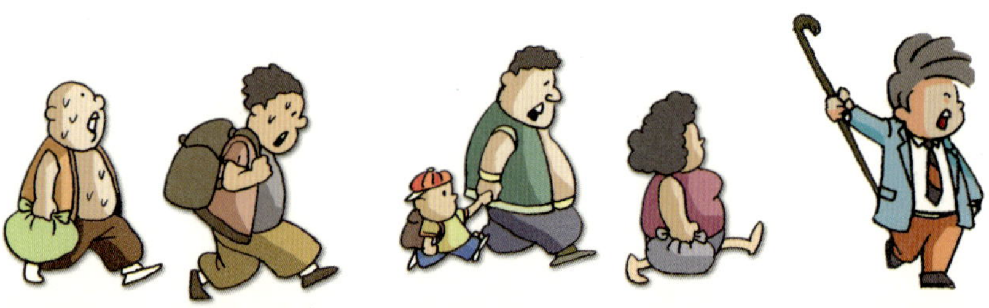

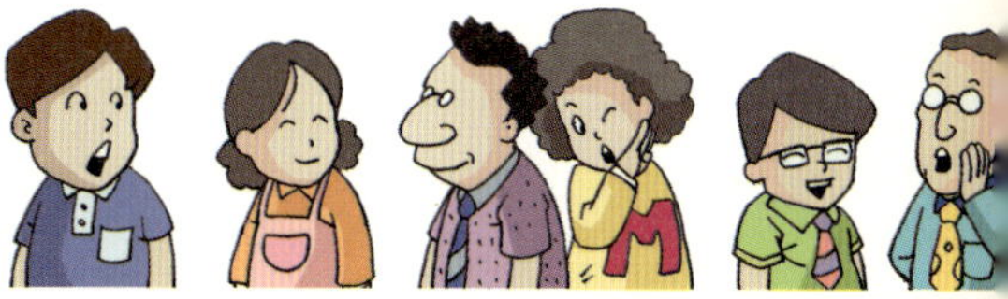

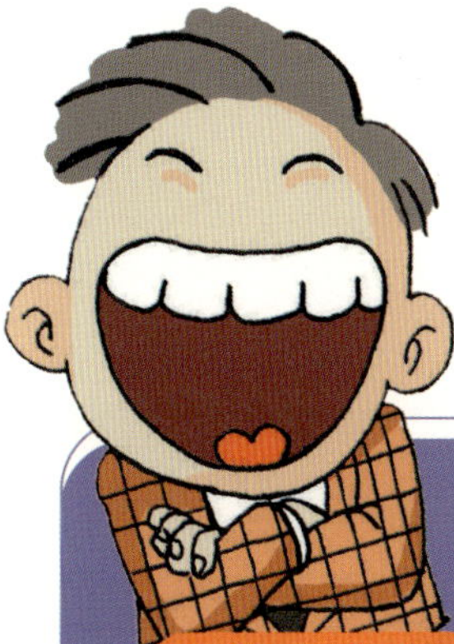

건강만화

까부리 약사

홍승표

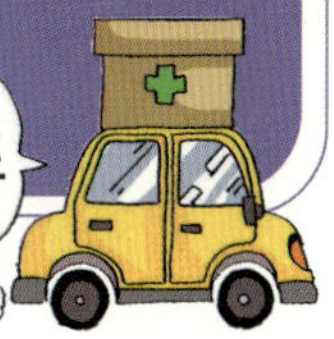

Episode 01 · 황금알

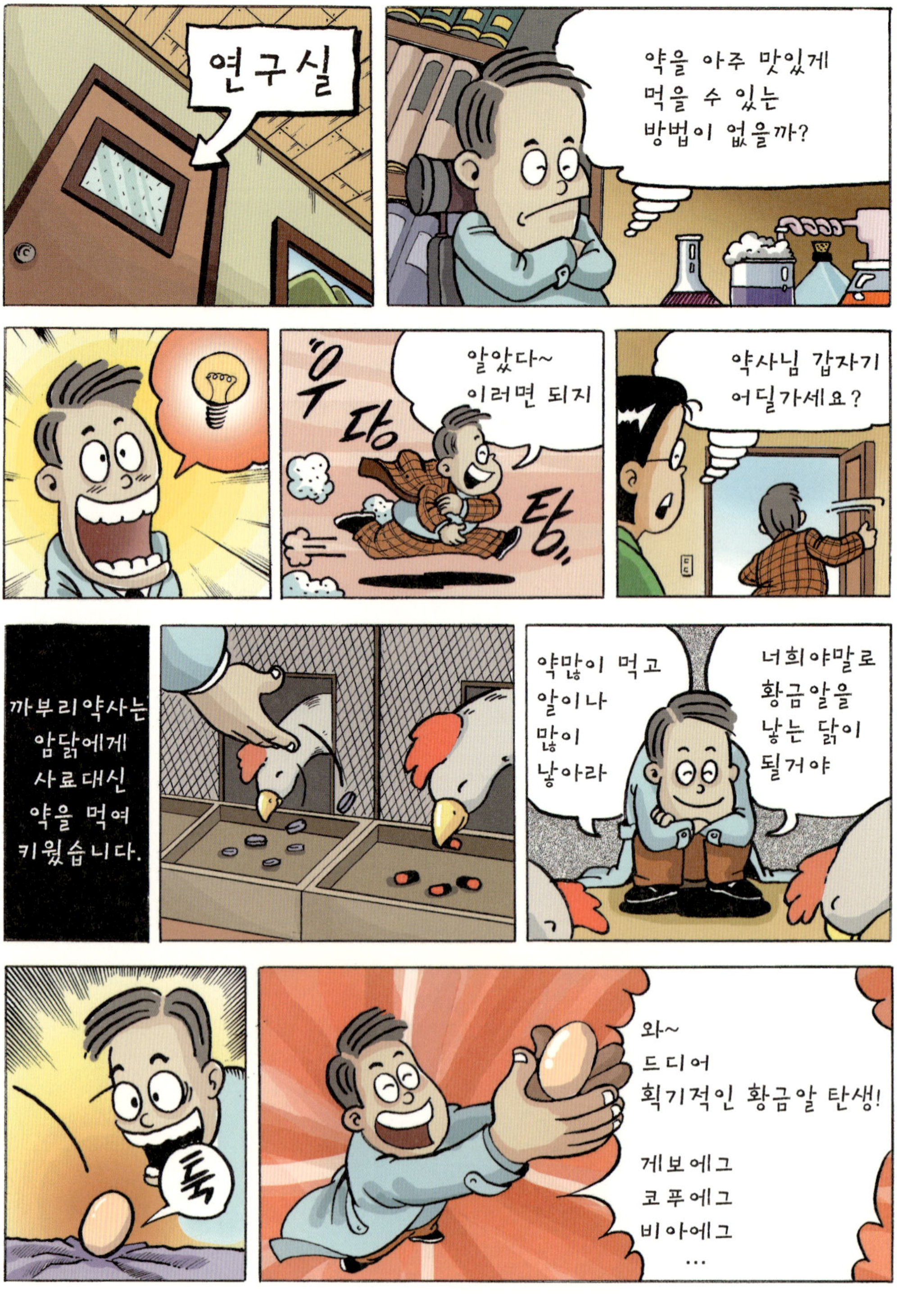

연구실
약을 아주 맛있게 먹을 수 있는 방법이 없을까?
우당탕
알았다~ 이러면 되지
약사님 갑자기 어딜가세요?
까부리약사는 암닭에게 사료대신 약을 먹여 키웠습니다.
약많이 먹고 알이나 많이 낳아라
너희야말로 황금알을 낳는 닭이 될거야
툭
와~ 드디어 획기적인 황금알 탄생!
게보에그
코푸에그
비아에그
…

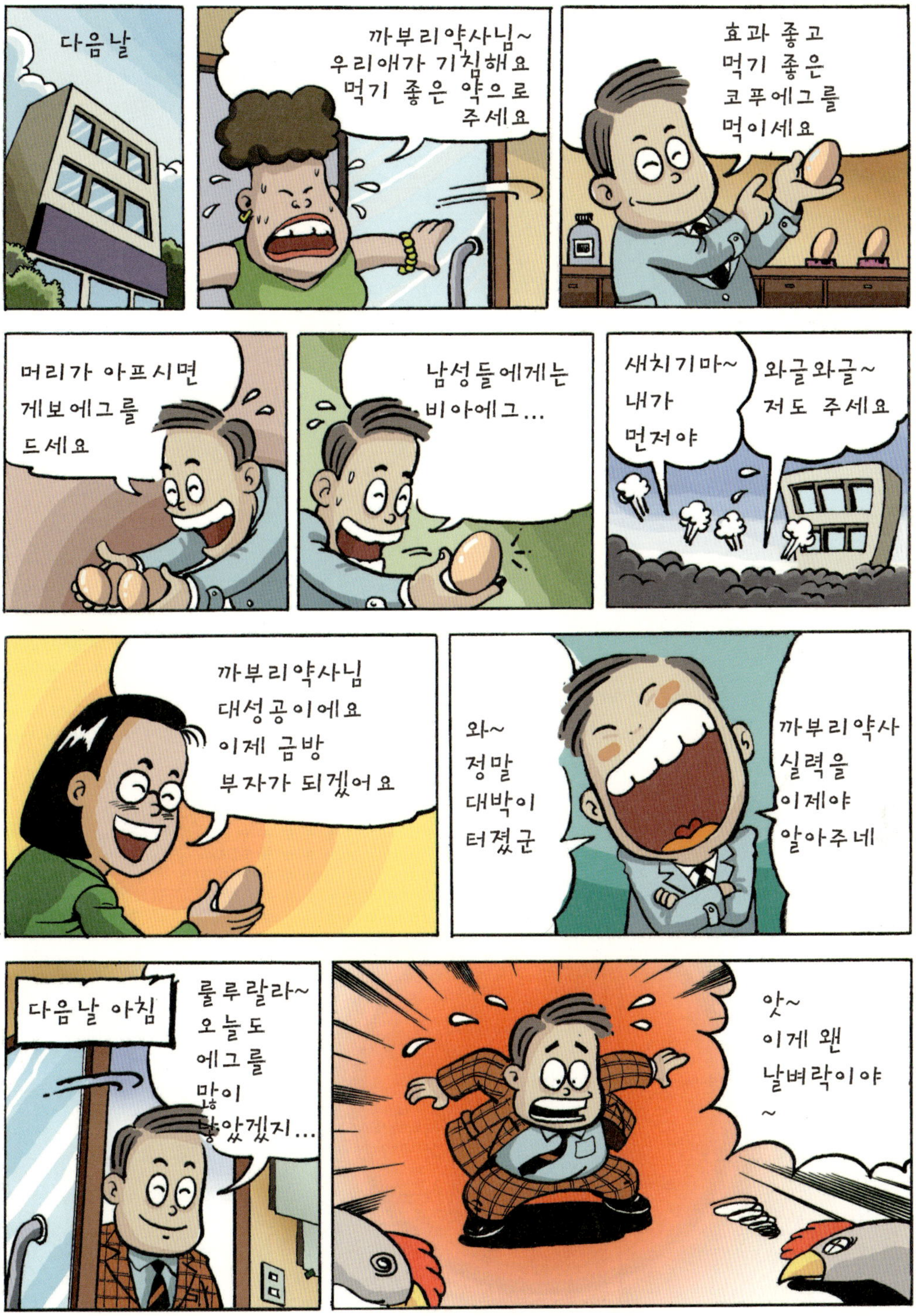
다음날
까부리약사님~ 우리애가 기침해요 먹기 좋은 약으로 주세요
효과 좋고 먹기 좋은 코푸에그를 먹이세요
머리가 아프시면 게보에그를 드세요
남성들에게는 비아에그…
새치기마~ 내가 먼저야
와글와글~ 저도 주세요
까부리약사님 대성공이에요 이제 금방 부자가 되겠어요
와~ 정말 대박이 터졌군
까부리약사 실력을 이제야 알아주네
다음날 아침
룰루랄라~ 오늘도 에그를 많이 낳았겠지…
앗~ 이게 왠 날벼락이야~

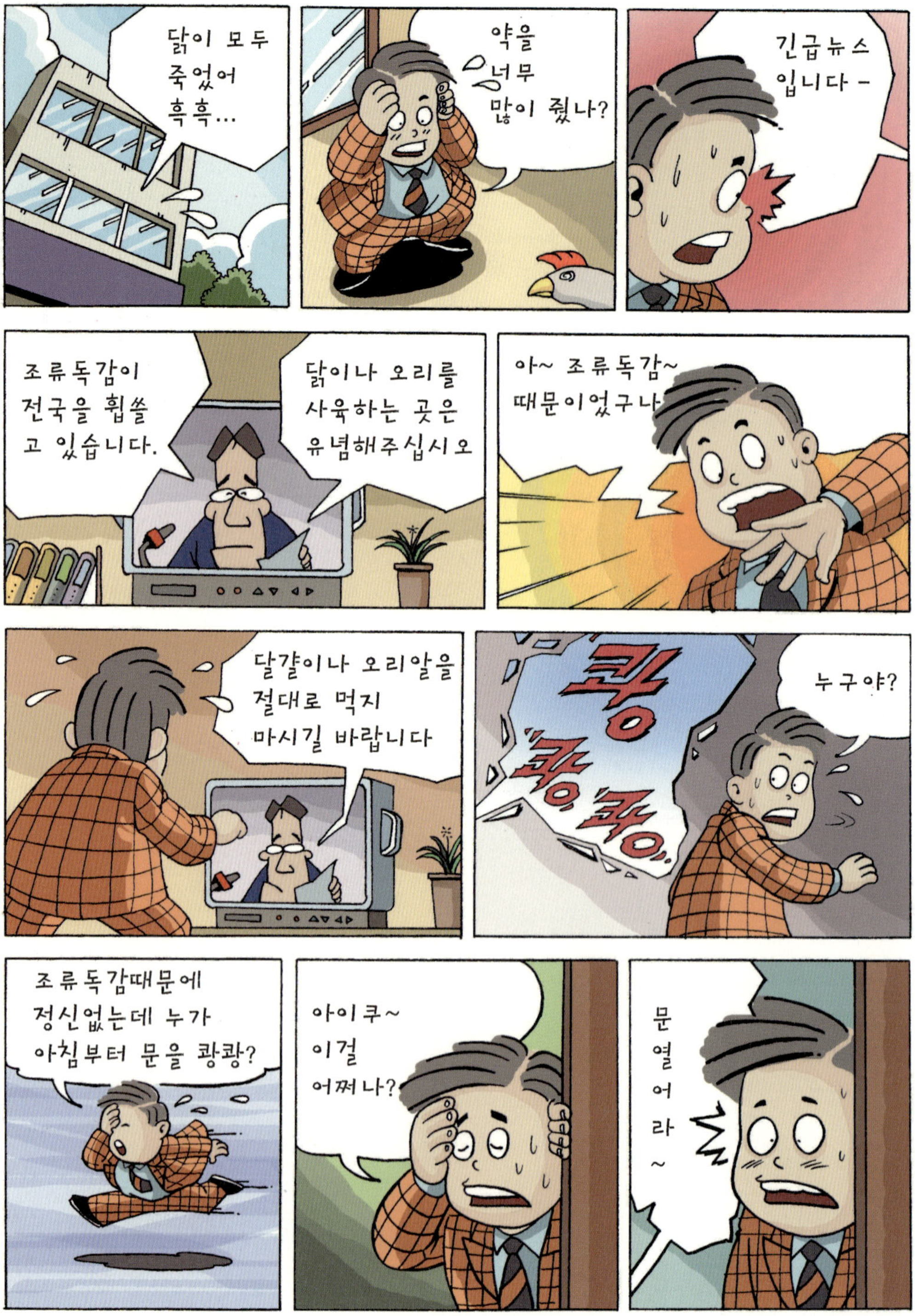
닭이 모두
죽었어
흑흑...
약을
너무
많이 줬나?
긴급뉴스
입니다 -
조류독감이
전국을 휩쓸
고 있습니다.
닭이나 오리를
사육하는 곳은
유념해주십시오
아~ 조류독감~
때문이었구나
달걀이나 오리알을
절대로 먹지
마시길 바랍니다
쾅
쾅 쾅
누구야?
조류독감때문에
정신없는데 누가
아침부터 문을 쾅쾅?
아이쿠~
이걸
어쩌나?
문
열
어
라
~

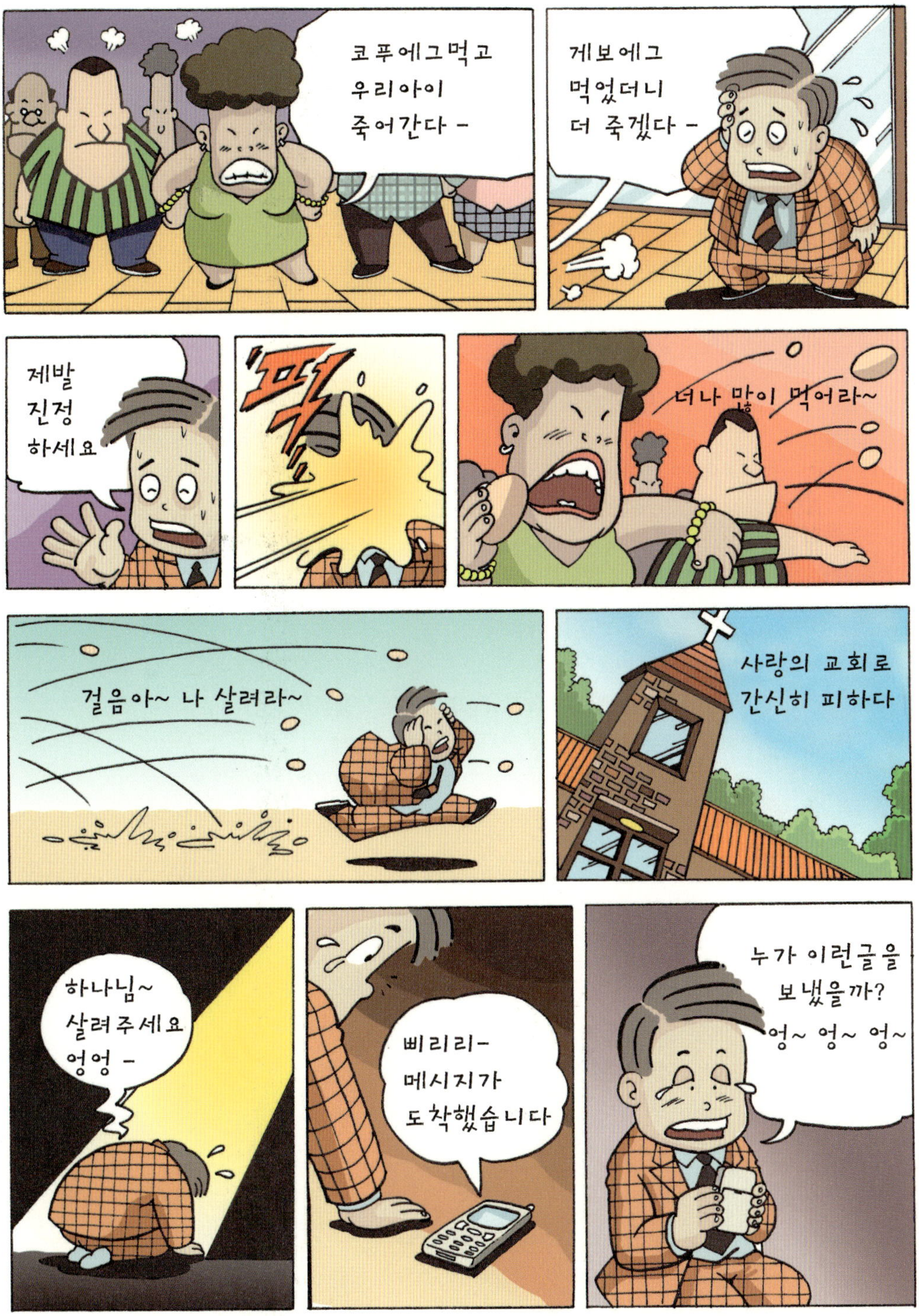
코푸에그먹고
우리아이
죽어간다 -
게보에그
먹었더니
더 죽겠다 -
제발
진정
하세요
떡
너나 많이 먹어라~
걸음아~ 나 살려라~
사랑의 교회로
간신히 피하다
하나님~
살려주세요
엉엉 -
삐리리-
메시지가
도착했습니다
누가 이런글을
보냈을까?
엉~ 엉~ 엉~

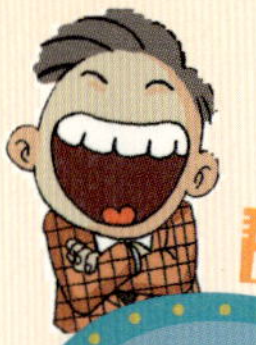

Episode 01

조류독감

악~ 조류독감(AI)이다.

조류독감이 돌게 되면 가장 놀라는 사람은 닭고기, 오리고기 음식점 주인들이다. 그러나 조류독감을 경계해야 할 가장 큰 이유는 조류독감이 대대적으로 퍼지면 엄청난 사람들이 순식간에 목숨을 잃을 가능성이 높기 때문이다.

조류독감은 Avian Influenza로 인플루엔자의 일종이며 대표적인 바이러스가 H5N1이다. 조류독감에 걸리면 독감 증상과 비슷하게 고열, 기침, 인후통 등의 증상을 보이고 결막염을 일으키기도 하고 폐렴, 급성 호흡부전 등으로 무기력하게 앓다가 사망한다.

조류독감은 아직 완치되는 백신이 없다.

바이러스가 끊임없이 변화무쌍하게 변화하기 때문에 아직 완전한 백신을 만들 수 없다. 단지 현재 개발된 치료약물로는 타미플루와 리렌자라는 약물만이 있을 뿐이다. 이런 약물은 조류바이러스가 증식하는 과정을 차단시켜 바이러스를 퇴치한다.

조류독감 예방법

1. 닭, 오리고기

75도에서 5분 이상 익혀 먹는다(분홍색이 없어질 때까지 가열).

2. 달걀

조류독감에 감염된 닭은 알을 낳지 못하지만 혹시나 염려스러우면 완숙해 먹는다.

3. 비둘기

비둘기는 조류독감에 저항력이 강하지만 접촉하지 않는 게 안전하다.

4. 동물원

감염된 조류를 1M 이내에서 접촉하지 않는다.

5. 주방

요리하기 전 생닭을 샐러드 등 날로 먹는 음식과 함께 두지 않는다.

생닭 등을 요리한 뒤에는 손을 비누와 뜨거운 물로 깨끗이 씻는다.

6. 오리, 닭 사육자

닭장, 운반차량에서 일하는 작업자들은 손, 의복, 신발 등을 깨끗이 씻는다.

조류독감이 발견되면 확산되는 것을 막기 위해 오리, 닭을 폐사시켜 땅에 묻는다.

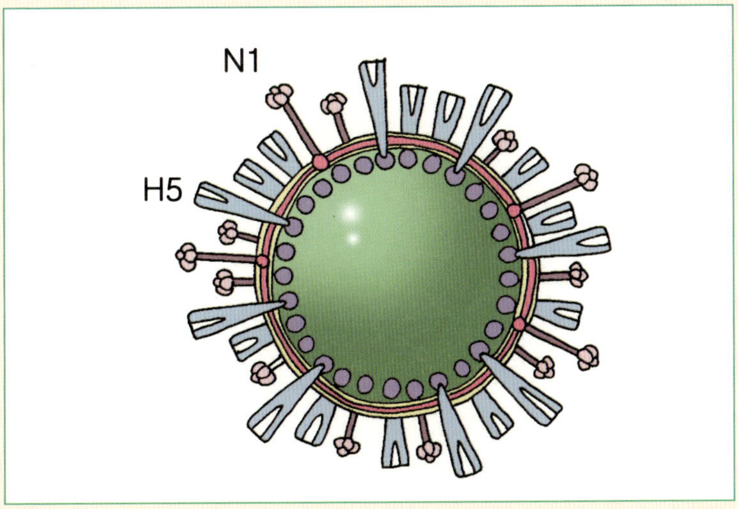

<조류독감을 일으키는 대표적인 고병원성 바이러스 H5N1의 모형구조>

Episode 02 · 눈물약

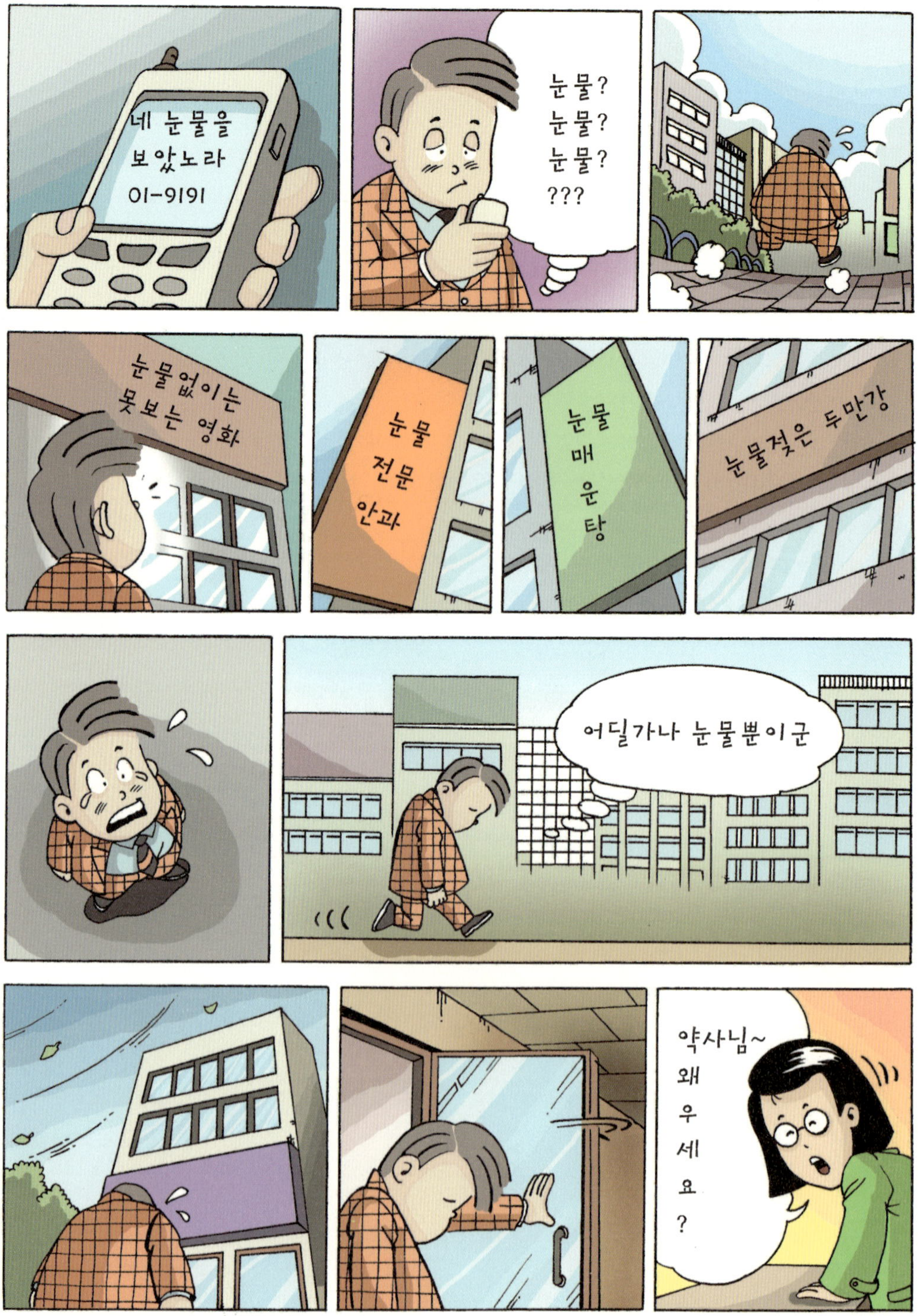

네 눈물을 보았노라 01-9191
눈물? 눈물? 눈물? ???
눈물없이는 못보는 영화
눈물 전문 안과
눈물 매운탕
눈물젖은 두만강
어딜가나 눈물뿐이군
약사님~ 왜 우세요?

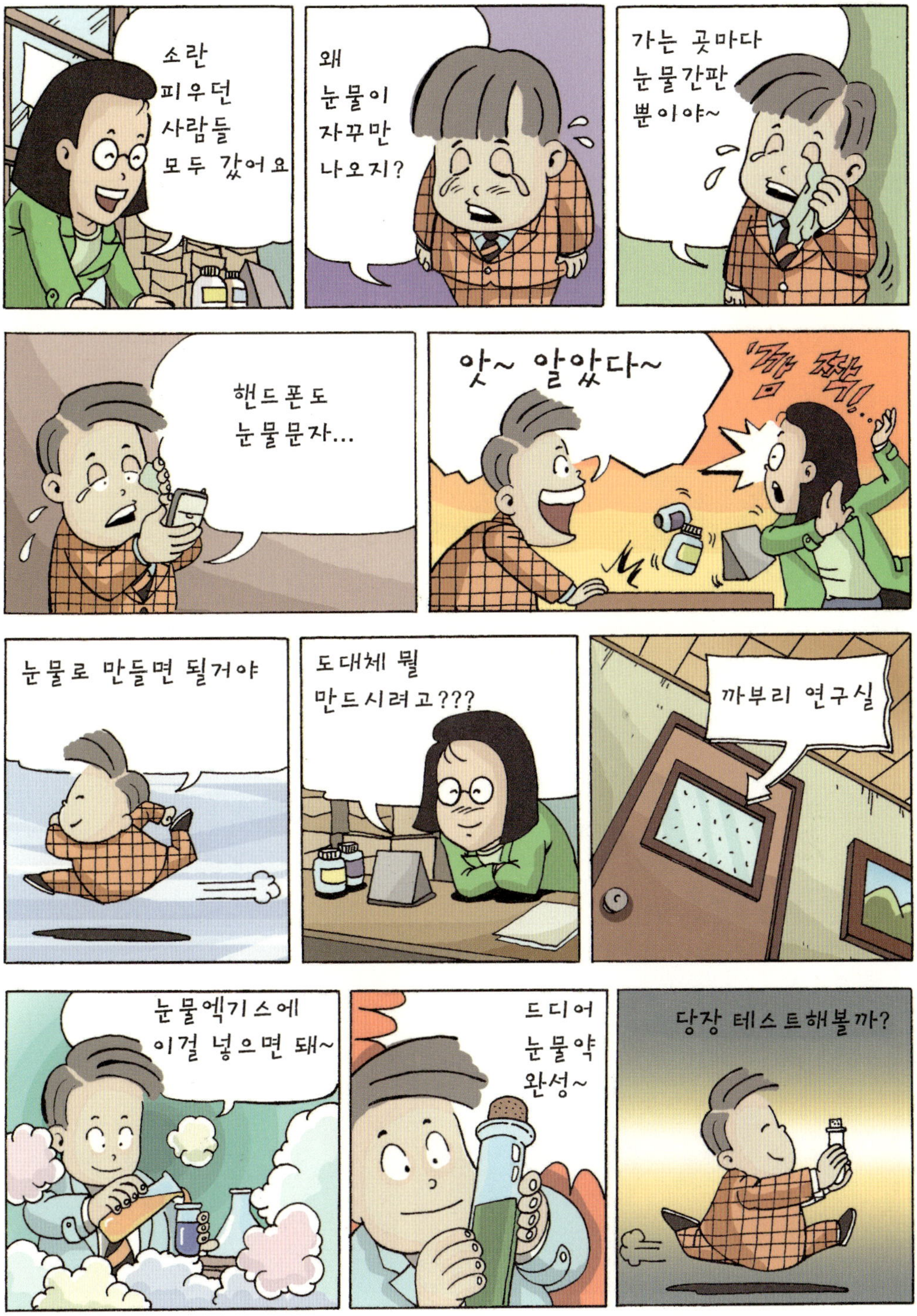
소란 피우던 사람들 모두 갔어요
왜 눈물이 자꾸만 나오지?
가는 곳마다 눈물간판 뿐이야~
핸드폰도 눈물문자...
앗~ 알았다~
눈물로 만들면 될거야
도대체 뭘 만드시려고???
까부리 연구실
눈물엑기스에 이걸 넣으면 돼~
드디어 눈물약 완성~
당장 테스트해볼까?

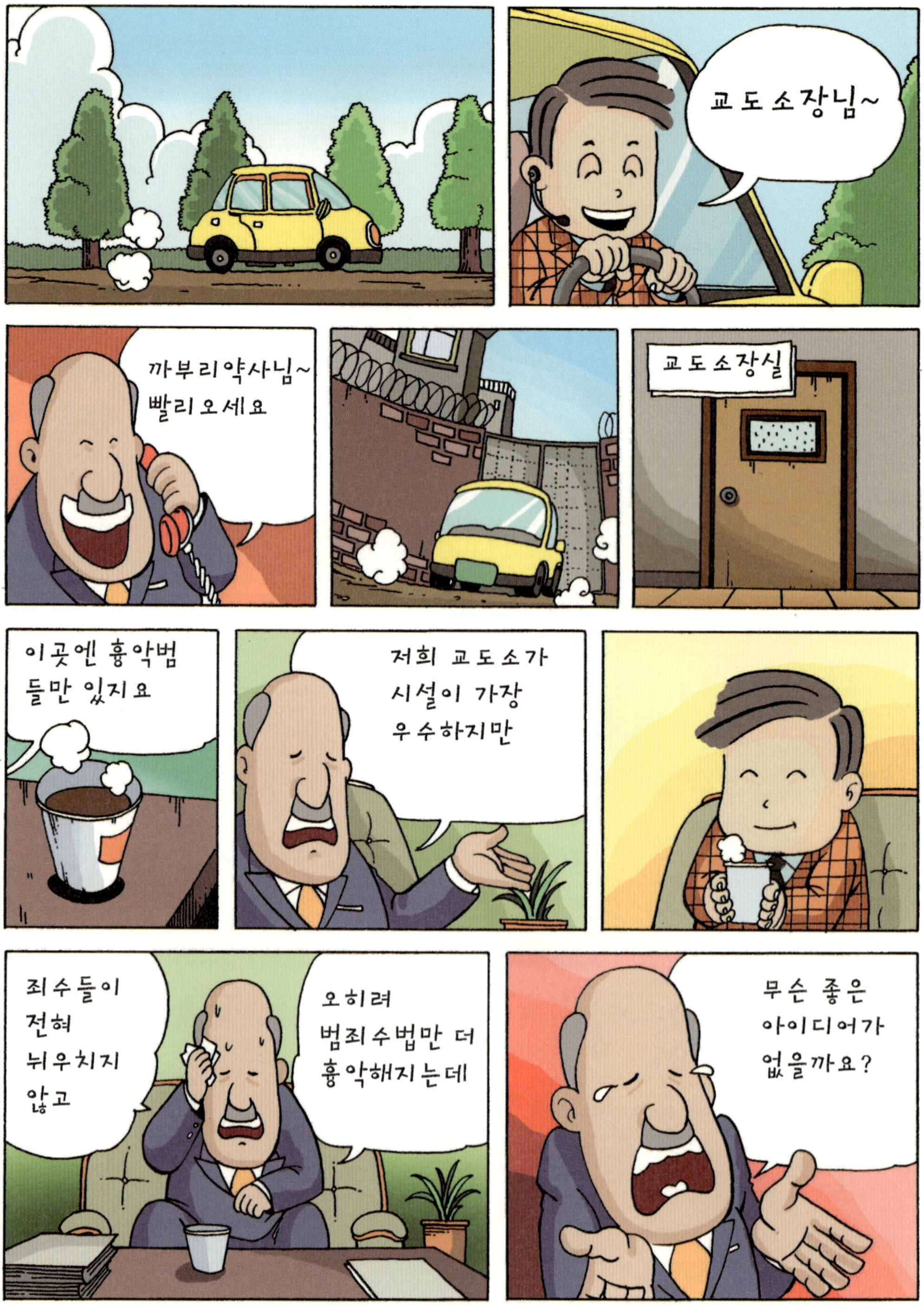
교도소장님~
까부리약사님~
빨리오세요
교도소장실
이곳엔 흉악범
들만 있지요
저희 교도소가
시설이 가장
우수하지만
죄수들이
전혀
뉘우치지
않고
오히려
범죄수법만 더
흉악해지는데
무슨 좋은
아이디어가
없을까요?

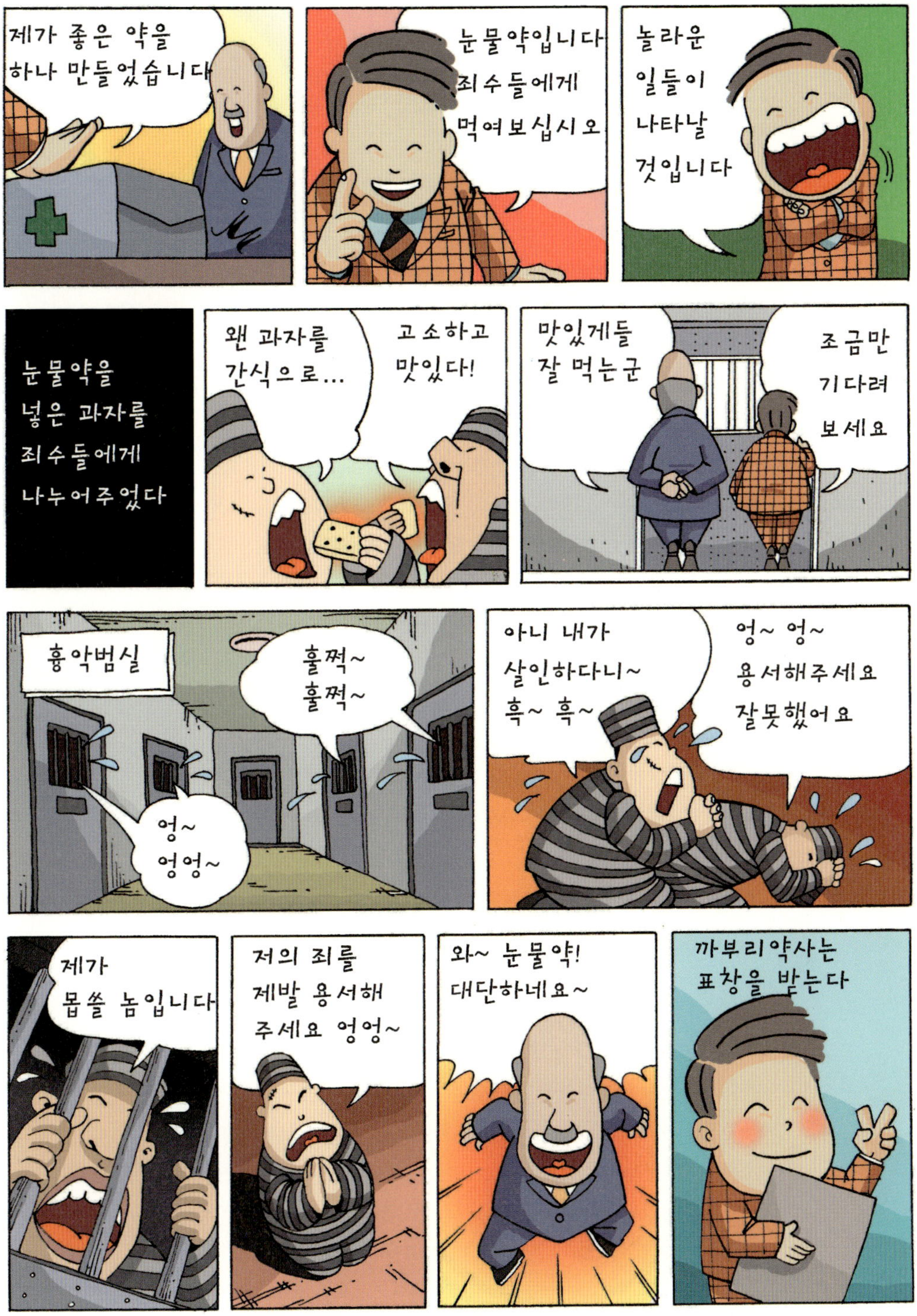
제가 좋은 약을
하나 만들었습니다
눈물약입니다
죄수들에게
먹여보십시오
놀라운
일들이
나타날
것입니다
눈물약을
넣은 과자를
죄수들에게
나누어주었다
왠 과자를
간식으로…
고소하고
맛있다!
맛있게들
잘 먹는군
조금만
기다려
보세요
흉악범실
훌쩍~
훌쩍~
엉~
엉엉~
아니 내가
살인하다니~
흑~ 흑~
엉~ 엉~
용서해주세요
잘못했어요
제가
몹쓸 놈입니다
저의 죄를
제발 용서해
주세요 엉엉~
와~ 눈물약!
대단하네요~
까부리약사는
표창을 받는다

Episode 02

인공누액

고대 근동지방 무덤에서 눈물병들이 출토되는 걸 보면 눈물은 역시 고귀하고 중요한 것이다.

눈물은 눈을 깜박일 때마다 눈물샘에서 솟아 나와 눈물막을 촉촉히 적셔 안구를 보호해 준다. 그러나 컴퓨터 작업, TV 시청 등으로 눈을 덜 깜박이게 되면 안구가 자꾸 건조해진다.

눈의 각막을 덮고 있는 눈물막은 지방층, 수분층, 점액층 등 3 개의 층으로 되어 있는데 지방성분은 눈의 가장 바깥부분에 막을 형성해서 눈물이 잘 마르지 않게 보호해 준다. 물성분은 눈물샘에서 분비되고 그 안에는 단백질, 면역성분, 영양소, 산소 등이 있다. 점액성분은 물성분이 눈에 접착되게 하고 눈의 구석구석까지 골고루 퍼지게 해 준다. 그러므로 눈물막의 세가지 성분에 이상이 생기면 안구가 건조해지고 염증을 일으킨다.

안구의 건조에 사용되는 인공누액은 눈물성분 뿐 아니라 여러가지 방부제와 보존성 첨가물들이 들어 있다.

- 무균과 변질을 막기 위해 넣은 방부제 성분
- 액성의 변화를 막기 위해 넣은 보존제 성분
- 점도를 높여 눈에 오래 머물게 하는 점액질 성분
- 액성을 더 좋게 하기 위해 넣은 수성성분

인공누액 사용시 주의 사항

1. 일단 개봉한 인공누액은 냉장고에 보관하고 사용한다.
2. 인공누액을 넣고 눈을 너무 세게 감지 말자. 눈물과 함께 금방 새나간다.
3. 방부제가 들어 있는 인공누액은 콘택트 렌즈표면에 침착해 산소투과율을 떨어뜨린다.
4. 방부제 '벤잘코늄' 이 들어 있는 인공누액은 안구건조증을 악화시킬 수도 있다.
5. 하루 4회 이상 사용하여야 하는 경우는 보존제가 들어있지 않은 인공누액을 사용한다.
6. 식염수는 눈물에 있는 단백질을 씻어 버리므로 안구건조에 효과가 없다.
7. 인공누액을 너무 오래 사용하면 눈물분비가 덜 되고 눈물량이 줄 수 있다.

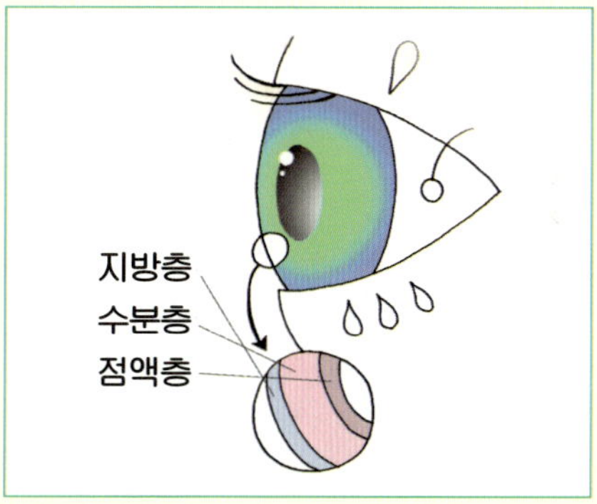

<눈물막의 구조>

감정에 따라 눈물은 다르다

양파를 다듬다가 흘리는 반사적인 눈물은 살균작용과 완충작용이 있는 눈물이고 슬퍼 흘리는 눈물은 산성이어서 신맛이 나고 기뻐서 흘리는 눈물은 단맛이 난다. 화를 내면 교감신경이 흥분되어 염화나트륨이 많이 배출되므로 짠 눈물이 난다.

눈물을 먹고 사는 생물

아프리카 마다가스카르 섬에는 눈물을 먹고 사는 나방이 있다
이 나방은 잠든 새의 눈꺼풀 사이로 대롱 모양의 입을 슬쩍 집어넣은 다음 눈물을 빨아 마신다. 나방은 잠자는 새를 깨우지 않도록 눈 속에 마취 성분을 쏘아 넣고 눈물을 홀짝 홀짝 빨아먹는다.

동물도 눈물로 사랑을 호소한다

인간들만 눈물로 사람을 감동시키는 것이 아니라 생쥐들도 짝짓기를 할 때 눈물을 사용한다
수컷은 암컷을 유혹할 때 눈물을 흘리는 데 그 속에는 암컷을 유혹하는 독특한 단백질이 들어있다.

Episode 03 · 임신진단폰

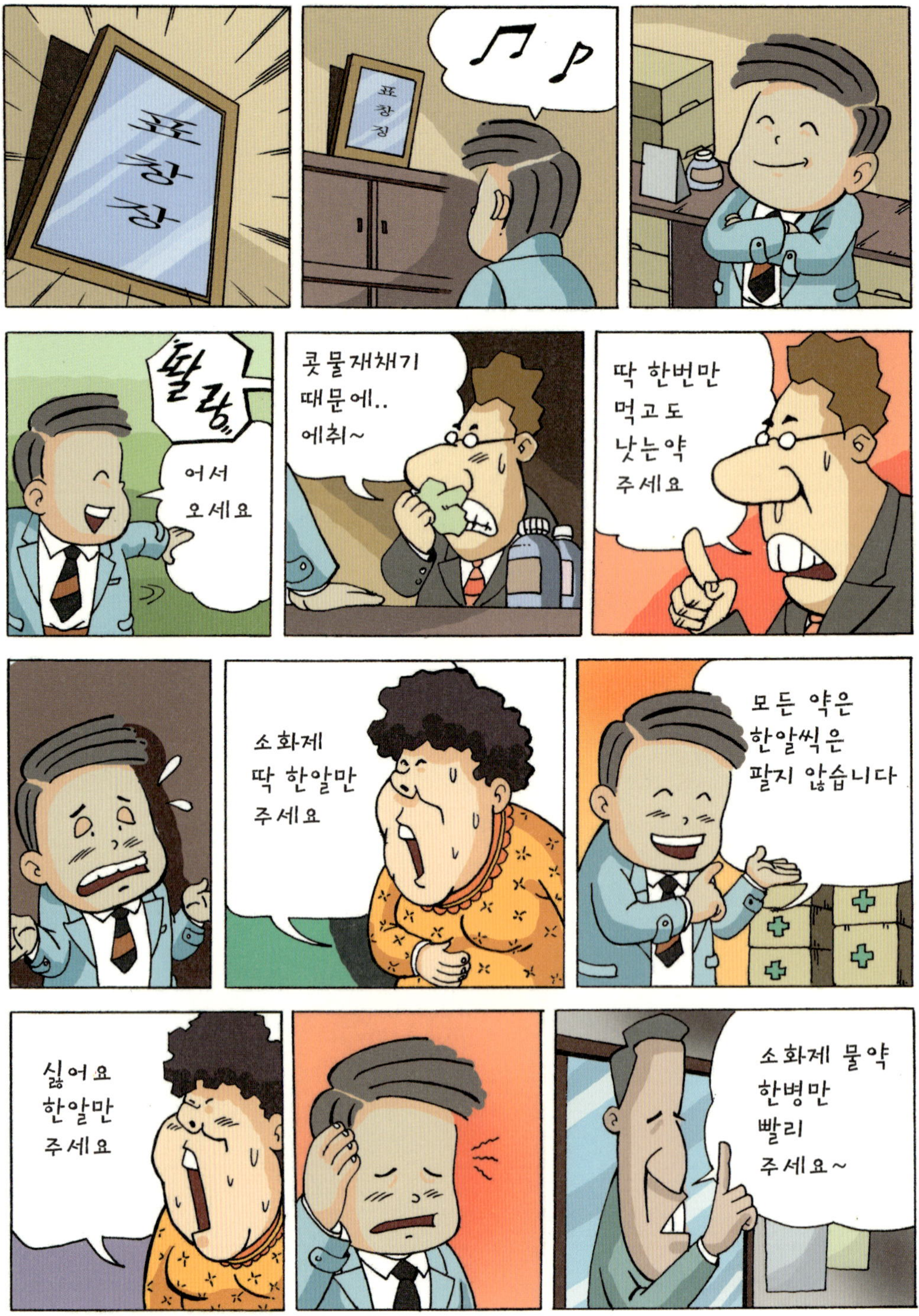

표창장
표창장
딸랑
어서 오세요
콧물재채기 때문에.. 에취~
딱 한번만 먹고도 낫는약 주세요
소화제 딱 한알만 주세요
모든 약은 한알씩은 팔지 않습니다
싫어요 한알만 주세요
소화제 물약 한병만 빨리 주세요~

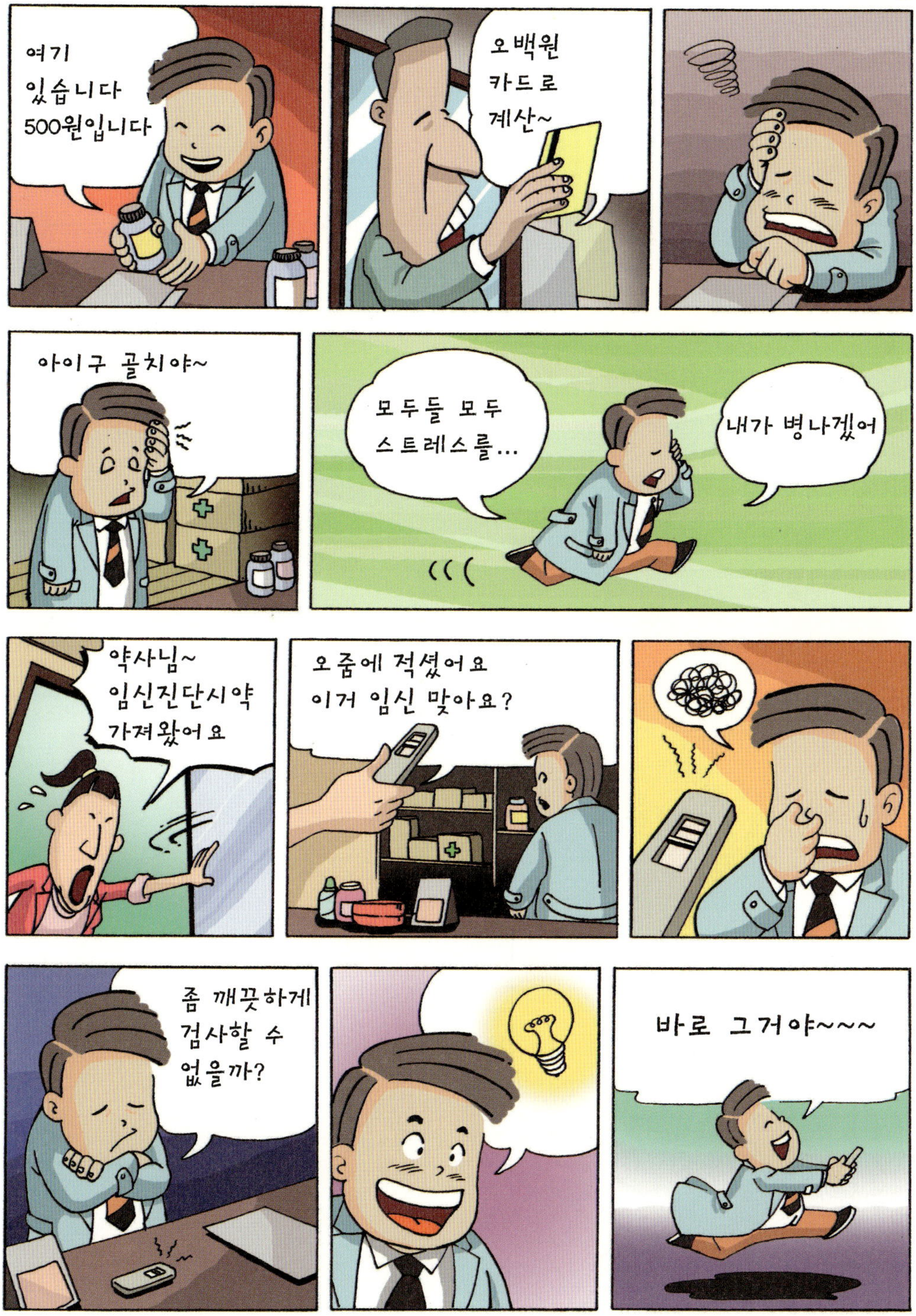
여기 있습니다 500원입니다
오백원 카드로 계산~
아이구 골치야~
모두들 모두 스트레스를…
내가 병나겠어
약사님~ 임신진단시약 가져왔어요
오줌에 적셨어요 이거 임신 맞아요?
좀 깨끗하게 검사할 수 없을까?
바로 그거야~~~

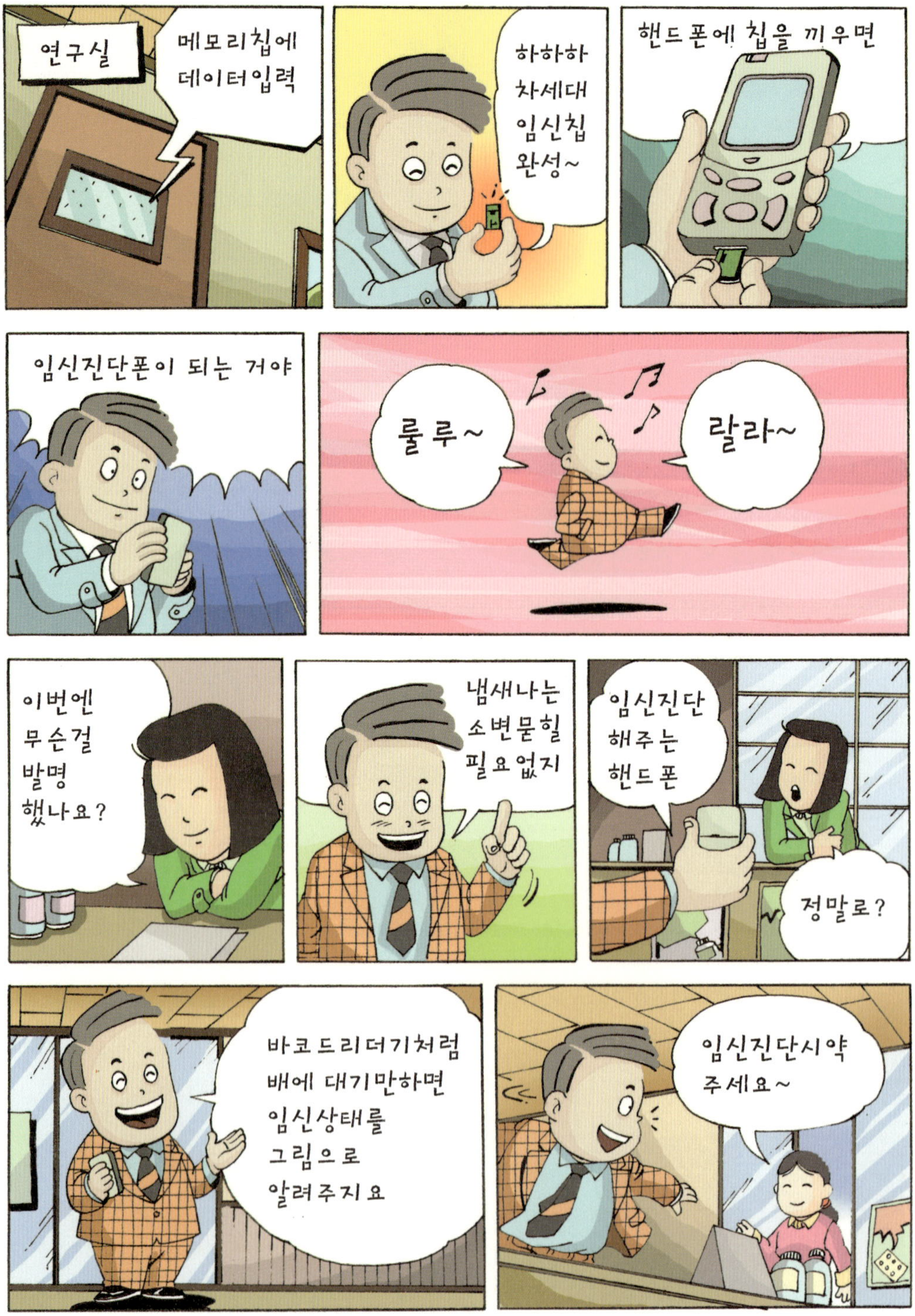
연구실
메모리칩에 데이터입력
하하하 차세대 임신칩 완성~
핸드폰에 칩을 끼우면
임신진단폰이 되는 거야
룰루~
랄라~
이번엔 무슨걸 발명 했나요?
냄새나는 소변묻힐 필요없지
임신진단 해주는 핸드폰
정말로?
바코드리더기처럼 배에 대기만하면 임신상태를 그림으로 알려주지요
임신진단시약 주세요~

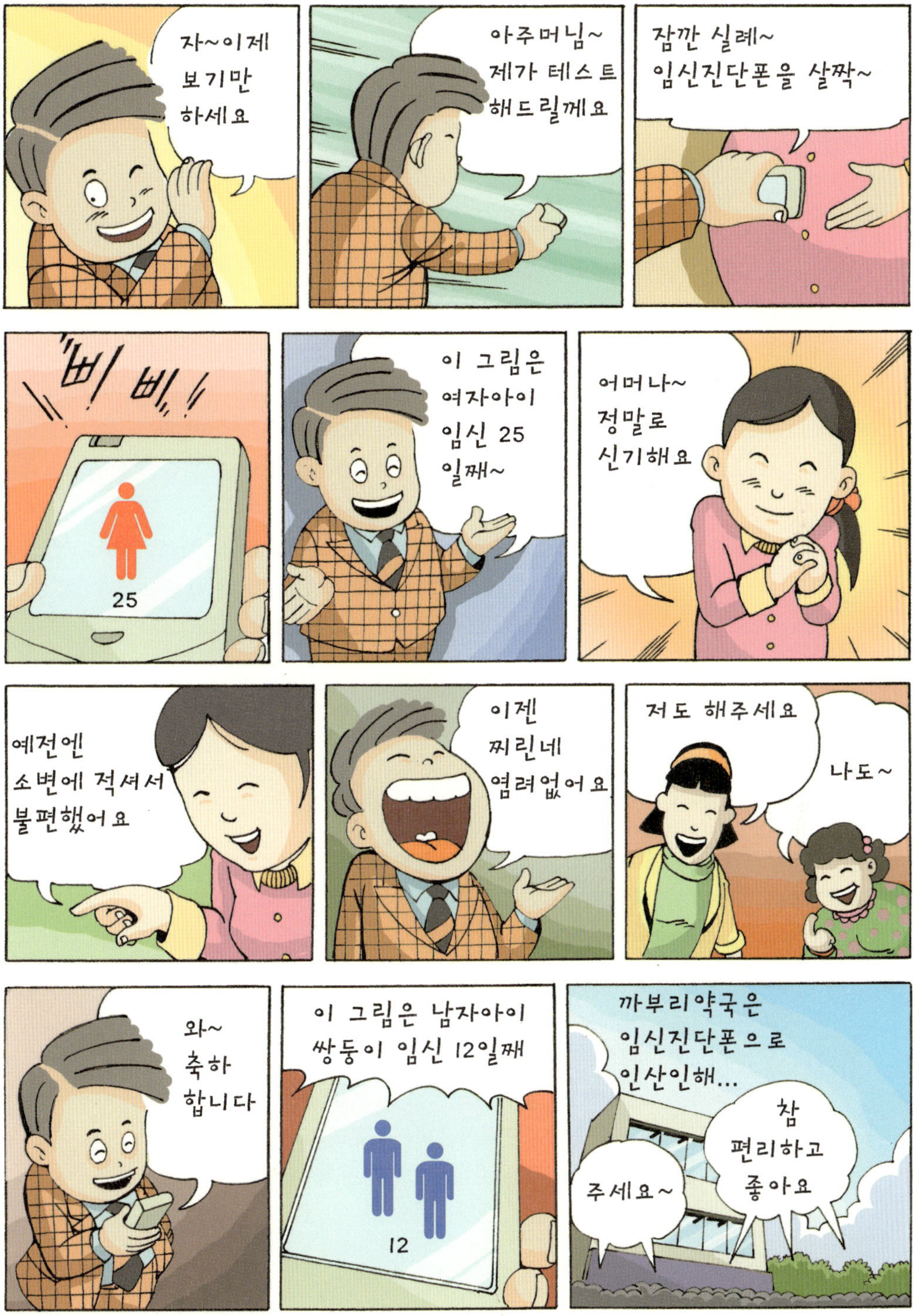
자~이제
보기만
하세요
아주머님~
제가 테스트
해드릴께요
잠깐 실례~
임신진단폰을 살짝~
삐 삐
25
이 그림은
여자아이
임신 25
일째~
어머나~
정말로
신기해요
예전엔
소변에 적셔서
불편했어요
이젠
찌린네
염려없어요
저도 해주세요
나도~
와~
축하
합니다
이 그림은 남자아이
쌍둥이 임신 12일째
12
까부리약국은
임신진단폰으로
인산인해...
참
편리하고
좋아요
주세요~

Episode 03

임신진단

임신 ~ 조물주가 생명을 부여한 감격스러운 순간이기도 하다.

엄청난 경쟁율을 뚫고 승리의 환호성을 지르고 골인하는 정자선수~ 대단하다.

누가 과연 승리의 월계관을 썼을까 궁금해하던 인간들에게 한달이라는 기간은 기다리기에는 너무나 길고도 지루한 시간이었다. 그래서 발명해 낸 것이 임신진단시약이다. 비록 모양은 단순하게 생겼지만 이 막대기는 삼투압원리, 크로마토그라피 등 최첨단 화학물리 실험장치가 장착된 초소형 탐지 시스템으로 무장되어 있어 임신여부를 확실하게 분별해 낸다.

착상이 되고 나면 태반의 융모막 세포에서 융모성선자극호르몬(HCG)이 분비되어 소변으로 흘러 나온다. 이 HCG 호르몬을 임신진단키트가 탐지해 한 줄 혹은 두 줄로 임신여부를 정확히 말해준다. 즉, 한 줄이면 임신이 아니고 두 줄이면 임신임을 나타낸다.

임신진단시약 사용 시 유의할 점

1. 생리예정일에서 일주일 정도 지나면 가장 정확하다.
2. 아침 첫 소변으로 검사한다.
3. 술먹은 다음 날에는 검사하지 않는다.
4. 우울증, 배란유도약을 복용하면 결과를 알 수 없다.
5. 물을 많이 마시고 테스트하면 안 나타난다.
6. 표시가 분명하지 않으면 이틀 후 다시 테스트 한다.
7. 5분이 경과하면 임신으로 표시될 수 있으므로 5분 이내 확인한다.
8. 최근에는 자궁외 임신일 경우에도 확인이 되는 제품이 출시되고 있다.
9. 소변으로 하는 임신진단 시약은 임신 10 주 이전에만 확실하다.

출산예정일 계산법

마지막 생리날짜가 4월 이후라면 달수에서 3을 빼고 생리일 첫날에 7을 더한다.
마지막 생리가 1-3월에 있었다면 달수에 9를 더하고 생리일 첫날에 7일을 더한다.
예를 들어 2월 5일 마지막 생리를 시작했다면 달수인 2에 9을 더한 11월이 출산달이고, 마지막 생리시작일인 5일에 7을 더하면 12일이 되므로 출산예정일은 11월 12일이 된다.

임신과 엽산

임신기는 비타민 B군의 일종인 엽산(비타민B9)의 필요량이 급격히 증가하는 시기이다.
임신초기에 엽산이 결핍하게 되면 조산, 사산, 저체중아, 언청이 등 기형아 출산 우려가 있다.
엽산은 오렌지, 시금치, 브로콜리 등의 푸른 잎 채소와 동물의 간 등에 많이 포함되어 있다.
특히 오렌지 쥬스 1컵에는 엽산이 풍부하게 들어있어 엽산을 섭취하는 방법 중의 하나가 된다.

임신중독증

임산부에게 가장 위험한 질병인 임신중독증은 고혈압, 단백뇨, 부종의 3가지 증상을 나타낸다. 주로 임신 28주 이후에 나타나는 경우가 많은데 최고혈압 140mmHg, 최저 혈압이 90mmHG이상, 소변 중에 단백질이 30mg이상 나온다. 임신 2-3개월에 전조증상으로 입덧을 하기도 한다.
태아와 산모에게 매우 위험하며, 고령산모, 비만산모, 다태아임신, 가족력 등이 영향이 있다.

Episode 04 · 커피마술

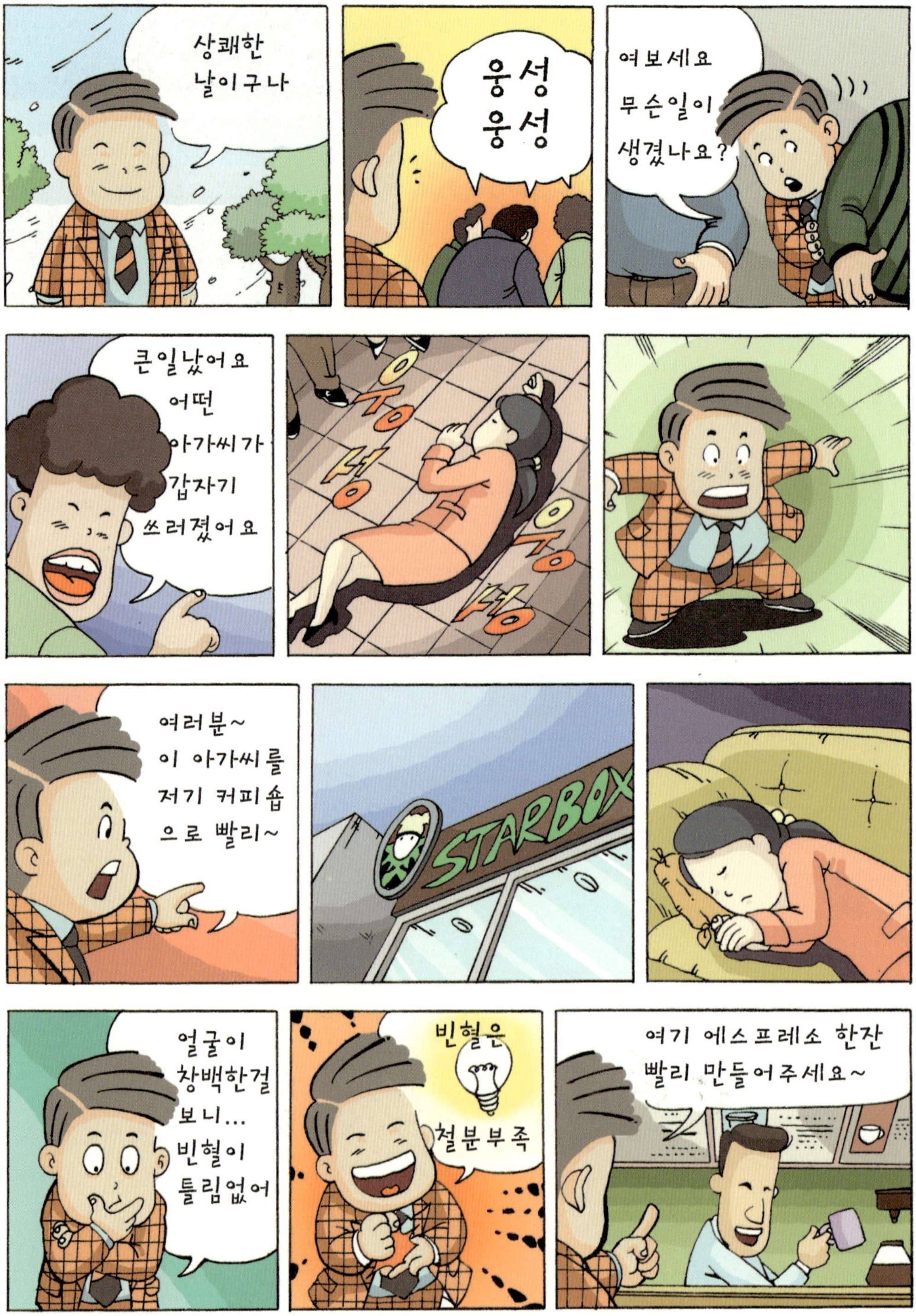

상쾌한 날이구나
웅성 웅성
여보세요 무슨일이 생겼나요?
큰일났어요 어떤 아가씨가 갑자기 쓰러졌어요
웅성 웅성
여러분~ 이 아가씨를 저기 커피숍으로 빨리~
STARBOX
얼굴이 창백한걸 보니... 빈혈이 틀림없어
빈혈은 철분부족
여기 에스프레소 한잔 빨리 만들어주세요~

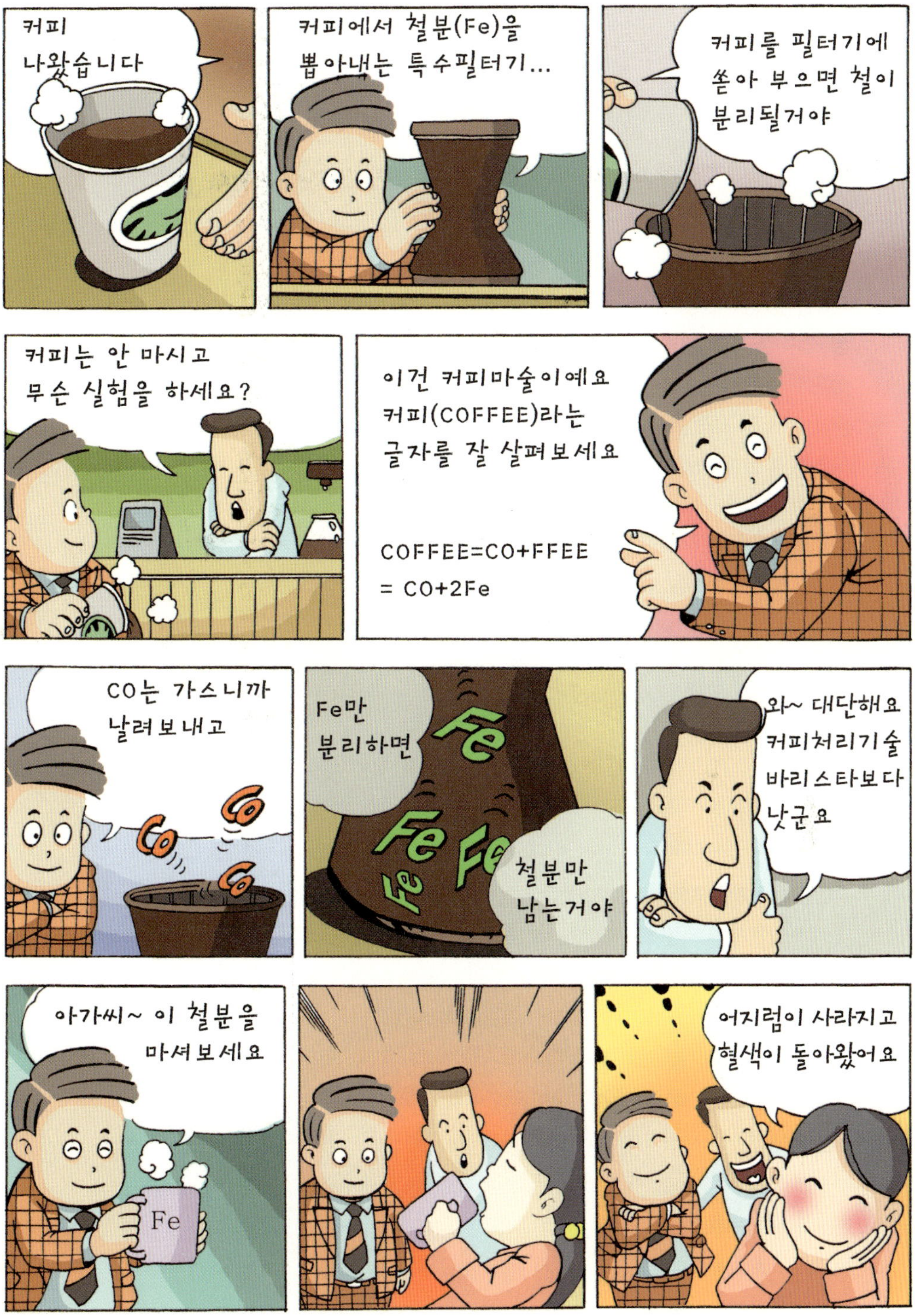
커피
나왔습니다
커피에서 철분(Fe)을
뽑아내는 특수필터기...
커피를 필터기에
쏟아 부으면 철이
분리될거야
커피는 안 마시고
무슨 실험을 하세요?
이건 커피마술이에요
커피(COFFEE)라는
글자를 잘 살펴보세요
COFFEE=CO+FFEE
= CO+2Fe
CO는 가스니까
날려보내고
CO
CO
CO
Fe만
분리하면
Fe
Fe
Fe
Fe
철분만
남는거야
와~ 대단해요
커피처리기술
바리스타보다
낫군요
아가씨~ 이 철분을
마셔보세요
Fe
어지럼이 사라지고
혈색이 돌아왔어요

빈혈

영어로 coffee에는 피의 원료인 철을 의미하는 Fe 라는 글자가 들어 있고 한국어 커피에도 피라는 글자가 붙어 있으니 정말로 커피와 피는 인연이 깊다. 하지만 철분이 많이 든 빈혈약을 먹은 후 커피를 마시면 커피 속의 탄닌이 철분과 결합해 흡수가 덜 되게 되니 커피와 빈혈약은 가까이 할 것이 못 된다.

빈혈약 명칭에는 훼- 라는 글자가 많이 들어가 있다. 그 이유는 철분을 의미하는 어원이 fer- 이기 때문이다. 훼로바, 훼럼, 훼로민.. 등등.

빈혈이 있으면 적혈구 속의 헤모글로빈이 산소를 운반하지 못하기 때문에 뇌에서 산소부족 현상으로 어지러움을 느끼게 된다.

빈혈인지 여부를 따지는 지표는 적혈구인데 거기엔 단백질인 헤모글로빈이 들어 있고 헤모글로빈에 철이 붙어 있다. 빈혈치료의 목표는 헤모글로빈이다.

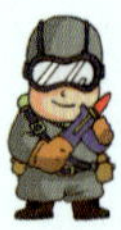

빈혈약 힌트

1. 녹차, 홍차 등은 철분과 결합하는 탄닌이 있으므로 같이 복용하지 않는다.
2. 노인은 철분제를 너무 많이 먹으면 혈액이 걸쭉해져 협심증이 오기 쉽다.
3. 철분제는 1개월 정도 복용하면 적혈구의 헤모글로빈 수치가 정상적으로 돌아오고 6개월 정도 복용하면 몸의 철분량이 정상으로 된다.
4. 철분제 빈혈약은 공복일 때 흡수가 가장 잘 된다. 하지만 위장이 약해 부담스러운 경우에는 식후에 복용해도 된다.
5. 비타민 C는 철분 흡수를 증가시키므로 철분제는 과일쥬스와 같이 복용해도 좋다.

혈액이야기

우리 몸에서 혈관이 길이라면 혈액은 화물을 싣고 그 길을 달리는 자동차와 같다.
적혈구는 도너츠 모양이고 산소를 전달해주는 헤모글로빈을 가득 담고 있다.
적혈구가 모자란 상태가 빈혈이고 철이 붙어있는 헤모글로빈이 부족하게 된다.
백혈구는 적혈구와 달리 핵을 가지고 있고 숫자는 적지만 우리 몸을 지키는 군대이다.
혈관을 들락날락거리며 방어를 해야 하기 때문에 백혈구는 혈관벽을 통과할 수 있다.
백혈구는 과립이 없는 것도 있고 과립이 있는 것은 염색되는 상태에 따라 그 명칭을 호중구, 호산구, 호염기구로 각각 달리 불리운다.
혈소판은 상처가 나서 피가 흐르면 혈관벽으로 달려가서 엉겨 붙어 피를 멎게 한다.
혈장은 맑은 액체 상태로 되었고 단백질, 아미노산, 탄수화물 무기염류 등이 녹아 있다.
빈혈이 있을 때 동물의 피를 먹으면 도움이 될까?
동물의 혈색소 구조와 사람의 혈색소는 다르기 때문에 직접 혈액을 대체할 만큼 도움이 되지는 않지만 동물의 피 속에 있는 철분을 섭취하게 되므로 간접적으로는 도움이 된다

임신과 빈혈

빈혈약을 찾는 사람의 대부분이 여성들이다.
여성들은 생리로 인해 빈혈이 발생하기도 하고 임신은 태아와 태반을 위해 철분이 많이 필요하게 만든다. 임신초기에는 빈혈약을 먹지 말고 임신 4개월이 지나서 철분제를 복용하는 것이 좋다.
임신 초기에 입덧 등으로 소화가 잘 안 될뿐 아니라 구토, 메시꺼움 등이 오기 쉬운데다 철분 마저 복용하면 소화불량과 변비 등이 더 심해질 우려가 있기 때문이다. 또 출산할 때 출혈이 많이 되었다면 혈액이 모자라기 때문에 출산 후에도 3개월 까지는 빈혈약을 복용하는 것이 좋다.

Episode 05 · 기생충과의 한판 승부

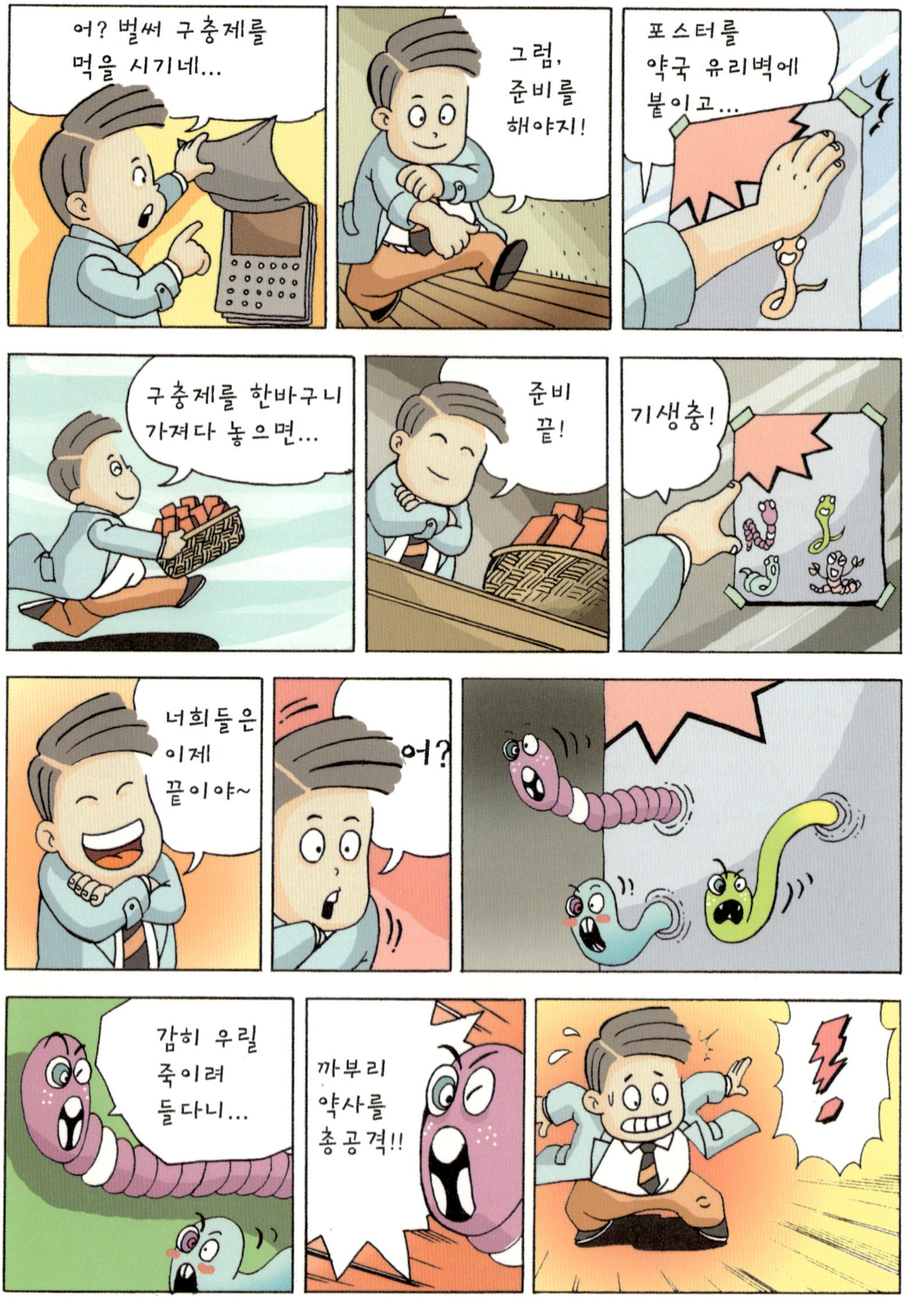

어? 벌써 구충제를 먹을 시기네...
그럼, 준비를 해야지!
포스터를 약국 유리벽에 붙이고...
구충제를 한바구니 가져다 놓으면...
준비 끝!
기생충!
너희들은 이제 끝이야~
어?
감히 우릴 죽이려 들다니...
까부리 약사를 총공격!!
!

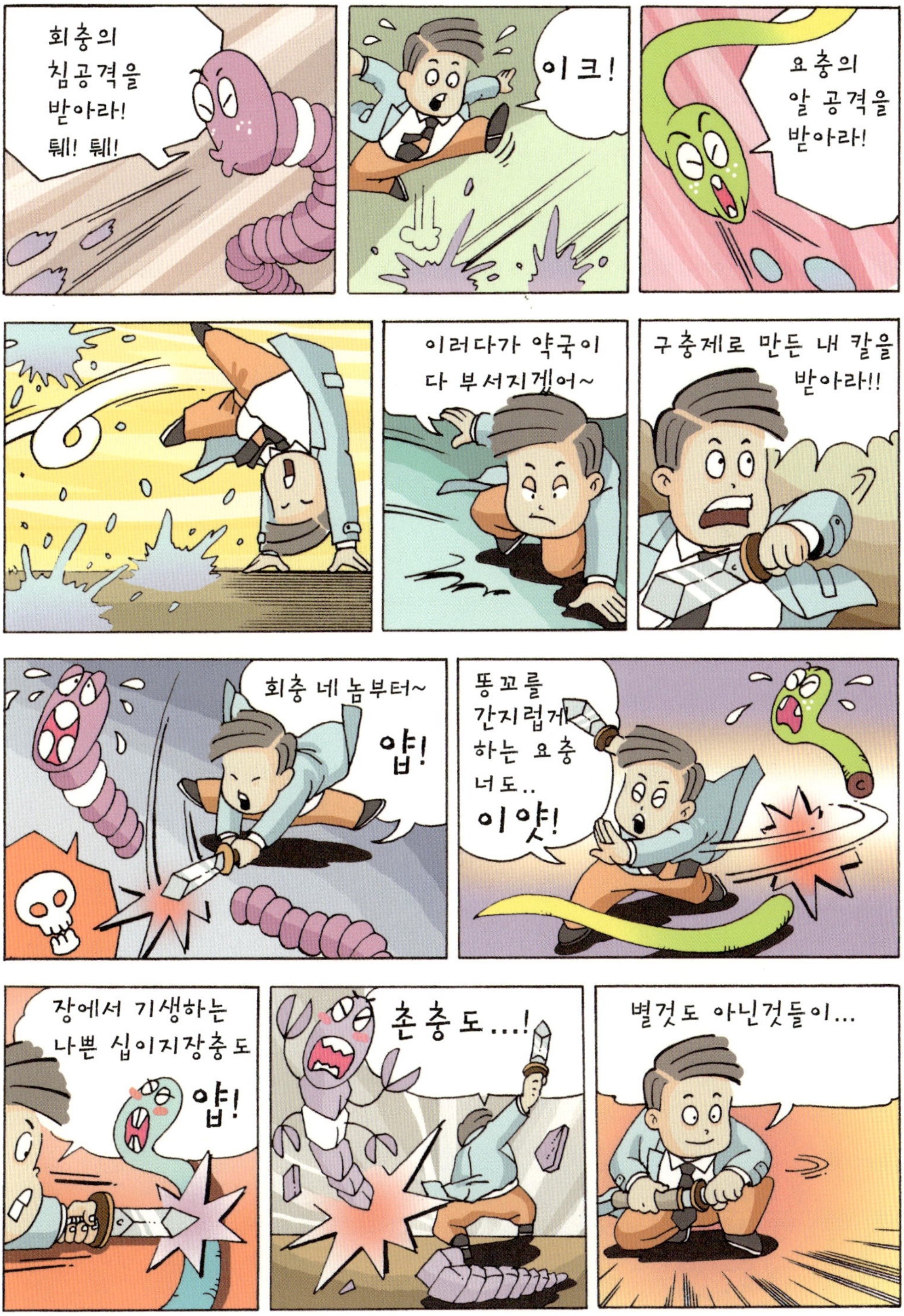
회충의
침공격을
받아라!
퉤! 퉤!
이크!
요충의
알 공격을
받아라!
이러다가 약국이
다 부서지겠어~
구충제로 만든 내 칼을
받아라!!
회충 네 놈부터~
얍!
똥꼬를
간지럽게
하는 요충
너도..
이얏!
장에서 기생하는
나쁜 십이지장충도
얍!
촌충도...!
별것도 아닌것들이...

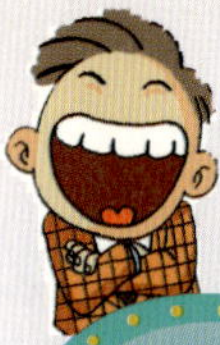

Episode 05 기생충

기생충은 숙주인 다른 동물에 붙어 양분을 빨아먹고 사는 녀석들이다. 조물주께서 도대체 왜 저런 징그러운 녀석들을 만들었을까 의문이 들기도 하지만 그 녀석들의 라이프사이클에서 아주 체계적이고 조직적인 삶의 패턴을 발견하고 나면 경이로운 창조의 세계에 놀라게 된다. 아무튼 이제는 기생충과 인간과의 사이는 사느냐 먹히느냐의 심각한 생존관계에 직면하였다.

나는 어떤 기생충에 감염될 가능성이 많을까?

1. 육회를 즐기는 사람

왜 쇠고기는 살짝 익혀도 되지만, 돼지고기는 완전히 익혀 먹어야 할까? 기생충에 대한 올바른 정보를 갖고 있다면 그 이유는 확실히 알 것이다. 쇠고기와 돼지고기는 모두 촌충(조충)을 갖고 있지만 쇠고기에 있는 민촌충은 66℃ 이상에서 죽고 돼지고기에 있는 갈고리촌충은 77℃ 이상은 되어야 죽기 때문이다.

2. 애완동물을 기르는 사람

애완견을 기르고 있다면 개회충에 대해서도 주의를 해야 한다. 개회충이 눈에 들어가면 망막이 박리되어 실명될 위험이 있고 간에 들어가면 간을 망가뜨리기도 하기 때문이다. 개회충이 무서우니까 개 대신 고양이를 키우면 되겠지 하면 오산이다. 고양이는 개보다 더 회충이 많은 동물이니 말이다.

3. 정력에 관심이 유난히 많은 사람

정력에 좋을까 하고 뱀을 먹고 나서는 문제가 생겼다. 뱀에 기생하던 스파르가눔이라는 기생충이 고환에 들어가 결국은 그 사람은 고환을 잘라내게 되었다. 스파르가눔이라는 기생충은 개나 고양이의 배설물에서 나와 물벼룩에게 먹히게 되고 물벼룩은 개구리에게, 개구리는 뱀에게 잡혀 먹으므로 스파르가눔이 기생하게 된다. 이래도 뱀을 먹고 싶은 생각이 들까?

4. 생선회를 즐기는 사람

생선회를 좋아하는 사람이라면 조심해야 할 기생충이 고래회충이다. 고래에게 회충약을 먹일 수 없으니 당연히 고래는 고래회충의 천국이다. 고래회충은 방사선을 쐬어도 죽지 않고 오히려 위벽 속으로 파고 들어간다. 고래회충을 없애려면 내시경을 보며 집게로 끄집어내는 방법이 유일한 치료법이다. 아~ 그래도 아나고를 날 것으로 먹고 싶은가?

5. 민물회를 즐기는 사람

참붕어, 향어, 가물치, 송어 등 민물고기를 잡아 날로 회로 먹으면 디스토마가 우리 몸에 들어온다. 몸에 들어온 디스토마 성충은 더 이상 번식하지 못하고 그냥 폐나 간에 기생하면서 살게 된다. 그런데 디스토마 성충은 약 10~15년 정도로 오래동안 살게 되고 간과 폐조직에 구멍이 송송 나도록 많은 손상을 주게 된다. 디스토마에 감염되면 피를 토하게 되고 간경변, 간암 등을 일으키게 된다. 그래도 민물고기를 날로 먹을 사람 있을까?

6. 열대지방으로 해외여행을 가는 사람

해외여행 등으로 열대지방을 가게 된다면 가장 우려해야 할 기생충이 모기가 매개체인 말라리아이다. 말라리아는 단일질환으로는 전세계적으로 가장 많은 3-5억의 인구가 한 해에 걸리고 그 중 1-2백만 명의 목숨을 앗아가는 무서운 기생충이다.

7. 심장사상충

암컷모기가 강아지를 물면 심장사상충이 혈관 속으로 들어가 심장이나 폐혈관에 가서 어른벌레로 자란다. 감염초기에는 아무런 증상이 없지만 시간이 지나면 강아지는 기침을 하고 폐에 물이 차올라 호흡곤란 등으로 죽는다.

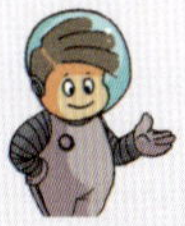

구충제복용법

1. 회충약- 봄, 가을 1회 복용으로도 충분히 해결된다.
2. 요충약- 재발이 잘 되기 때문에 3주 간격으로 두 번 이상 먹고 가족이 함께 먹어야 한다.
3. 촌충- 일반 구충제로 박멸되지만 아시아조충일 경우는 디스토마약을 복용한다.
4. 디스토마약- 아침, 점심, 저녁 3알씩 복용하고 헌혈하지 않는다.
5. 말라리아약- 여행하기 1-2주일 전부터 미리 복용하고 여행 후에도 4주간 계속 복용한다.
6. 심장사상충- 강아지에게 이른 봄부터 늦가을까지 한달에 한번 6개월간 먹인다.

Episode 06 · 아토비누

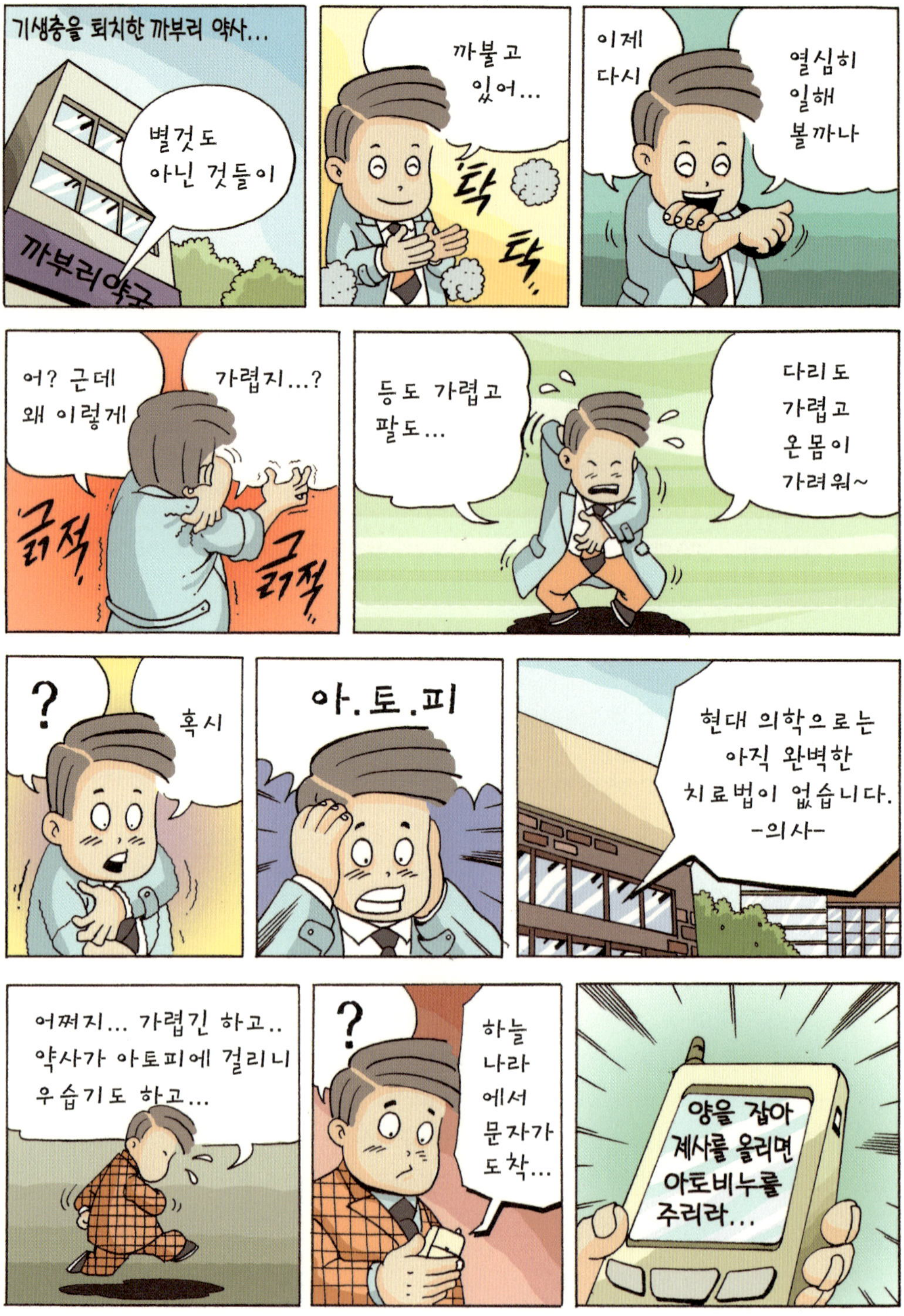

기생충을 퇴치한 까부리 약사...
별것도 아닌 것들이
까부리약국
까불고 있어...
탁
탁
이제 다시
열심히 일해 볼까나
어? 근데 왜 이렇게
가렵지...?
긁적
긁적
등도 가렵고 팔도...
다리도 가렵고 온몸이 가려워~
?
혹시
아.토.피
현대 의학으로는 아직 완벽한 치료법이 없습니다. -의사-
어쩌지... 가렵긴 하고.. 약사가 아토피에 걸리니 우습기도 하고...
?
하늘나라에서 문자가 도착...
양을 잡아 제사를 올리면 아토비누를 주리라...

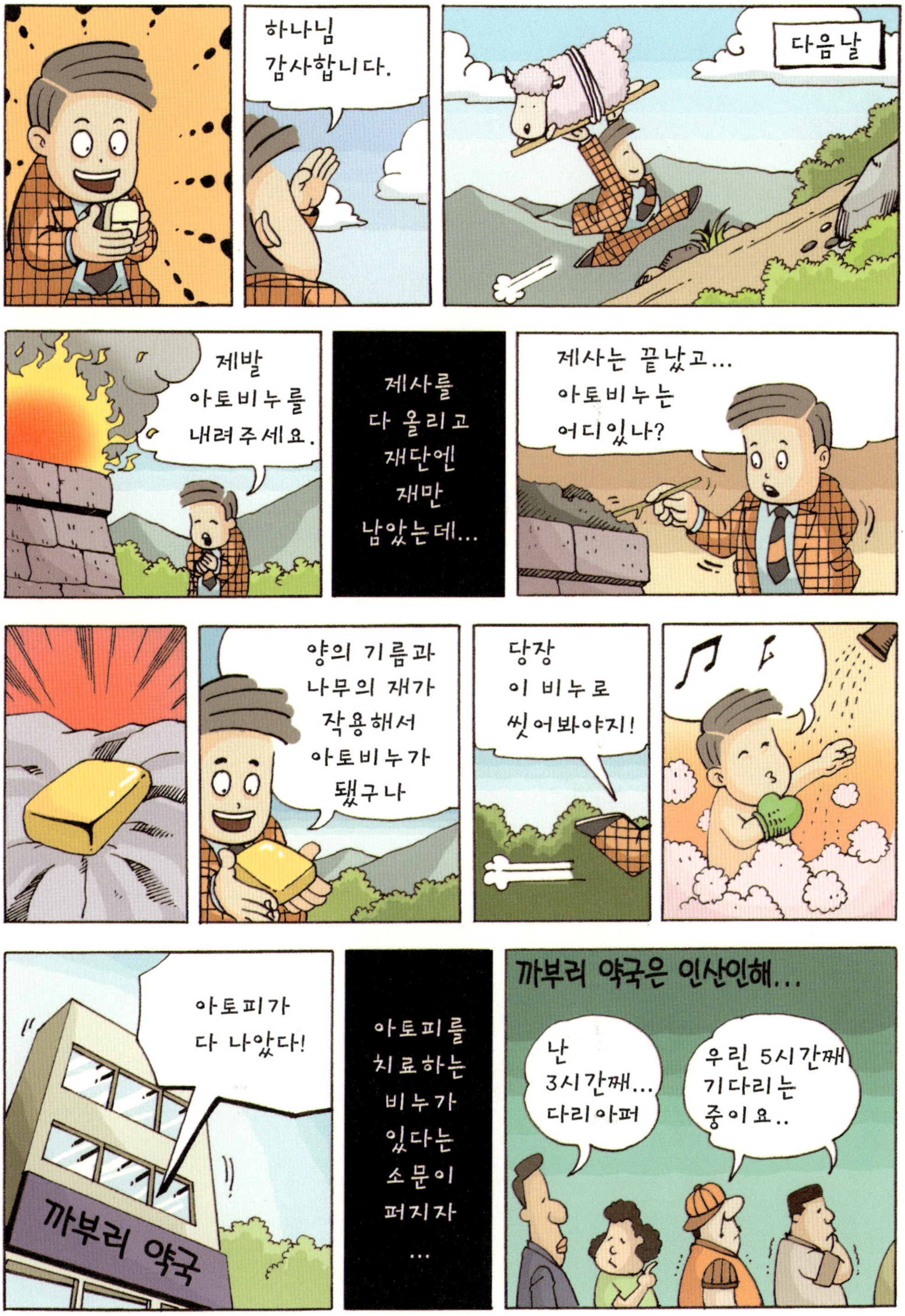
하나님
감사합니다.
다음날
제발
아토비누를
내려주세요.
제사를
다 올리고
재단엔
재만
남았는데…
제사는 끝났고…
아토비누는
어디있나?
양의 기름과
나무의 재가
작용해서
아토비누가
됐구나
당장
이 비누로
씻어봐야지!
아토피가
다 나았다!
까부리 약국
아토피를
치료하는
비누가
있다는
소문이
퍼지자
…
까부리 약국은 인산인해…
난
3시간째…
다리아퍼
우린 5시간째
기다리는
중이요..

Episode

06

아토피

아토피란 아이(兒)가 흙(土)을 피(避)해 생기는 것이 아닐까?

아무튼 자연과 친해져야 낳는 병이 아토피병이라 할 수 있다.

아토피 피부질환은 성장하면서 정신적인 스트레스 뿐 아니라 육체적인 성장에 장애를 가져오므로 적극적으로 원인을 파악하며 잘 치료해야 할 피부 질환이다 면역, 환경, 체질 요인을 원인으로 접근하고 있지만, 아직 완벽한 치료법이 없는 상태이다.

아토피 피부염의 기본적인 치료원칙은 다음과 같다.

1. 피부를 건조하지 않게 보습시켜 주는 것
2. 가려움증을 유발할 수 있는 요인들을 피하는 것
3. 피부의 염증을 줄이기 위해 적절한 약물을 사용하는 것

아토피치료에 사용되는 약물

1. 스테로이드 약물

스테로이드 성분중 Hydrocortisone은 미국FDA 에서도 아토피 피부염을 치료할 때 1차선택 약제로서 권고되고 있다. Hydrocortisone은 합성스테로이드제와는 달리 우리 몸에서 자연스럽게 만들어지는 성분일 뿐 아니라 부작용이 적기 때문이다.

2. 비스테로이드 약물

비스테로이드 제제인 부페사막을 이용한 연고는 스테로이드보다 효과는 좀 약하지만 스테로이드 부작용에 대한 염려 없이 항염증 작용, 피부과증식 억제작용을 하여 아토피증상을 개선시켜 준다.

아토피를 가진 사람이라면 스테로이드제 약물에 대하여 많이 들어 보았을 것이다. 그 만큼 스테로이드제 약물은 피부질환과 뗄래야 뗄 수 없는 약물이다. 약의 역사를 돌이켜 보면 페니실린이 개발된 것이야 말로 최대의 사건이었고 두번째로 획기적인 약은 스테로이드제라 할 만큼 그 효력과 파워는 대단했다. 스테로이드제는 피부염증과 알러지를 없앤다. 스테로이드제가 위험한 약물이지만 제대로 잘 사용을 한다면 그 어떤 약보다도 더 바람직한 효과를 가져올 수 있다. 그러므로 스테로이드를 잘 다루는 자는 정말로 실력있는 사람이다.

아토피에 좋은 식품과 나쁜 식품

좋은 식품

곡류- 쌀, 보리, 현미, 콩, 통밀

콩류- 두유, 두부, 청국장, 된장국

채소- 감자, 고구마, 밤, 옥수수, 케일, 브로콜리, 녹황색야채

과일- 사과, 배, 수박

해조류- 미역, 다시마, 김, 파래

어패류- 명태, 조기, 갈치, 오징어 등 흰살 생선

기름- 올리브기름, 참기름, 들기름

나쁜 식품

육류- 돼지고기, 소고기, 닭고기, 오리고기

곡류- 밀, 팥, 완두콩

견과류- 땅콩, 아몬드, 잣

유제품- 우유, 치즈, 초코렛

과일- 오렌지, 키위, 바나나, 복숭아, 딸기

어패류- 꽁치, 고등어, 참치, 새우

인스턴트식품- 햄버거, 라면, 피자, 소시지, 햄, 튀김

기타- 버터, 마아가린, 화학조미료, 청량음료

기호- 커피, 술, 담배

Episode 07 · 옵티비타

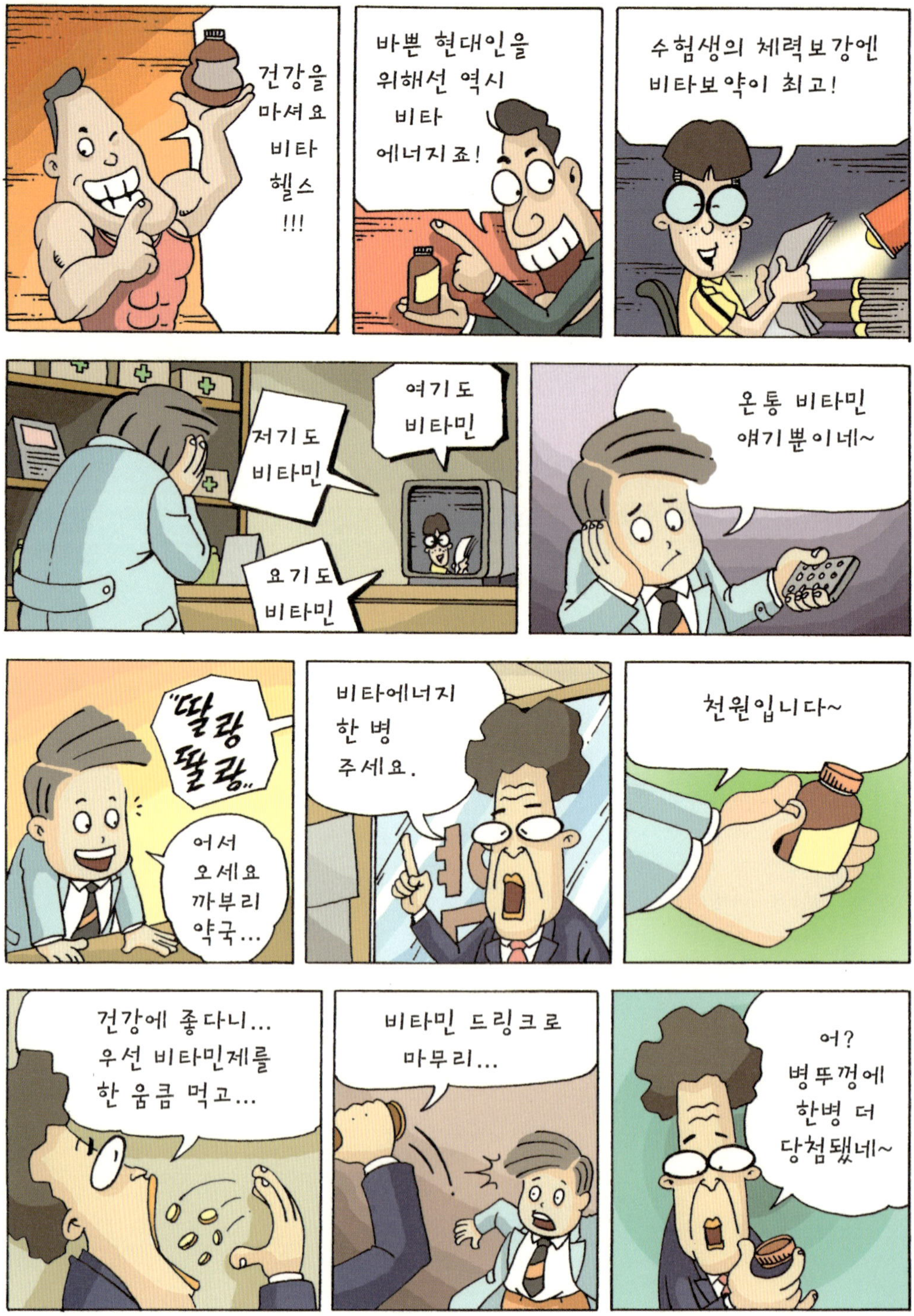
건강을 마셔요 비타 헬스 !!!
바쁜 현대인을 위해선 역시 비타 에너지죠!
수험생의 체력보강엔 비타보약이 최고!
저기도 비타민
여기도 비타민
요기도 비타민
온통 비타민 얘기뿐이네~
"딸랑 딸랑"
어서 오세요 까부리 약국…
비타에너지 한 병 주세요.
천원입니다~
건강에 좋다니… 우선 비타민제를 한 움큼 먹고…
비타민 드링크로 마무리…
어? 병뚜껑에 한병 더 당첨됐네~

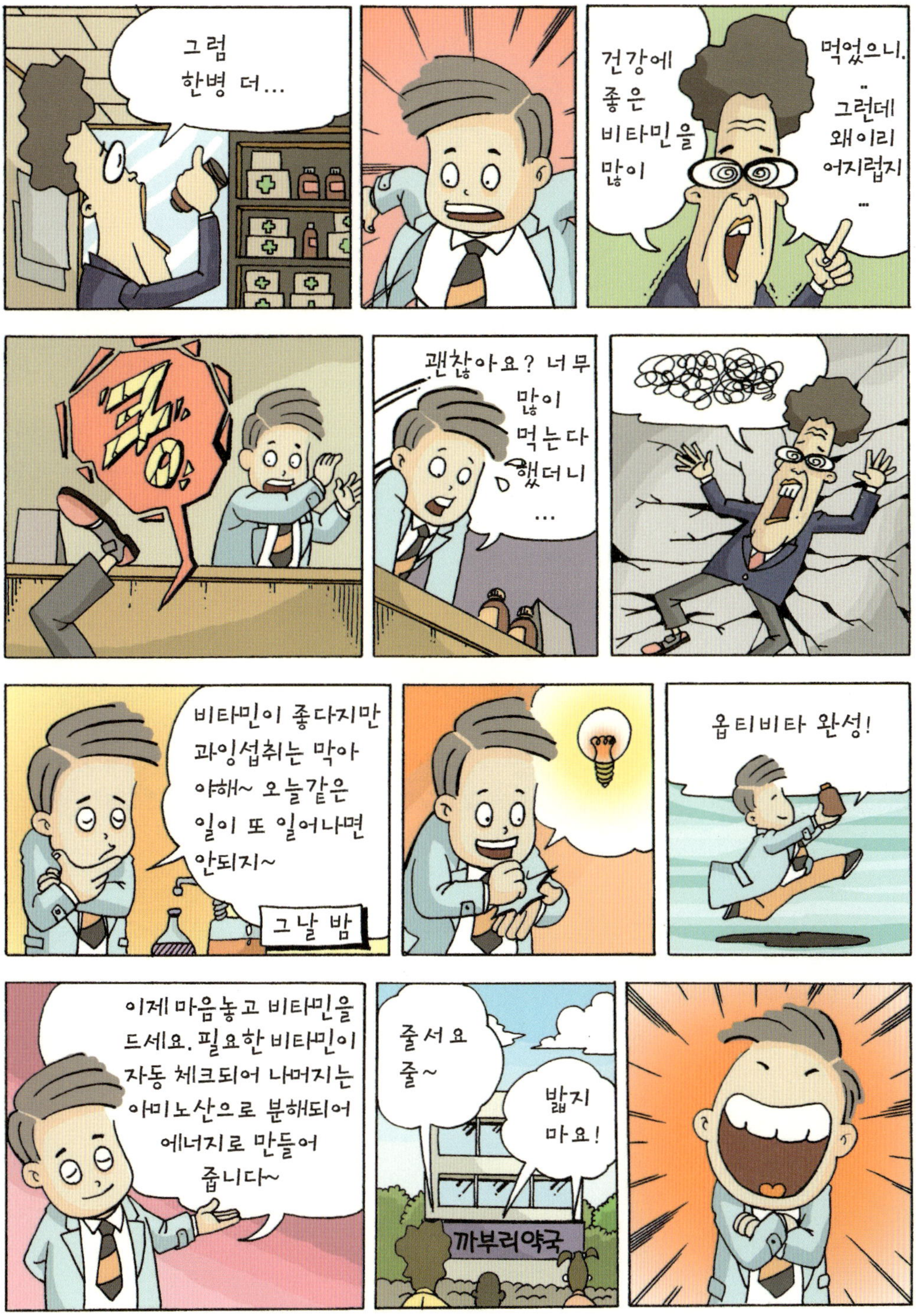
그럼
한병 더...
건강에 좋은 비타민을 많이 먹었으니...
그런데 왜이리 어지럽지...
쿵
괜찮아요? 너무 많이 먹는다 했더니...
비타민이 좋다지만 과잉섭취는 막아야해~ 오늘같은 일이 또 일어나면 안되지~
그날 밤
옵티비타 완성!
이제 마음놓고 비타민을 드세요. 필요한 비타민이 자동 체크되어 나머지는 아미노산으로 분해되어 에너지로 만들어 줍니다~
줄 서요 줄~
밟지 마요!
까부리약국

비타민

비타민A는 일명 피부비타민이며 피부과 밀접한 관계가 있는 비타민이다. 하지만 비타민 A는 몸에 축적되므로 과량을 복용하는 것은 피해야 한다. 야채, 과일, 간, 유제품에 많이 들어있다.

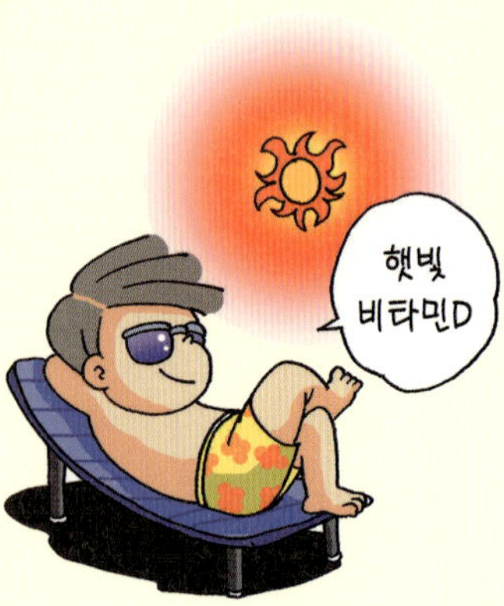

비타민D는 햇빛에 나가 15분만 쬐여도 만들어지니까 햇빛비타민이다. 그리고 호르몬비타민이라 불리울 만큼 그 작용이 호르몬과 유사하다. 유제품, 간, 달걀에 많이 들어있다.

비타민C는 피부에도 좋고 항암작용, 감기예방 등 효과가 좋고 과일과 야채에 많이 들어있다. 비타민C는 비타민E와 더불어 항산화비타민이어서 남녀노소 누구에게나 인기이다

비타민K는 혈액이 없는 시금치 같은 식물이 왜 지혈비타민 K을 만들어 낼까? 뭔가 아직 과학자들이 밝혀내지 못한 식물들만의 비밀이 있을 것이다. 야채와 간에 많이 들어있다.

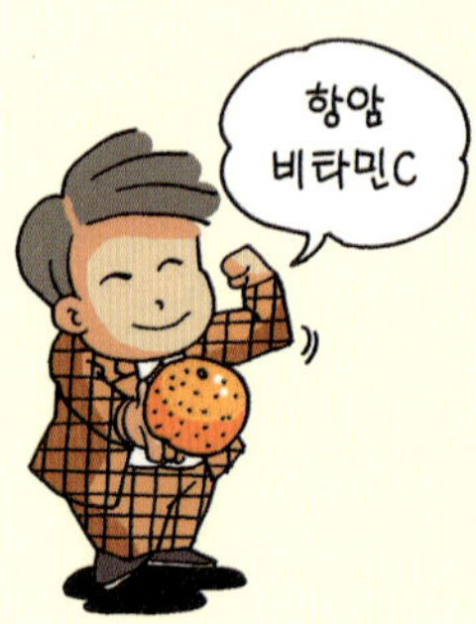

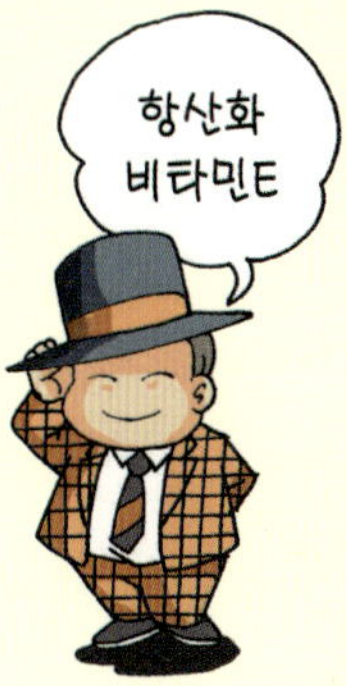

비타민E는 토코페롤로 불리우며 항산화효과로 노화를 방지하고 생식기능에 도움을 준다. 토코페롤이라는 명칭이 비타민E라는 명칭보다 더 우아하게 들리는 것은 어쩐 일일까? 식물성 기름과 땅콩에 많이 들어있다. 비타민E는 천연과 합성의 경우 조성물이 다르기 때문에 천연인가 합성인가를 따져보자.

비타민B군은 거대한 그룹을 이루고 효과도 다양하다.

고사리를 먹고 다리에 힘이 빠진 남자들에게 꼭 필요한 비타민B_1(지아민)...

성장을 촉진하는 노란오줌으로 나오는 효소비타민은 비타민B_2(리보플라빈)...

스트레스를 받으면 많이 소모되는 항스트레스비타민은 비타민B_5(판토텐산)...

결핵약을 복용할 때 빠지면 안되는 신경비타민은 비타민B_6(피리독신)...

탈모를 예방해주고 피부염을 완하시켜주는 대머리비타민은 비타민 B_7(비오틴)...

기형아 발생을 막아주는 고마운 임산부 비타민은 비타민 B_9(엽산)...

어지러운 빈혈을 해결해주는 빈혈 비타민은
비타민 B_{12}(시아노코발라민)...

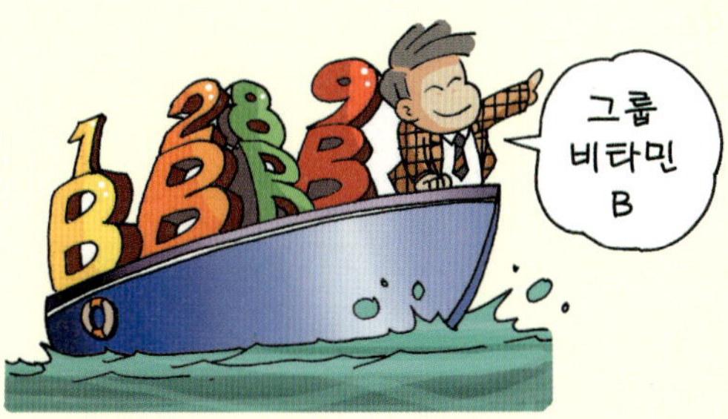

Episode 08 · 버드나무

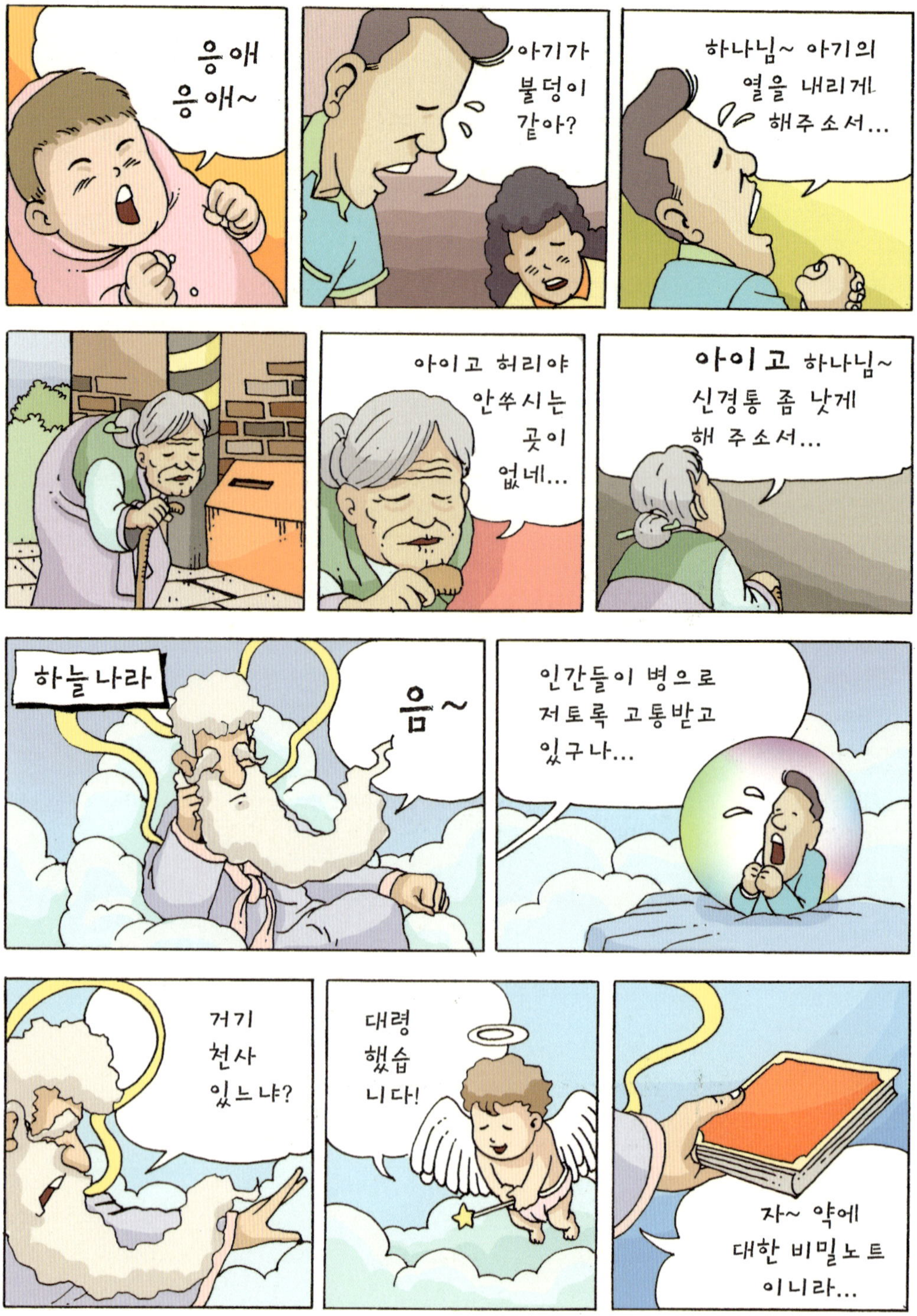

응애 응애~
아기가 불덩이 같아?
하나님~ 아기의 열을 내리게 해주소서...
아이고 허리야 안쑤시는 곳이 없네...
아이고 하나님~ 신경통 좀 낫게 해 주소서...
하늘나라
음~
인간들이 병으로 저토록 고통받고 있구나...
거기 천사 있느냐?
대령했습니다!
자~ 약에 대한 비밀노트 이니라...

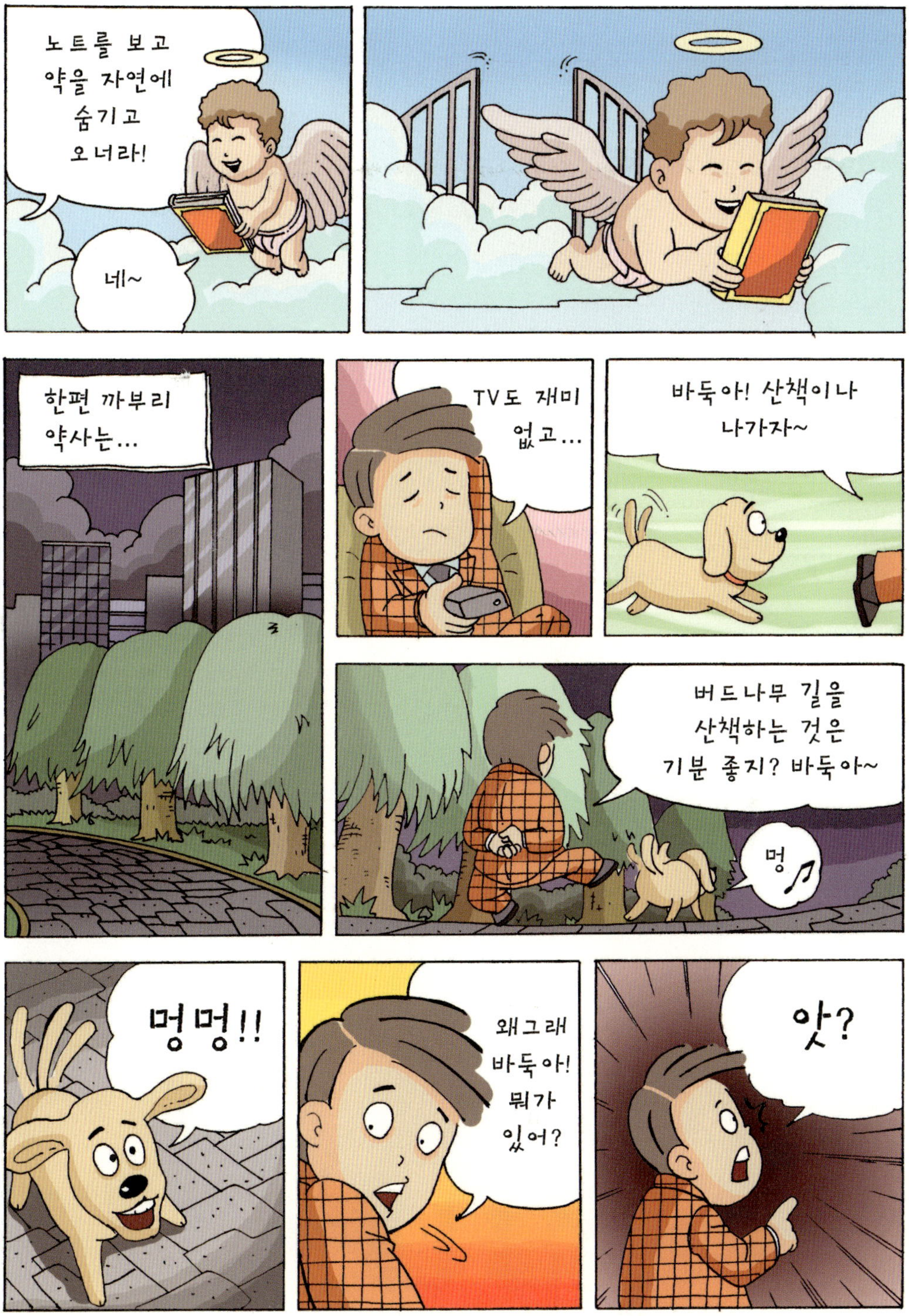
노트를 보고 약을 자연에 숨기고 오너라!
네~
한편 까부리 약사는...
TV도 재미 없고...
바둑아! 산책이나 나가자~
버드나무 길을 산책하는 것은 기분 좋지? 바둑아~
멍
멍멍!!
왜그래 바둑아! 뭐가 있어?
앗?

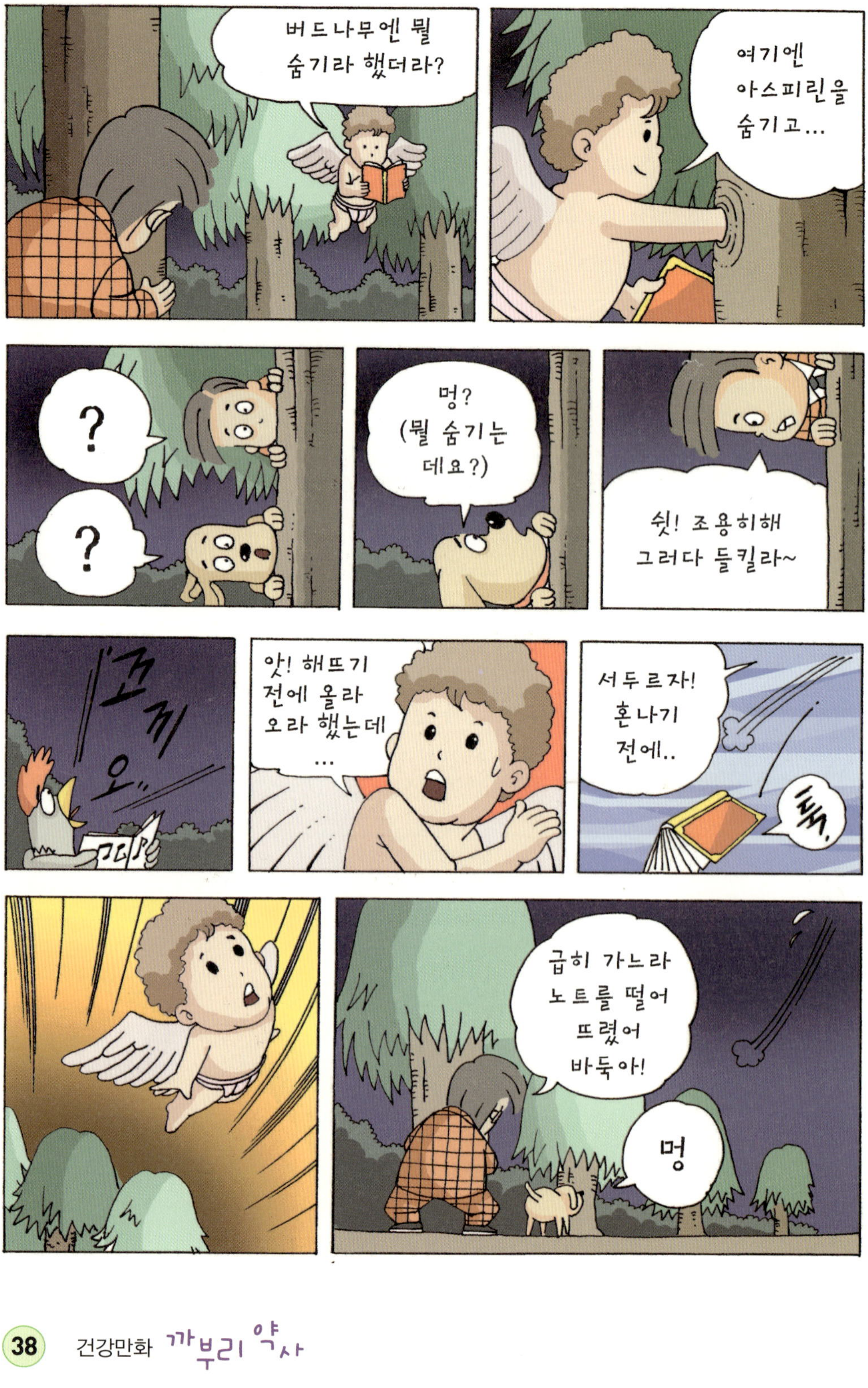
버드나무엔 뭘
숨기라 했더라?
여기엔
아스피린을
숨기고...
?
?
멍?
(뭘 숨기는
데요?)
쉿! 조용히해
그러다 들킬라~
꼬끼오...
앗! 해뜨기
전에 올라
오라 했는데
...
서두르자!
혼나기
전에..
툭.
급히 가느라
노트를 떨어
뜨렸어
바둑아!
멍

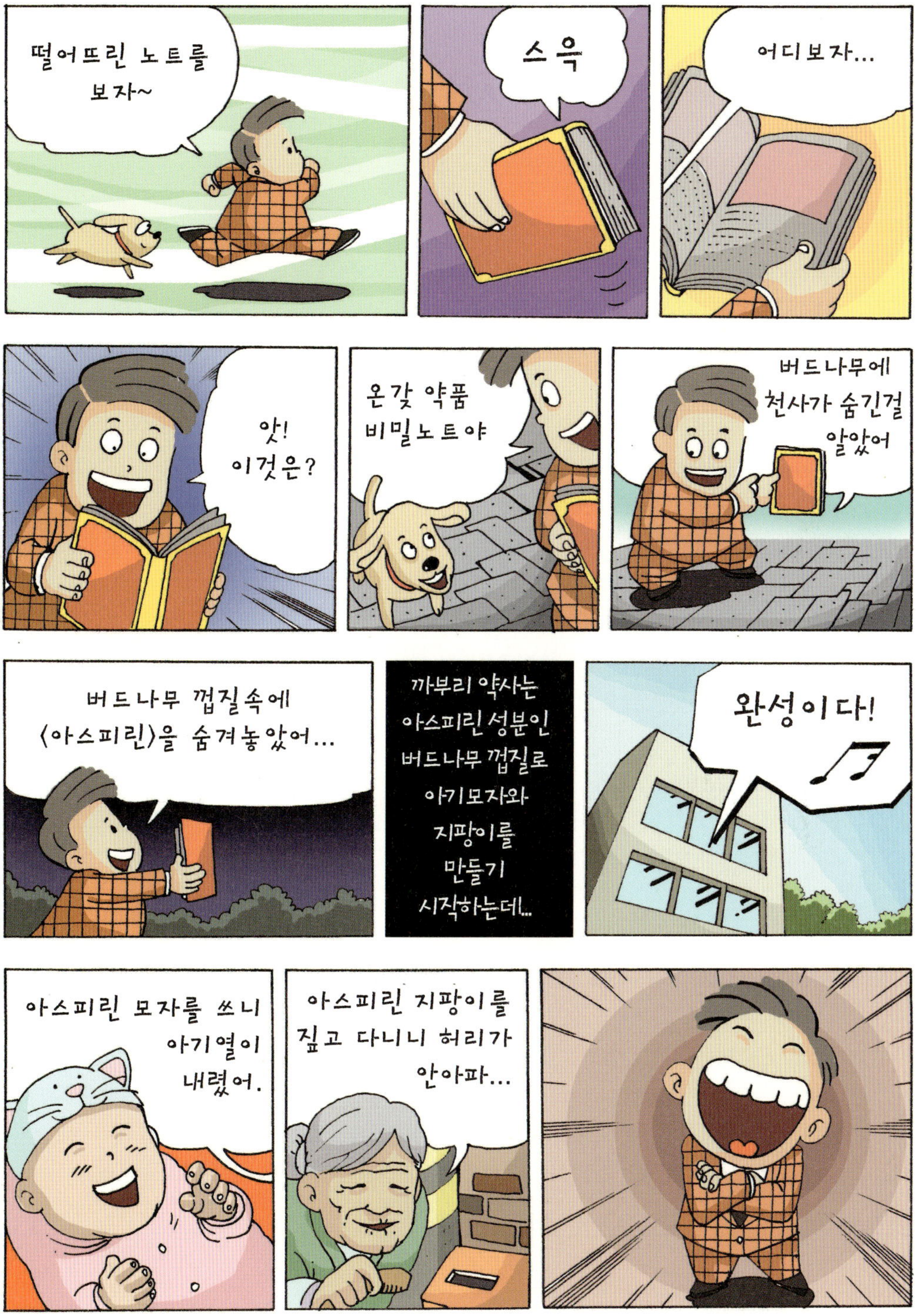
떨어뜨린 노트를 보자~
스윽
어디보자...
앗! 이것은?
온갖 약품 비밀노트야
버드나무에 천사가 숨긴걸 알았어
버드나무 껍질속에 〈아스피린〉을 숨겨놓았어...
까부리 약사는 아스피린 성분인 버드나무 껍질로 아기모자와 지팡이를 만들기 시작하는데...
완성이다!
아스피린 모자를 쓰니 아기열이 내렸어.
아스피린 지팡이를 짚고 다니니 허리가 안아파...

Episode 08 진통제

기원전 5세기 의학의 아버지 히포크라테스는 버드나무의 잎과 껍질에 통증을 완하시키는 물질이 있다고 기록하고 있고 그 후 2,000년이 지나 과학자들은 버드나무 껍질로부터 진통작용이 있는 살리신을 발견했고 살리신을 변형시켜 아스피린이라는 약을 만들어 고통을 해결하고 있다.

조물주는 인간들에게 고통이라는 시그날을 만들어 놓았다. 고통은 무섭고 슬프고 괴로운 일이지만 꼭 필요한 것이다. 아주 중요한 일이 일어나고 있음을 미리 알려주는 신호등이기 때문이다. 만약 맹장염이 생겨 속으로 염증이 깊어가는데 통증이 없다면 아픔을 느끼지 않게 되고 결국은 복막염으로 사망하게 된다. 그러므로 통증은 필요한 것이다.

진통제는 용도에 따라 구분하여 복용하여야 한다. 어떤 경우에는 진통제를 먹어서는 안되는 통증이 있다. 진통제로 말미암아 진단에 장애를 가져 올 수가 있기 때문이다.

감기기운으로 머리가 아플 때는 해열진통제를 사용하고, 허리나 뼈가 아플 때는 소염진통제를 사용하고, 배가 뒤틀리며 아플 때는 진경진통제를 사용한다. 머리가 찌르듯 아프고 고동치는 두통에는 편두통약을 쓴다.

그러나 진통제는 임시조치에 불과하므로 통증이 계속되면 정확한 통증의 원인을 알아내어 근본적인 치료를 받아야 한다.

일반 진통제보다 가장 빨리 진통효과를 가져다 주는 약은 마약성진통제이다.

억지로 통증을 참다보면 뇌, 심장에 영향을 미칠 수 있고 어떤 진통제는 간과 신장을 망가뜨리므로 마약성진통제를 사용하는 것이 더 나은 경우도 있다. 마약이라는 점에 너무 예민할 필요는 없다. 중독이 되지 않을 정도로 사용하면 건강에 도움이 되기도 한다.

진통제 종류

1. 아스피린(Aspirin)

해열작용이 강한 진통제이다
16세 이하의 어린이가 독감이나 수두로 열이 날 때 사용하면 안된다.
라이증후군이라는 무서운 부작용을 가져오기 때문이다.

2. 아세트아미노펜(Acetaminophen)

흔한 상품명으로 타이레놀이 여기에 속한다.
진통효과는 아스피린과 유사하며 해열작용이 있다.
과량(10g)을 복용하게 되면 간을 상하게 하므로 주의한다.

3. 비스테로이드성 소염제(NSAID) – 이부프로펜

비스테로이드성 소염제는 아스피린과 비슷한 작용을 한다.
비스테로이드성 소염제는 통증을 조절하고 염증을 없애준다.
비스테로이드성 소염제는 위를 손상시키거나 신장에 부담을 준다.

4. 마약성진통제 – 모르핀

마약성 진통제는 일반진통제를 사용하여도 통증이 사라지지 않을 때 사용한다.
마약성 진통제는 일차적으로 중추신경계에서 작용을 한다.

아스피린의 신통한 효과

취침 전에 아스피린(100mg) 1정 씩을 매일 복용하면 고혈압 발생을 예방해준다.
복용시간대가 무척 중요하다. 아침 기상 후에 복용하면 고혈압예방효과는 없다.
아스피린은 혈액의 농도가 짙어지지 않게 하고 혈액이 엉겨 붙지 않게 하므로 혈전이 생기는 것을 막아서 혈액순환을 도와준다. 그래서 일명 중풍예방약이라 불리운다.

Episode 09 · 혈압에어핀

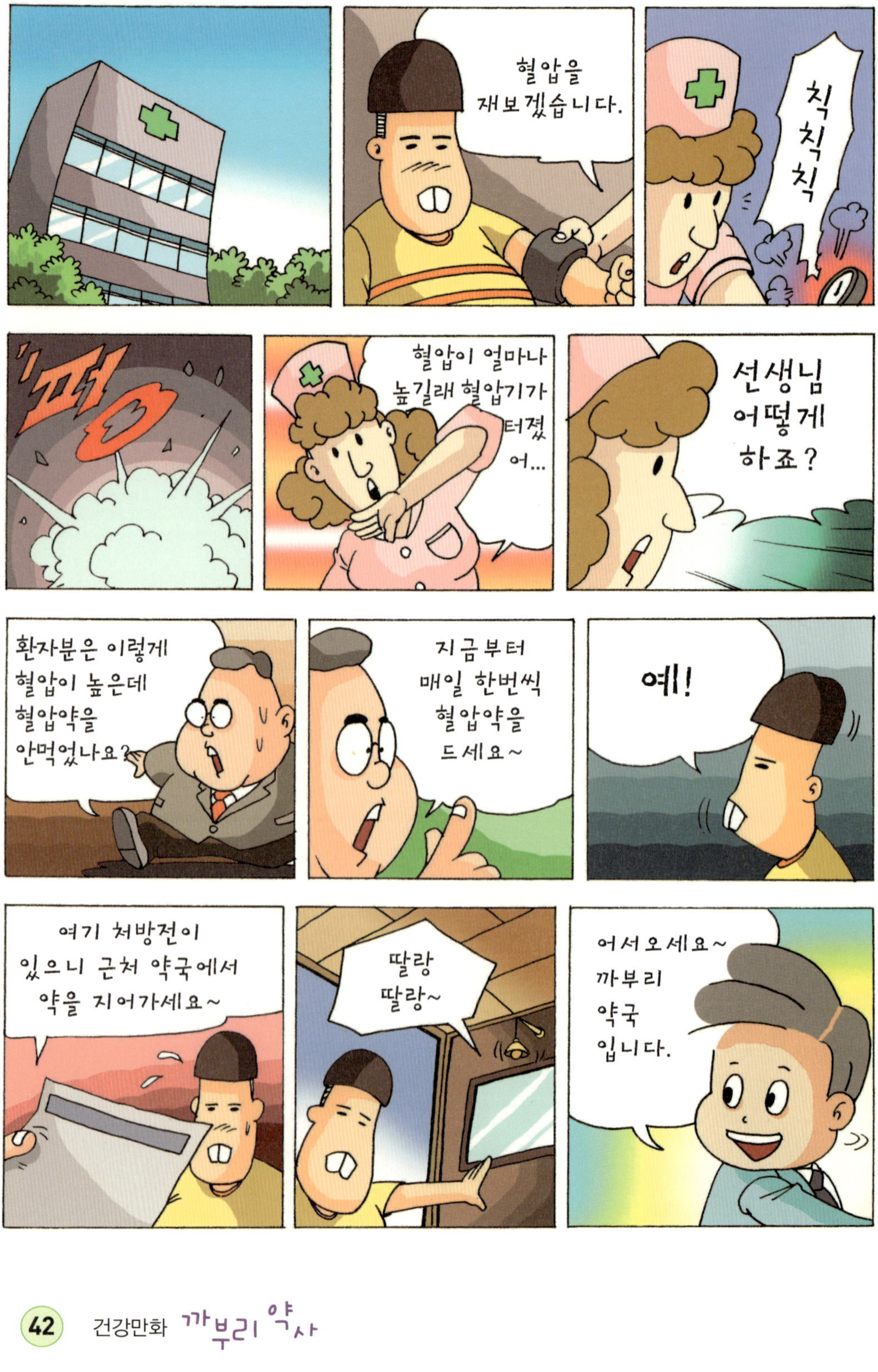
혈압을 재보겠습니다.
칙칙칙
펑
혈압이 얼마나 높길래 혈압기가 터졌어...
선생님 어떻게 하죠?
환자분은 이렇게 혈압이 높은데 혈압약을 안먹었나요?
지금부터 매일 한번씩 혈압약을 드세요~
예!
여기 처방전이 있으니 근처 약국에서 약을 지어가세요~
딸랑 딸랑~
어서오세요~ 까부리 약국 입니다.

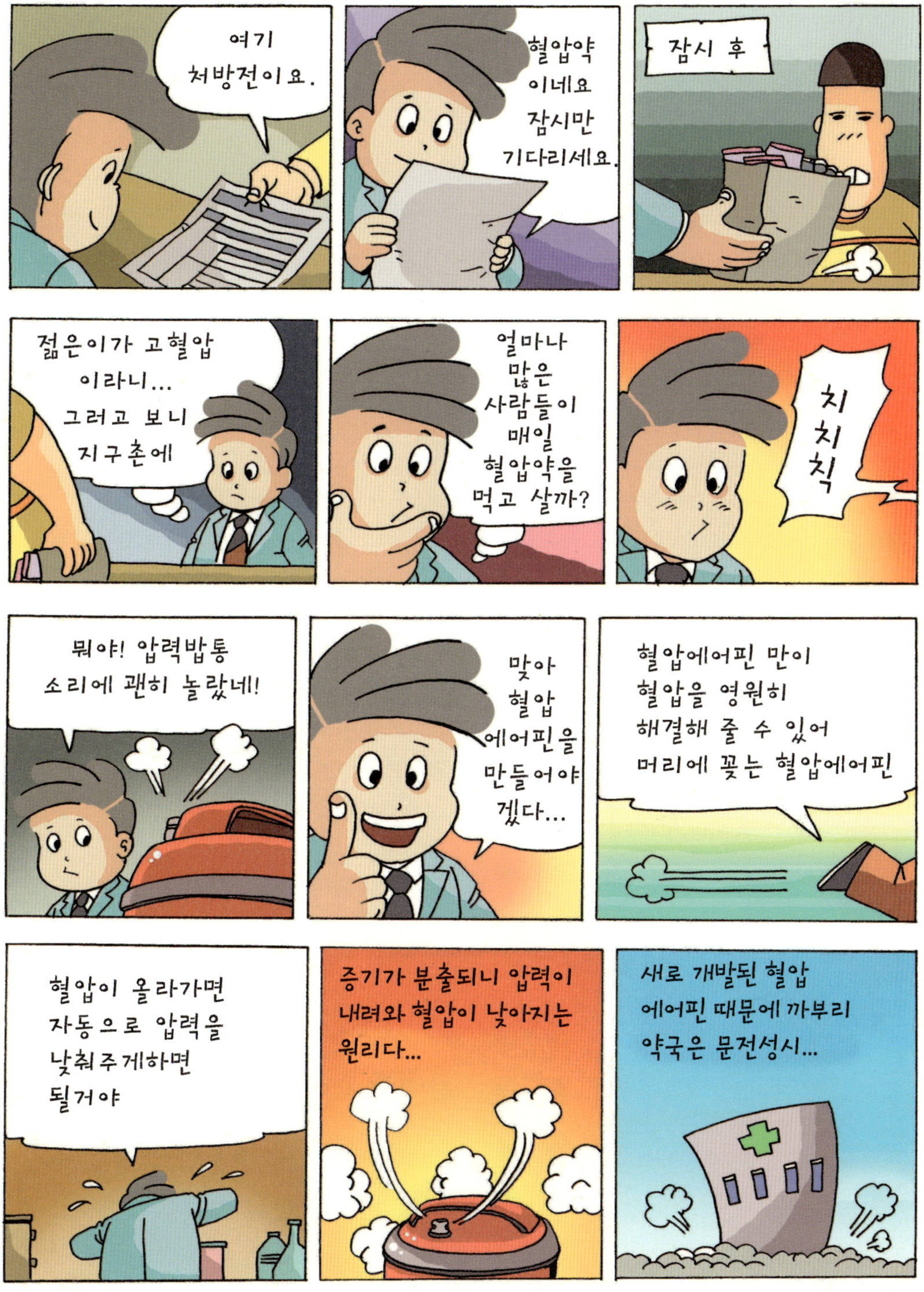
여기 처방전이요.
혈압약 이네요 잠시만 기다리세요.
잠시 후
젊은이가 고혈압 이라니... 그러고 보니 지구촌에
얼마나 많은 사람들이 매일 혈압약을 먹고 살까?
치치칙
뭐야! 압력밥통 소리에 괜히 놀랐네!
맞아 혈압 에어핀을 만들어야 겠다...
혈압에어핀 만이 혈압을 영원히 해결해 줄 수 있어 머리에 꽂는 혈압에어핀
혈압이 올라가면 자동으로 압력을 낮춰주게하면 될거야
증기가 분출되니 압력이 내려와 혈압이 낮아지는 원리다...
새로 개발된 혈압 에어핀 때문에 까부리 약국은 문전성시...

고혈압 (Hypertension, HT)

고혈압이 얼마나 나쁜 질환일까 하는 것은 보험회사를 떠 올려 보면 알 수 있다. 보험설계사들의 열정은 정말로 대단하다. 아무리 거절해도 찾아오고 또 찾아온다. 하지만 혈압약을 오래전 부터 먹고 있다고 하면 보험설계사의 표정은 달라진다. 혈압이 높은 사람들에게 생명보험 들기란 하늘의 별 따는 것 만큼이나 어려운 일이다.

혈압은 최대혈압과 최소혈압으로 표시한다(정상혈압 120-80)
최대혈압은 심장의 왼심실이 수축했을 때 측정되는 압력이고 (수축기혈압).
최저혈압은 왼심실이 이완했을 때 측정되는 압력으로 혈관의 저항성이나 탄력성을 알려준다(확장기혈압).
특히 최저혈압이 높다는 것은 혈관이 뭔가 모르게 약해져 있다는 증거이다.
상처가 났거나 콜레스테롤 등으로 좁아져 탄력이 약해졌다고 볼 수 있다.
고혈압은 재어보지 않으면 알 수 없지만 심해지면 나타나는 증상이 있다.
두통, 코피, 겹쳐진 시야, 귀울림, 두근거림, 구역질, 정신혼미, 안저출혈 등이다.
고혈압이 무서운 이유는 뇌, 심장, 신장을 망가뜨리는 원인이기 때문이다.
고혈압은 자각증상이 없어서 침묵의 살인자라는 별명을 가졌다.

혈압이 높은 사람은 음식을 싱겁게 먹으라는 소리를 많이 듣는다. 그 이유는 짠 음식에 들어 있는 소금이 물을 끌어 당기기 때문이다. 배추에 소금을 뿌리면 배추 속에 있는 물이 빠져나와 배추가 쪼그라들듯이 혈관 속에 소금기(나트륨)가 있으면 물을 빨아 들여 혈관이 팽창하게 된다.

혈압을 조절하기 위해서는 필수적인 것이 약물이지만 생활방식도 중요하다. 체중을 감량하고, 싱겁게 먹고, 야채를 많이 섭취하고, 유산소운동을 규칙적으로 하고 담배와 술을 금하는 것이 혈압으로 인한 합병증과 위험인자를 줄이는 중요한 요소이다.

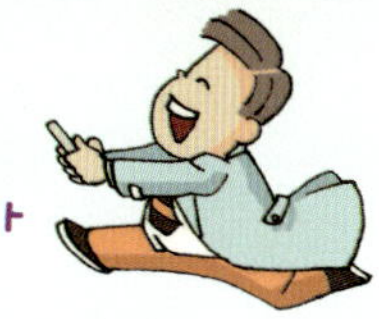

고혈압약의 미니약리학

혈압약을 먹는 사람들의 약을 들여다 보면 약 종류는 참으로 다양하다.

고혈압이란 질병이 완치가 안되다보니 과학자들이 개발해낸 약도 참 여러가지이다.

평생동안 먹게 되는 약이 혈압약인 만큼 내가 먹는 혈압약 이름정도는 알아두면 좋다.

고혈압을 다스리기 위해 처음에는 혈관이라는 곳에 촛점을 두고 연구했다. 혈관내에 흐르는 양이 너무 많으니까 그 양을 줄여 보면 되겠다고 생각했다. 강물이 불어나면 홍수가 나게 되므로 빨리 바다로 내려보내 뚝을 지키듯이 혈관내 수분을 소변으로 배출시켜 팽팽하던 혈관을 느슨하게 만드는 것이다. 이런 약물을 이뇨제(Diuretic)라고 하고 소변을 자주 보게 되는 점이 특징이다.

감기가 걸리지 않았는데도 혈압약만 먹고 나면 기침이 나는 사람이 있다. 그것은 혈압약 중 ACE저해제는 기침을 유발하는 부작용이 있기 때문이다. 이런 경우는 혈압약을 다른 계열의 혈압약으로 변경하면 기침이 없어진다. 기침나는 단점을 보완해 개발된 혈압약이 안지오텐션 리셉터차단제(ABS)이다.

고혈압을 해결하려는 시도는 여러 방향에서 연구가 활발하게 계속 되었다. 심장에서 피를 뿜기 위해 심장근육이 수축할 때 칼슘이 들어가는 것을 보고 칼슘이 들어가는 통로를 막아 혈압이 내리게 한 약이 칼슘채널차단제이다. 칼슘차단제를 복용하면 칼슘이 부족할까 염려하지 않아도 된다. 우리 몸의 칼슘 중 1% 칼슘 만을 차단하여 혈관을 이완시켜주기 때문이다.

그 외에도 심장이 열심히 운동하지 않도록 아드레날린의 작용을 방해하게 만든 약이 베타차단제이다. 이런 약물은 교감신경을 조절해 혈압을 내려준다. 베타차단제를 복용하면 어지럽고 가슴 두근거리는 부작용이 나타날 수 있다.

고혈압과 겨울

고혈압 환자들은 여름보다 겨울을 조심해야 한다.

온도가 1도 내려 가면 수축기 혈압은 1.3 mmHg 정도 올라가고 확장기 혈압은 0.6 mmHg 정도 올라간다. 만약 기온이 10도 내려가면 혈압은 13 mmHg나 올라가게 되는 셈이다.

또 추우면 혈액이 더 진해지고 지질함량이 높아져 혈관이 더 수축된다.

고혈압과 메밀

고혈압에 좋은 식품으로는 메밀이다. 메밀에는 쿠에르세틴(Quercetin)과 루틴(Rutin)이 들어 있는데 쿠에르세틴은 ACE 저해제(레니프릴)와 같은 작용으로 혈압을 낮추어 주고 루틴(rutin)은 모세혈관을 튼튼하게 해주고 평활근세포의 탄력을 높여 주기 때문에 고혈압에 좋은 이상적인 식품이다

Episode 10 · 삼다도

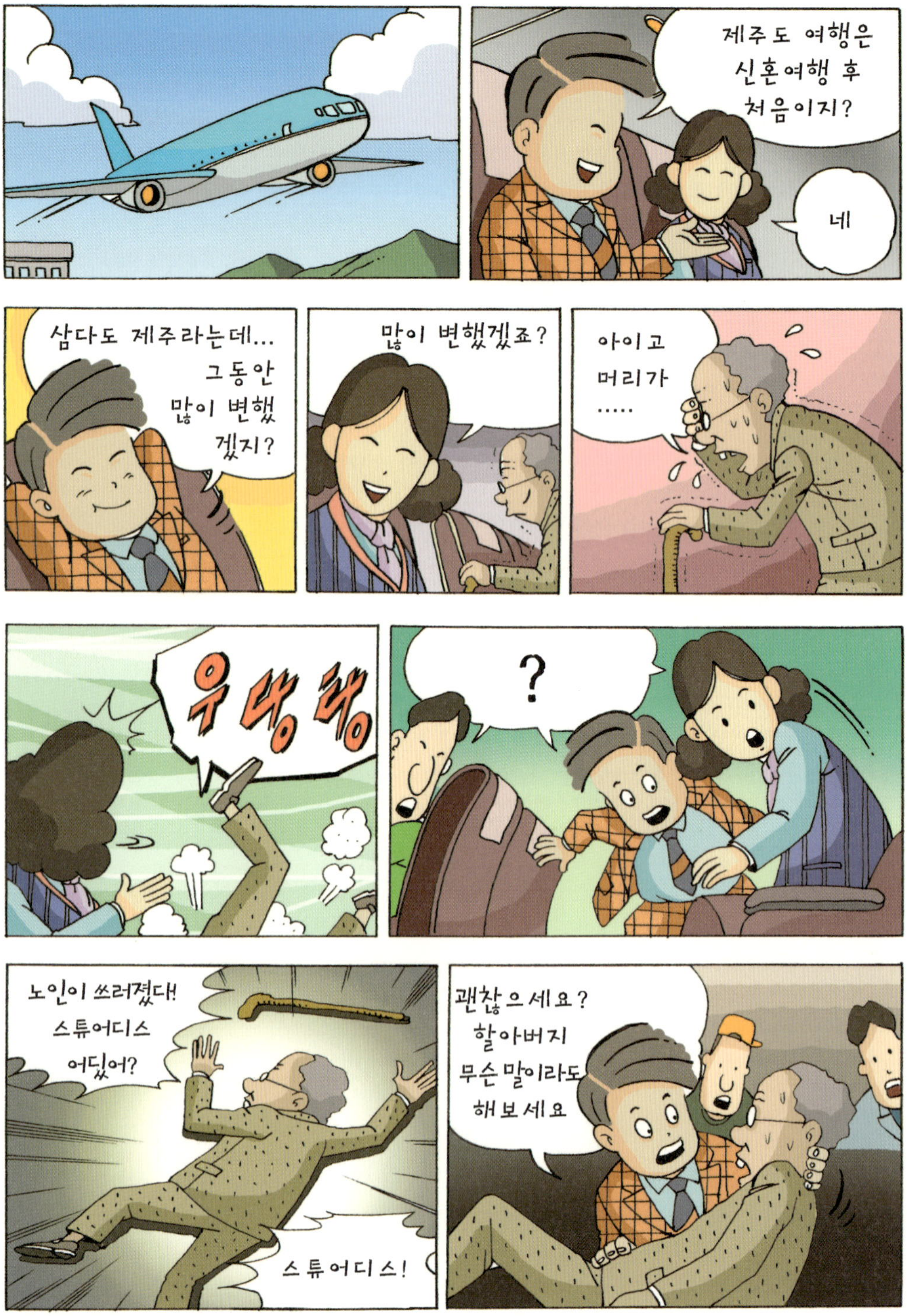
제주도 여행은 신혼여행 후 처음이지?
네
삼다도 제주라는데... 그동안 많이 변했겠지?
많이 변했겠죠?
아이고 머리가 .....
우당탕
?
노인이 쓰러졌다! 스튜어디스 어딨어?
스튜어디스!
괜찮으세요? 할아버지 무슨 말이라도 해보세요

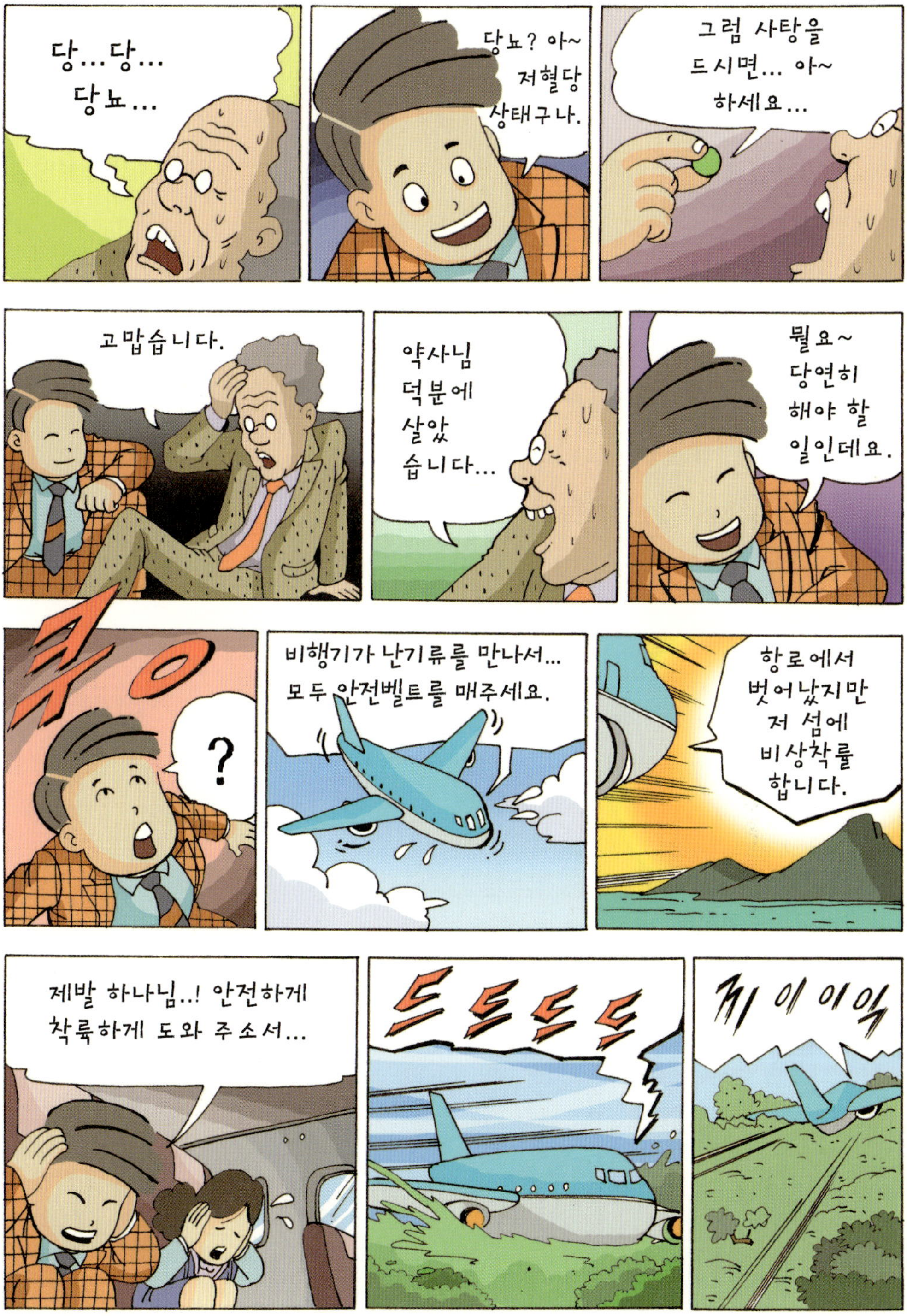
당…당…
당뇨…
당뇨? 아~
저혈당
상태구나.
그럼 사탕을
드시면… 아~
하세요…
고맙습니다.
약사님
덕분에
살았
습니다…
뭘요~
당연히
해야 할
일인데요.
쿵
?
비행기가 난기류를 만나서…
모두 안전벨트를 매주세요.
항로에서
벗어났지만
저 섬에
비상착륙
합니다.
제발 하나님..! 안전하게
착륙하게 도와 주소서…
드드드드
끼이이익

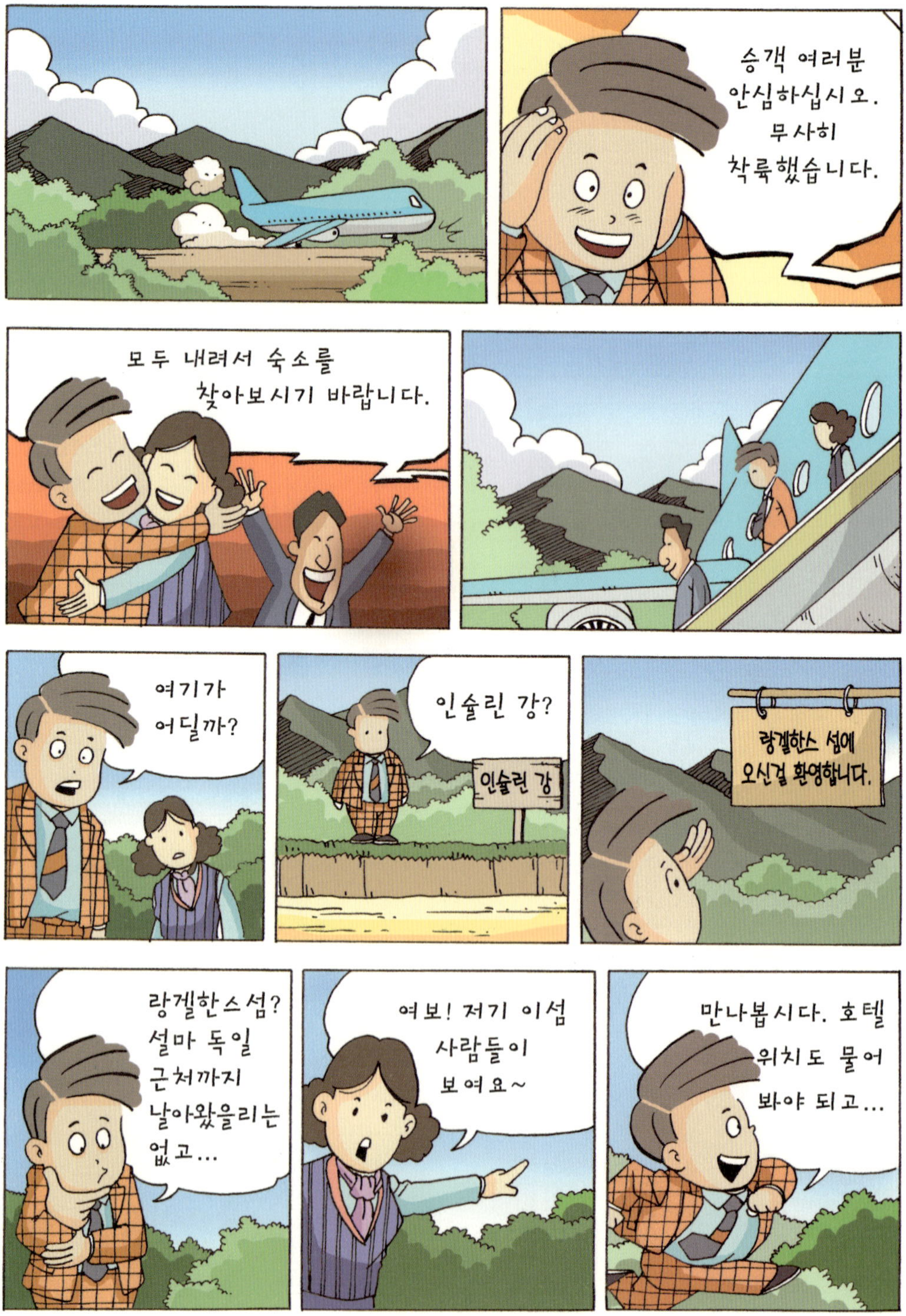
승객 여러분
안심하십시오.
무사히
착륙했습니다.
모두 내려서 숙소를
찾아보시기 바랍니다.
여기가
어딜까?
인슐린 강?
인슐린 강
랑겔한스 섬에
오신걸 환영합니다.
랑겔한스섬?
설마 독일
근처까지
날아왔을리는
없고...
여보! 저기 이섬
사람들이
보여요~
만나봅시다. 호텔
위치도 물어
봐야 되고...

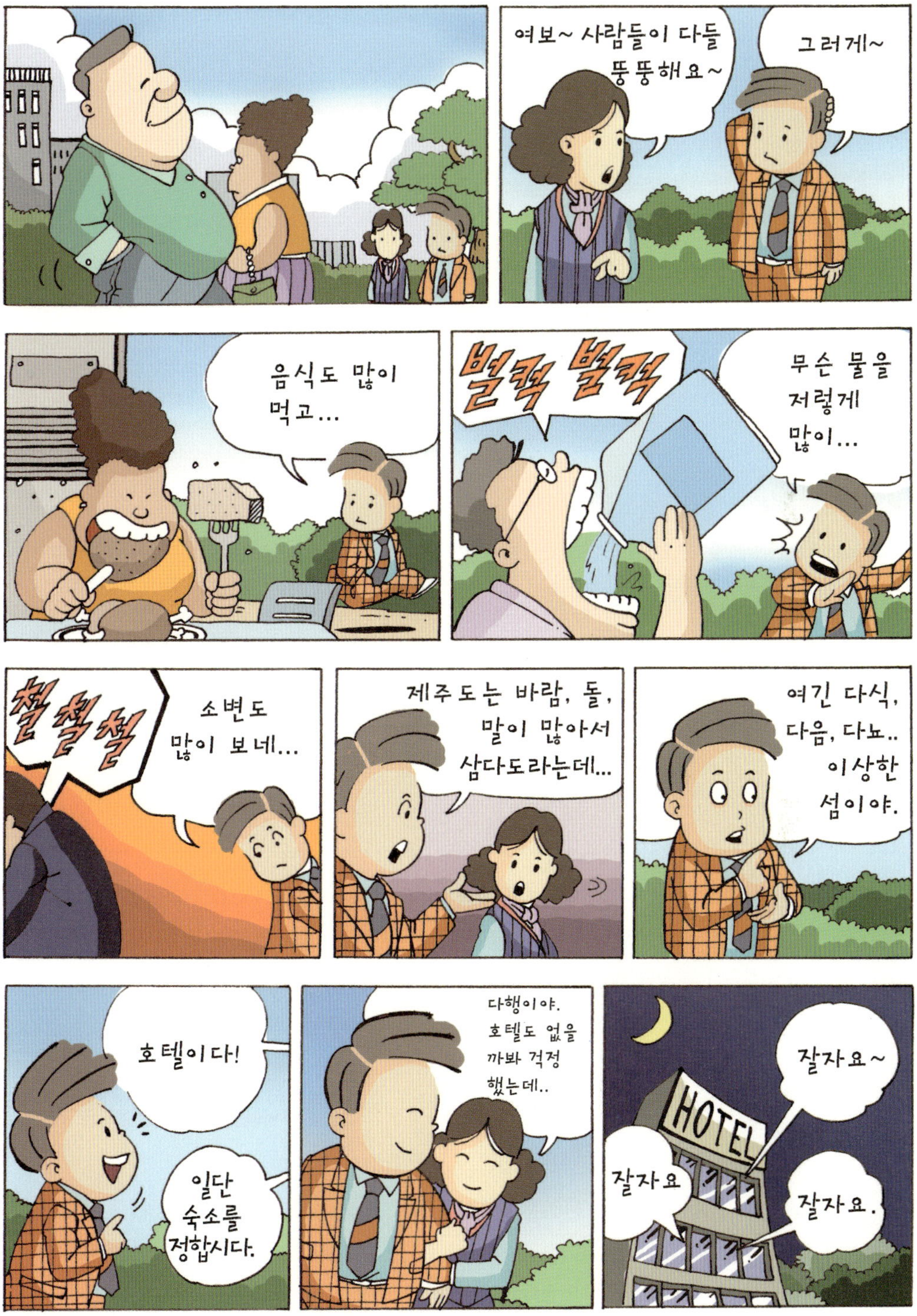
여보~ 사람들이 다들 뚱뚱해요~
그러게~
음식도 많이 먹고…
벌컥 벌컥
무슨 물을 저렇게 많이…
철철철
소변도 많이 보네…
제주도는 바람, 돌, 말이 많아서 삼다도라는데…
여긴 다식, 다음, 다뇨.. 이상한 섬이야.
호텔이다!
일단 숙소를 정합시다.
다행이야. 호텔도 없을까봐 걱정했는데..
HOTEL
잘자요~
잘자요
잘자요.

Episode 10

당뇨

당뇨병의 특징으로 삼다(三多) 증상을 흔히 말하게 된다. 즉, 물을 많이 마시고, 밥을 많이 먹고, 오줌을 많이 누게 되는 질병이다. 갈증이 많이 생겨 물을 벌컥벌컥 마신다고 한방에서는 소갈증이라 부른다.

합병증

당뇨병은 인슐린이 혈당과 싸우다 결국 혈관과 신경이 망가지는 병이다. 눈에 있는 혈관이 막혀 망가지면 망막이 고장나서 실명으로 시력을 잃고, 신장에 있는 혈관이 막히면 신장이 망가지고 결국 투석을 해야 한다. 음경으로 가는 혈관이 막히면 남성에게 치명적인 발기불능도 생긴다. 말초 혈관의 신경가지가 망가지면 손발이 저리게 되고 세포가 죽는다. 심하면 족부괴사가 일어나게 되고 결국 다리를 절단할 만큼 심각해진다.

저혈당

심한 저혈당이 오면 가장 타격을 받는 곳은 뇌이다. 근육세포들은 포도당이 없을 경우 글리코겐, 지방, 단백질을 연료로 쓰지만 뇌세포는 오직 포도당만을 연료로 사용한다. 그러므로 뇌에 포도당이 떨어지면 뇌는 비상사태를 맞는다. 온몸이 떨리며, 기운이 없고 식은 땀이 나고 의식이 흐려져 위험해진다. 그러므로 갑자기 저혈당이 오게 되면 지체없이 사탕이나 초코렛을 먹도록 한다.

당뇨 치료약물

운동과 식사요법으로 혈당이 정상치로 떨어지지 않는 경우 약물요법을 쓴다. 약물은 먹는 약과 인슐린 주사가 있다. 제1형 당뇨(인슐린의존형)는 반드시 인슐린 주사를 맞아야 하고,

제2형 당뇨(인슐린 비의존형)는 먹는 약으로 치료를 하는데 먹는 약이 듣지 않거나 간이나 콩팥이 안 좋을 경우에는 인슐린 주사로 혈당을 조절하여야 한다.

인슐린저항성

포도당과 인슐린, 인슐린리셉터와의 관계는 열쇠와 자물쇠의 관계와 같다. 당분이 혈액으로 흡수되면 췌장을 자극시켜 인슐린이 자동으로 분비되고 분비된 인슐린은 포도당을 데리고 세포 문 앞에 가서 문열라고 신호를 보낸다. 인슐린리셉터가 문을 열어주면 포도당을 세포 속에 전달함으로로써 임무가 끝난다. 그런데 인슐린저항성이 있으면 인슐린이 있음에도 불구하고 혈당이 오르게 된다.

당뇨와 발건강

싱가포르에 가면 당뇨로 인한 발건강을 경고하는 커다란 발조형물을 볼 수 있다. 그만큼 당뇨와 발건강은 아무리 강조해도 지나침이 없다. 다리를 잘라내야 하는 불행한 경우가 교통사고로 인한 경우보다 당뇨로 인한 경우가 더 많다고 하니 발건강이야 말로 중요하다고 하겠다. 발은 심장에서 가장 먼 곳에 있고 혈액순환이 잘 되지 않기 때문에 조직이 금방 약해지기 쉽다. 또 상처나 궤양이 생기더라도 충분한 혈액이 공급되지 않고 세균에 대한 저항력 마저 약해서 상처를 통해 쉽게 감염되는 등 심각한 문제를 낳게된다. 감각도 둔해져서 티눈이나 물집, 무좀이 생기거나 상처가 나도 덧나는 것을 잘 느끼지 못한다. 그러므로 당뇨 환자는 발에 생기는 굳은살, 티눈, 무좀, 살로 파고들어가는 염증을 조심해야 한다. 특히 발은 한번 썩기 시작하면 치료가 잘 안 돼 발가락을 잘라야 하는 경우도 종종 있고 심하면 다리 전체를 절단해야 하는 끔찍한 불행을 초래하기도 한다.

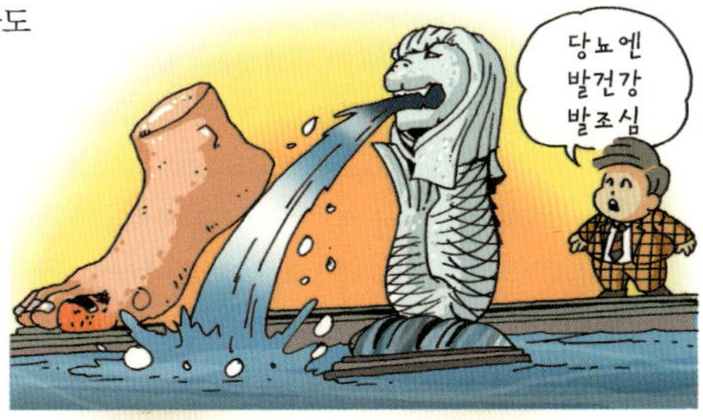

몇해 전 미국의 당뇨병학회 조사에 따르면 당뇨 환자의 15%가 평생 한 번 이상 발 궤양이 발생하고 이 가운데 절반이 5년 이내에 발을 자르는 수술을 받는 것으로 나타났다.

Episode 11 · 콩쥐팥쥐

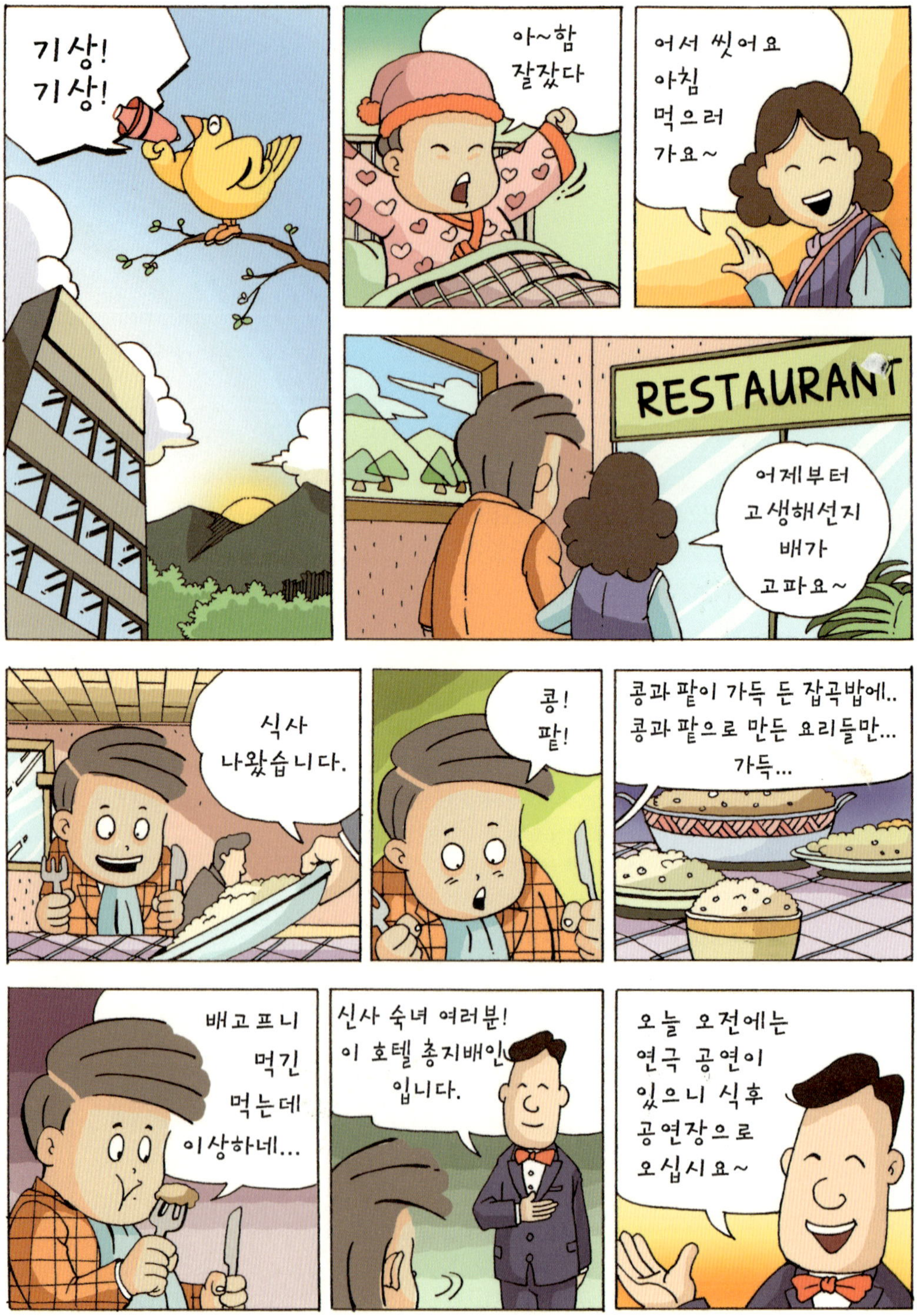

기상!
기상!
아~함
잘잤다
어서 씻어요
아침
먹으러
가요~
RESTAURANT
어제부터
고생해선지
배가
고파요~
식사
나왔습니다.
콩!
팥!
콩과 팥이 가득 든 잡곡밥에..
콩과 팥으로 만든 요리들만...
가득...
배고프니
먹긴
먹는데
이상하네...
신사 숙녀 여러분!
이 호텔 총지배인
입니다.
오늘 오전에는
연극 공연이
있으니 식후
공연장으로
오십시요~

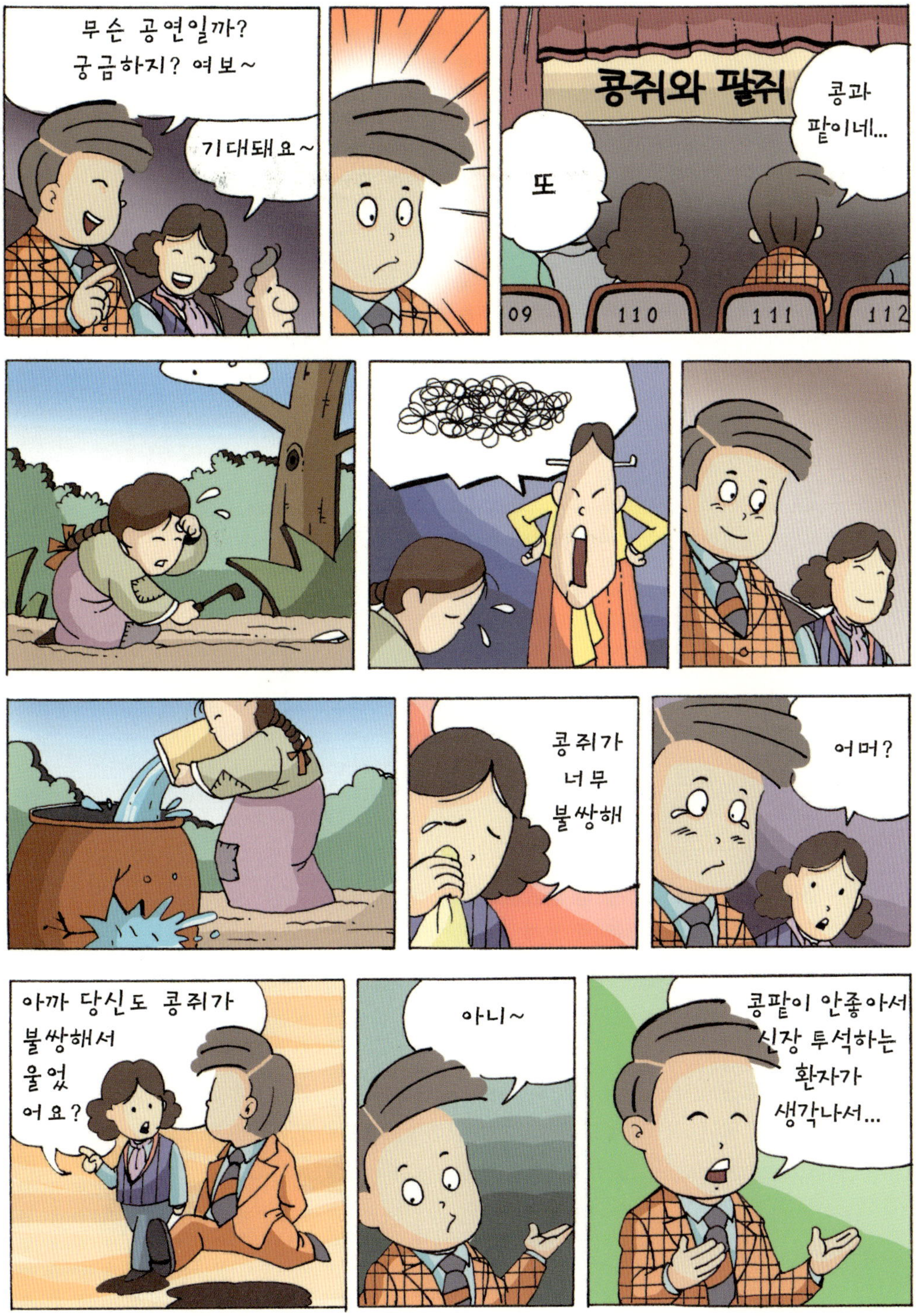
무슨 공연일까?
궁금하지? 여보~
기대돼요~
콩쥐와 팥쥐
또
콩과
팥이네...
콩쥐가
너무
불쌍해
어머?
아까 당신도 콩쥐가
불쌍해서
울었
어요?
아니~
콩팥이 안좋아서
신장 투석하는
환자가
생각나서...

콩팥

조물주는 콩과 팥 모양의 콩팥을 만들어 인간의 양 허리 뒷쪽에 달아 주셨다. 하나도 아니고 두 개를 만들어 주셨다. 왜 그랬을까? 중요하기 때문이다. 콩팥은 생각보다 훨씬 중요하고도 많은 일들을 하는 아주 소중한 인체기관이다.

신장은 체내의 노폐물과 수분을 걸러내는 일은 기본이고 혈압을 조절하고 적혈구 생산을 촉진시키고 칼슘의 흡수를 도와 뼈를 튼튼히 하고 피를 맑게 정화하고 칼륨, 나트륨 등의 농도조절에 관여하며 단백질의 최종대사물인 요소를 처리한다. 소변을 걸러내는 최소기관인 네프론에서 여과와 재흡수 두가지 작용이 이뤄진다.

콩팥은 왠만큼 망가지기전까지는 별다른 증상이 나타나지 않는다. 대개 사람들은 몸이 부으면 신장이 안 좋다고 생각하지만 그렇지 않다. 짠 음식을 많이 먹으면 일시적으로 몸이 붓고 여자들일 경우 생리주기에 따라 붓는 경우가 많다. 이런 부종은 병적인 증상이기 보다는 단순히 붓는 부종이다. 붓는다고 함부로 부기 빠지는 이뇨제를 남용하면 오히려 콩팥의 기능을 떨어뜨리게 된다. 부종은 그 원인이 간이나 심장일 경우도 많다.

감기나 편도선염을 앓고 난 후에 사구체신염으로 되는 경우도 많다.
만성 콩팥 질환의 주요원인은 당뇨병과 고혈압이다.

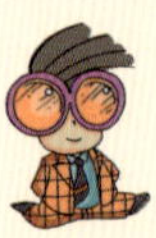

부기빠지는 약

흔히들 얼굴이 부었을 때 부기 빠지는 약을 찾는다. 그런 종류의 약을 이뇨제라 부르는데 약리작용은 몸에 있는 물을 모아서 강제로 오줌으로 배출시킨다. 나트륨(Na)을 수분과 더불어 배출시키게 되는 원리인데 몸에 요긴한 칼륨(K)마저 내보내게 되므로 문제가 된다.

신장은 망가지면 신장이식을 하지 않는 한 투석 외에는 방법이 없다. 혈액투석은 병원에서만이 가능하고 복막투석은 가정에서 가능하다. 매년 투석환자의 12-15%가 합병증으로 사망을 할 정도이니 신장은 미리 잘 지켜야 할 소중한 기관이다.

혹시라도 이런 증상이 있다면 신장에 대한 정밀검사를 꼭 받아 보자

1. 몸이 붓고 허리가 아파진다(만성신부전).
2. 소변이 붉어지거나 탁해진다(혈뇨, 단백뇨).
3. 혈압, 당뇨가 있을 경우(합병증)
4. 소변에 거품이 많이 생긴다(단백뇨).
5. 온 몸이 가렵다.
6. 이유없이 체중이 준다.
7. 늑골 바로 아래쪽 배나 등, 옆구리가 아프다.
8. 쉽게 피로해지고 입맛이 없고 구역질이 난다.

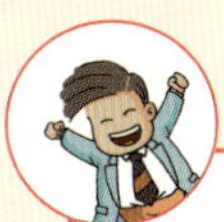

콩팥이 안 좋은 사람이 유의해야 할 식생활

1. 물을 너무 많이 마시지 않는다

건강한 사람은 하루 2 리터 정도의 물을 마시지만 콩팥이 안 좋은 사람이 물을 너무 마시면 혈압이 오르거나 부종이 생겨 콩팥에 부담을 주게 된다.

2. 칼륨이 많이 함유된 바나나를 먹지 않는다

신선한 야채에는 칼륨이 많이 있어 건강한 사람에게는 신경과 근육에 도움이 되지만 콩팥기능이 약한 사람은 칼륨배설능력이 떨어져 근육쇠약이나 부정맥을 유발시킬 우려가 있다.

Episode 12 · 곰과 간

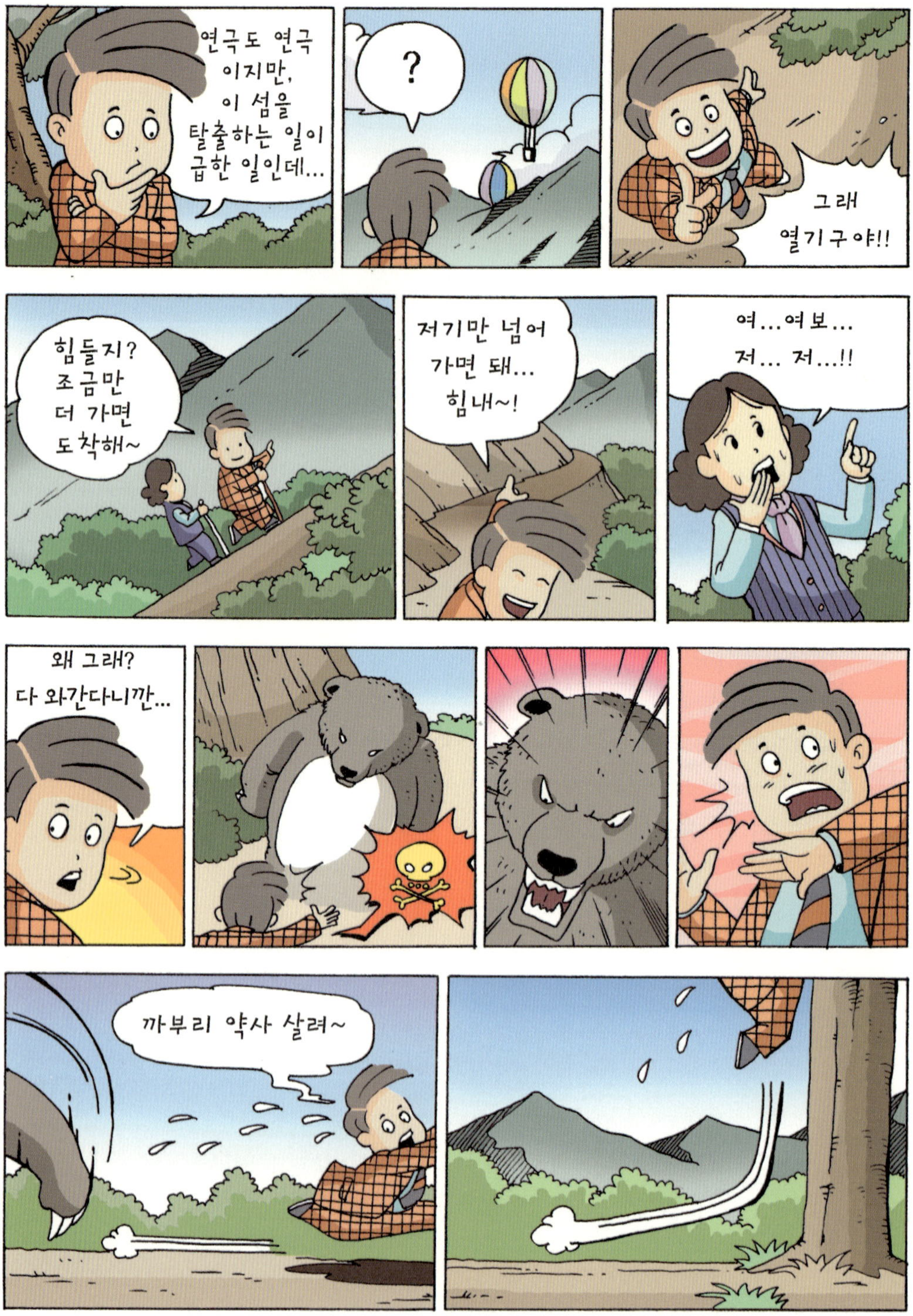
연극도 연극
이지만,
이 섬을
탈출하는 일이
급한 일인데...
?
그래
열기구야!!
힘들지?
조금만
더 가면
도착해~
저기만 넘어
가면 돼...
힘내~!
여...여보...
저... 저...!!
왜 그래?
다 와간다니깐...
까부리 약사 살려~

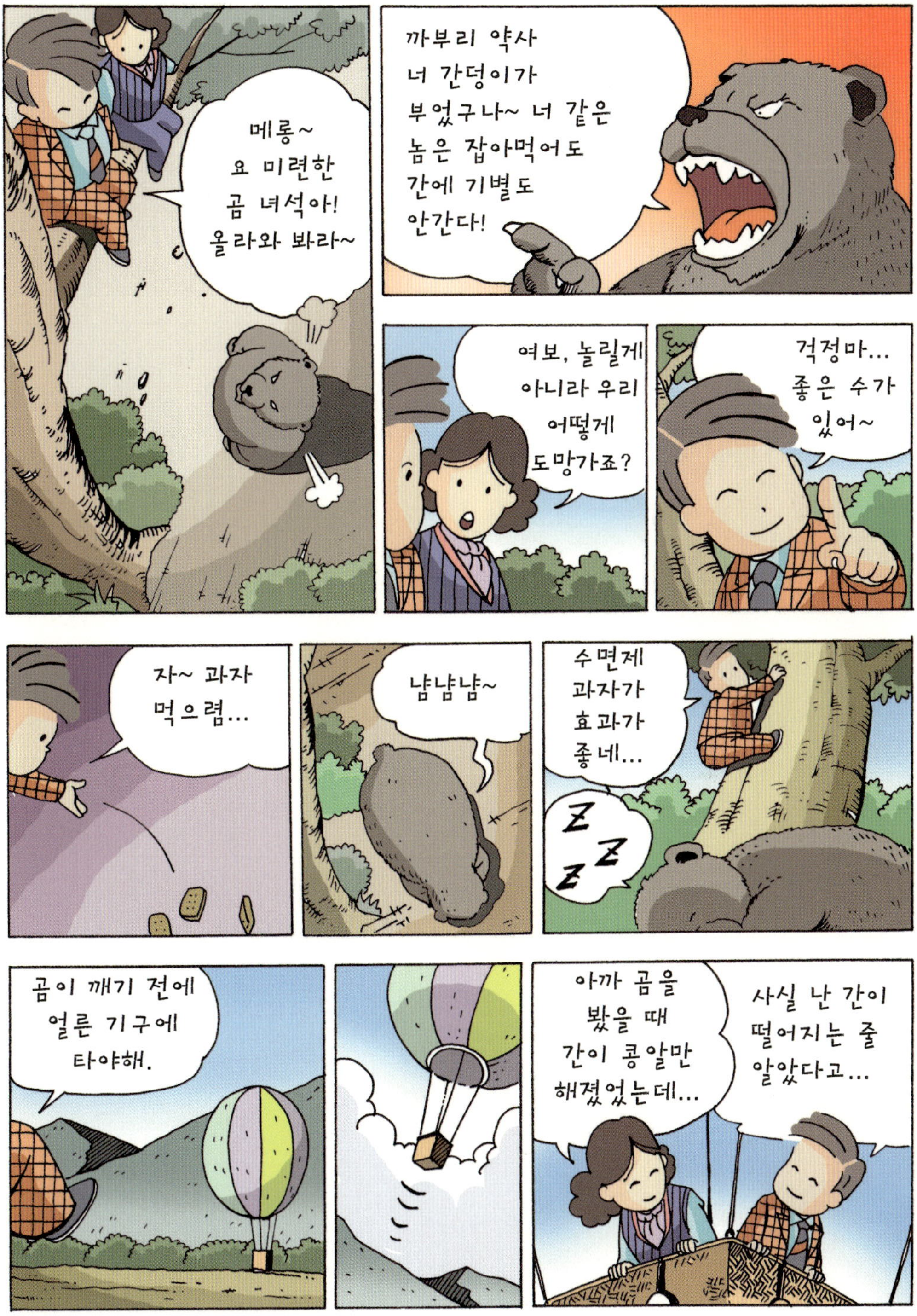
메롱~
요 미련한
곰 녀석아!
올라와 봐라~
까부리 약사
너 간덩이가
부었구나~ 너 같은
놈은 잡아먹어도
간에 기별도
안간다!
여보, 놀릴게
아니라 우리
어떻게
도망가죠?
걱정마…
좋은 수가
있어~
자~ 과자
먹으렴…
냠냠냠~
수면제
과자가
효과가
좋네…
Z Z Z
곰이 깨기 전에
얼른 기구에
타야해.
아까 곰을
봤을 때
간이 콩알만
해졌었는데…
사실 난 간이
떨어지는 줄
알았다고…

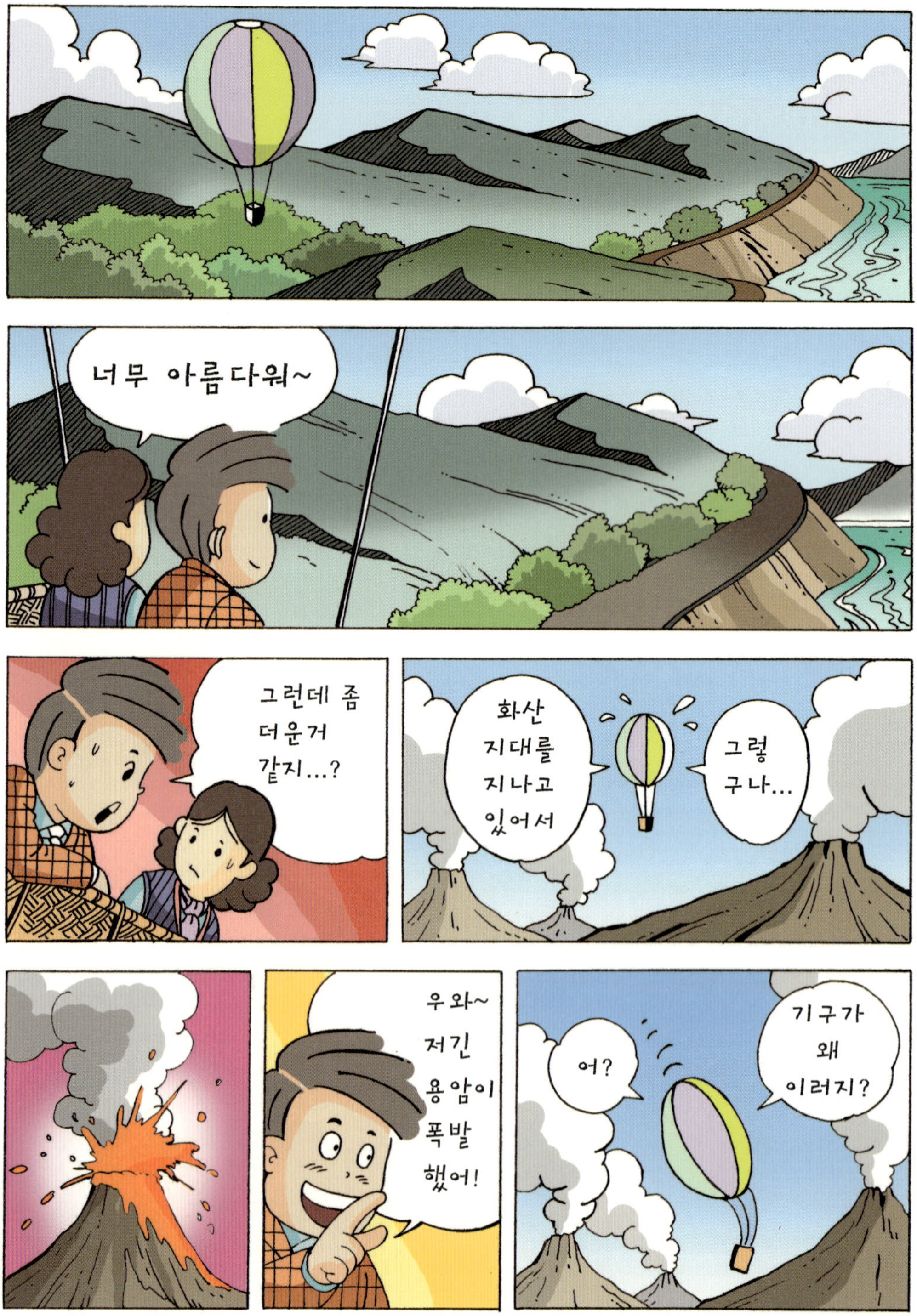
너무 아름다워~
그런데 좀 더운거 같지...?
화산 지대를 지나고 있어서
그렇구나...
우와~ 저긴 용암이 폭발했어!
어?
기구가 왜 이러지?

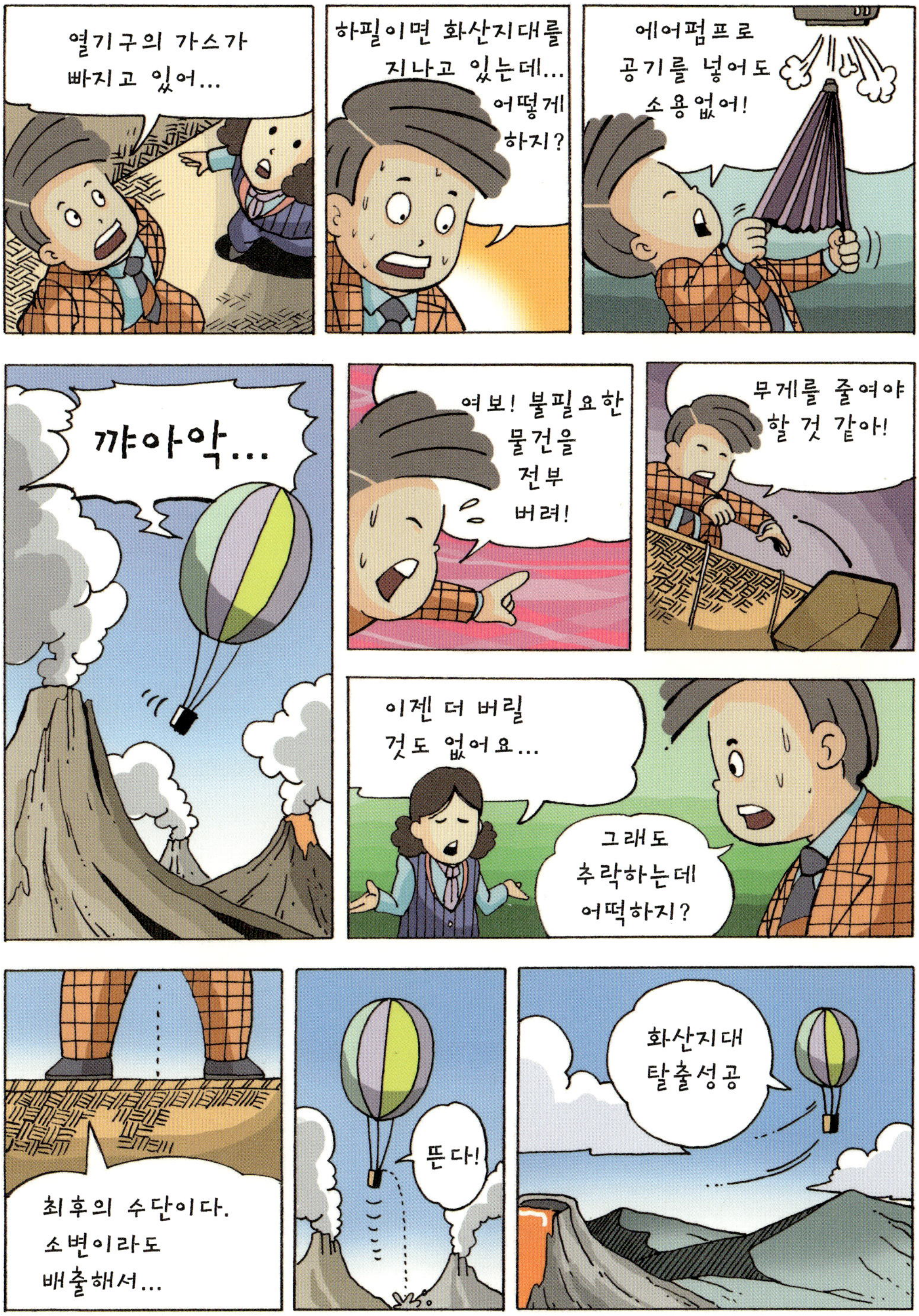
열기구의 가스가
빠지고 있어...
하필이면 화산지대를
지나고 있는데...
어떻게
하지?
에어펌프로
공기를 넣어도
소용없어!
꺄아악...
여보! 불필요한
물건을
전부
버려!
무게를 줄여야
할 것 같아!
이젠 더 버릴
것도 없어요...
그래도
추락하는데
어떡하지?
최후의 수단이다.
소변이라도
배출해서...
뜬다!
화산지대
탈출성공

Episode 12

간장

간에 관련된 속담에는 간의 크기를 나타내는 말이 유난히도 많다.

'간이 콩알만 해진다' '간이 부었다' 등… 정말로 간은 규모가 상당히 크다.

간은 나폴레옹 모자처럼 생긴 인체의 화학공장으로 생명유지에 꼭 필요한 많은 물질의 합성, 대사, 저장, 분해, 배설 등의 처리를 해주는 기관이다.

간검사를 하게 되면 꼭 등장하는 용어가 GTP와 GOP이다. 간세포가 파괴되면 GPT와 GOP라는 효소가 혈액으로 흘러나온다. 그러므로 이 수치가 40보다 높으면 간에 염증이 생겼다고 볼 수 있다. GPT 수치만 내려주면 만사가 다 해결되는 것 같지만 알콜성 지방간에서는 GPT와 GOP 수치에는 변화가 없으므로 좀 더 정밀한 검사를 해보아야 한다.

B형 간염은 전염성이 있긴 하지만 일상적인 공동 생활로서는 전염되지 않는다. 하지만 면도기, 칫솔, 손톱깍기 등 보균자의 혈액이 묻을 수 있는 것은 같이 쓰지 말자. 배우자나 가족들은 간염 검사를 해보고 항체가 없으면 예방접종을 받도록 한다. 모유수유도 안전한 것으로 보고 되었으므로 안심하고 모유를 먹여도 된다.

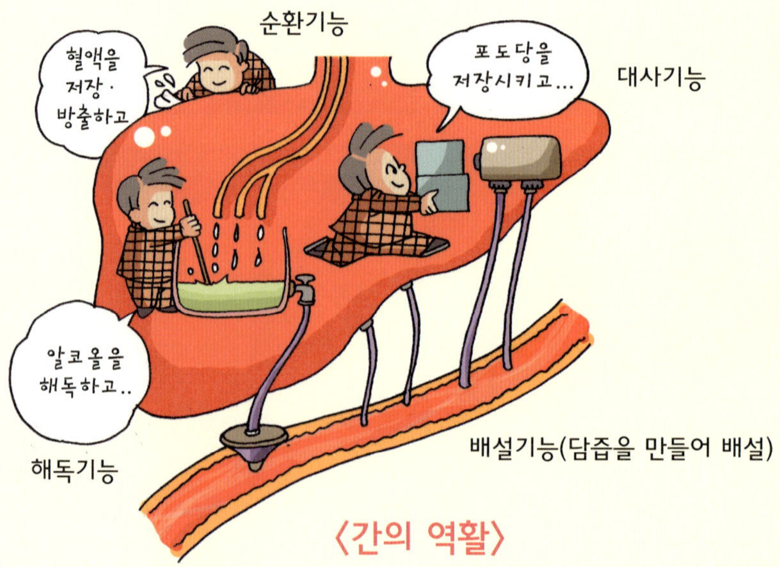
순환기능
혈액을 저장·방출하고
포도당을 저장시키고…
대사기능
알코올을 해독하고..
해독기능
배설기능(담즙을 만들어 배설)

〈간의 역할〉

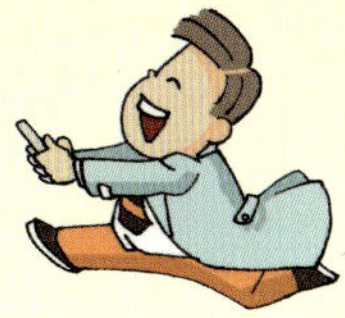

알콜성지방간(fatty liver,hepatic steatosis)은 술을 먹지 않아도 비만이나 과체중, 당뇨병, 고지혈증 등의 원인으로 생길 수 있다. 그 동안 치료방법이 없었던 만성B형 간염 치료제가 등장하였다. 제픽스라는 상품명으로 탄생한 라미부딘은 바이러스치료제인데 사실은 맨 처음에 AIDS 치료제로 개발되었던 약물이었다. 이 약물은 활동성B형 간염을 비활동성 상태로 만들어 준다.

그 외에 헵세라, 레보비르 등의 B형 간염 치료제가 쓰이고 있다.

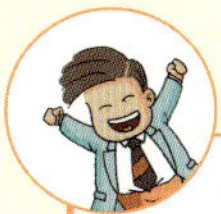

엉겅퀴

보라색꽃을 피우는 엉겅퀴의 영어명칭은 밀크씨슬(milk thistle)이다. 즉 산모에게 젖이 잘 나오도록 옛부터 민간약으로 사용되었던 식물이다. 독일의 자연치료사였던 라데마커는 엉겅퀴가 간에 좋다는 것을 알아냈다. 엉겅퀴의 씨에는 약리성분 실리마린(silymarin)이 70% 정도 함유되어 있다. 실리마린은 간세포의 신진대사를 촉진시키고, 독성으로부터 간세포를 지켜준다. 그래서 엉겅퀴추출물은 천연 간장보호용 건강식품으로 널리 쓰이고 있다.

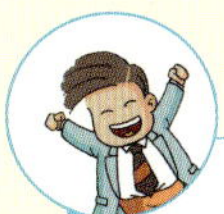

웅담

웅담은 아주 오래 전부터 간장약이나 해독제로 사용되어 왔다. 웅담의 성분에는 우루소데옥시콜린산(Ursodeoxycholic acid, UDCA)이 들어 있고 우루소데옥시콜린산은 담즙 분비를 촉진하고 담도질환이나 간질환 치료 보조제이다.

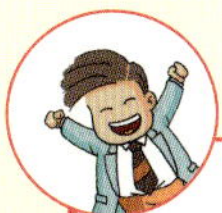

알부민

간경화로 배에 복수가 차서 배가 불러온 환자에게 알부민 주사를 투약한다. 그래서 알부민 주사를 간에 좋은 간장약이나 영양주사로 착각한다. 간경화 환자들은 간에서 알부민을 제대로 만들지 못하므로 주사로 보충해준다. 알부민 주사는 핏속 단백질을 보충해 주는 역할을 하므로 긴급한 수술에 쓰인다. 시중에 먹는 알부민으로 판매되는 제품들은 알부민 주사와는 효능이 전혀 다르다. 알부민을 먹으면 단백질상태이기 때문에 소화액에 의해 아미노산으로 분해된다. 그러므로 알부민을 복용한다는 것은 일반 단백질을 먹는 것이나 다름 없다.

Episode 13 · 지중해 올리브유

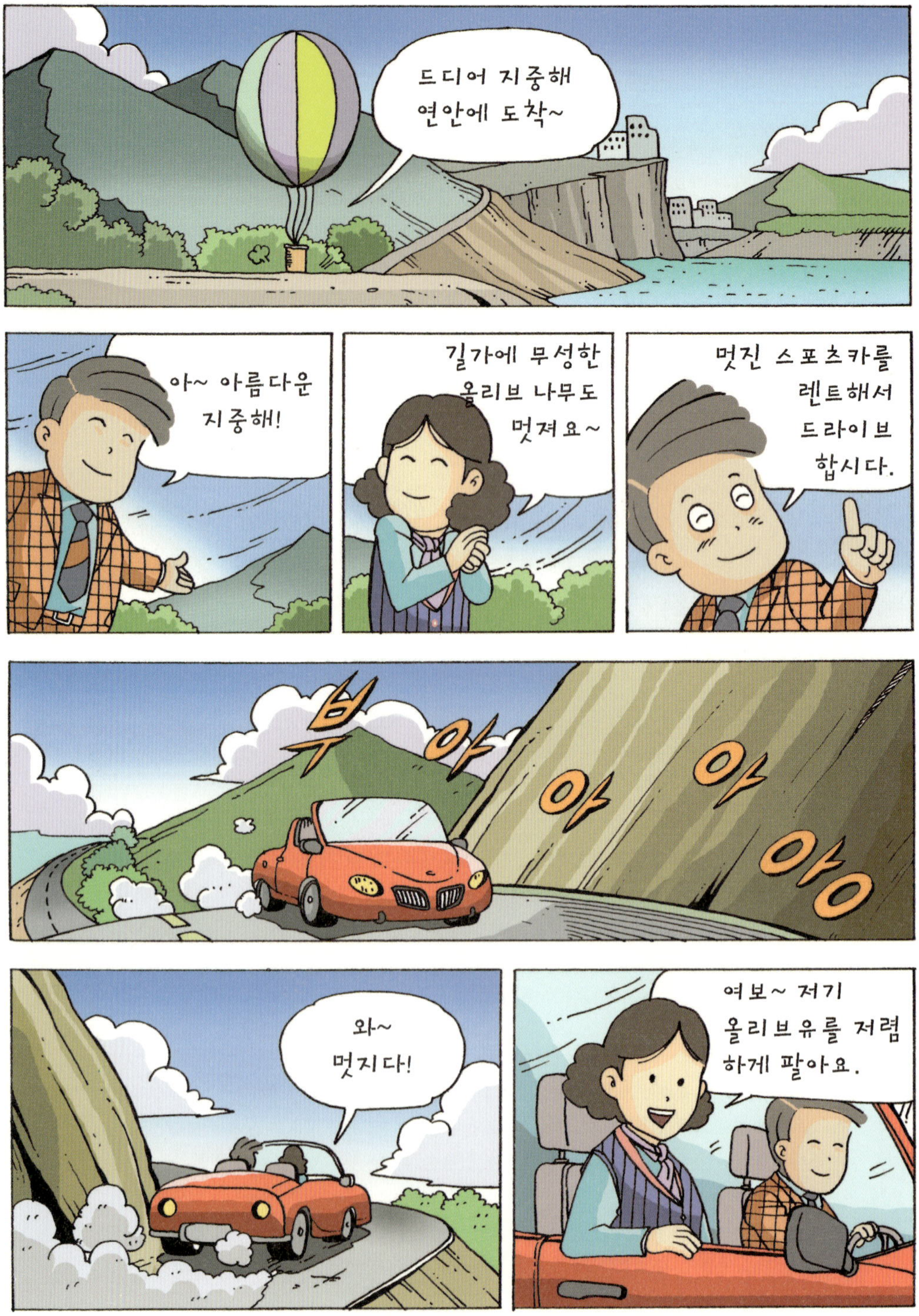

드디어 지중해
연안에 도착~
아~ 아름다운
지중해!
길가에 무성한
올리브 나무도
멋져요~
멋진 스포츠카를
렌트해서
드라이브
합시다.
부아아아아앙
와~
멋지다!
여보~ 저기
올리브유를 저렴
하게 팔아요.

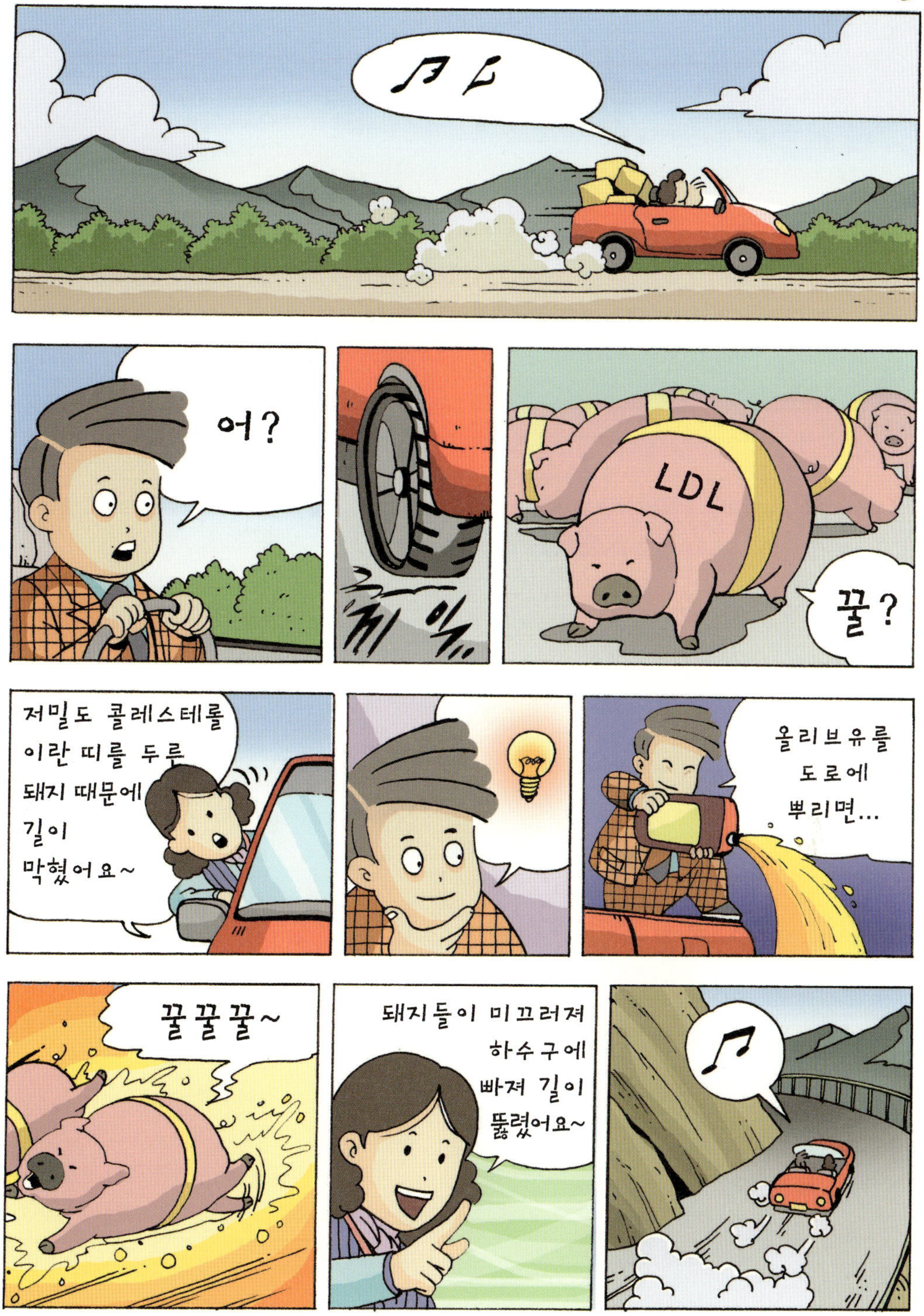
어?
끼익
LDL
꿀?
저밀도 콜레스테롤이란 띠를 두른 돼지 때문에 길이 막혔어요~
올리브유를 도로에 뿌리면...
꿀꿀꿀~
돼지들이 미끄러져 하수구에 빠져 길이 뚫렸어요~

콜레스테롤

콜레스테롤이란 것은 나쁜 것이 아닌데도 나쁜 것으로 알려져 있다. 그러나 콜레스테롤 자체는 인체에 없어서는 안될 좋은 물질이다. 콜레스테롤에도 좋은 것(HDL)과 나쁜 것(LDL)이 있다고 흔히 말한다. 정확히 말하면 HDL이나 LDL자체는 콜레스테롤이 아니지만 편의상 그렇게 부른다.

콜레스테롤의 1/4 가량은 음식을 통해 섭취되고 3/4 가량은 간에서 만들어진다. 쓰고 남은 콜레스테롤은 간세포에서 분해되어 없어지지만 과잉의 콜레스테롤은 저밀도지단백과 결합해 혈관벽에 끈적끈적한 피떡이 되어 혈관벽을 막아 버린다.

올리브유는 올레인산이라는 불포화지방산이 많이 들어 있어, 좋은 HDL은 증가시켜 주고 나쁜 LDL은 낮춰준다. 나쁜 콜레스테롤을 높이는 주범은 트랜스지방과 포화지방산이다.

흔히 오징어, 조개, 생선 등 어패류의 경우 콜레스테롤 함유량이 높다고 알려졌으나 실제로는 불포화지방이 주성분이다. 특히 오징어에는 콜레스테롤의 축적을 억제하는 타우린 성분이 많아 기피할 식품이 아니다.

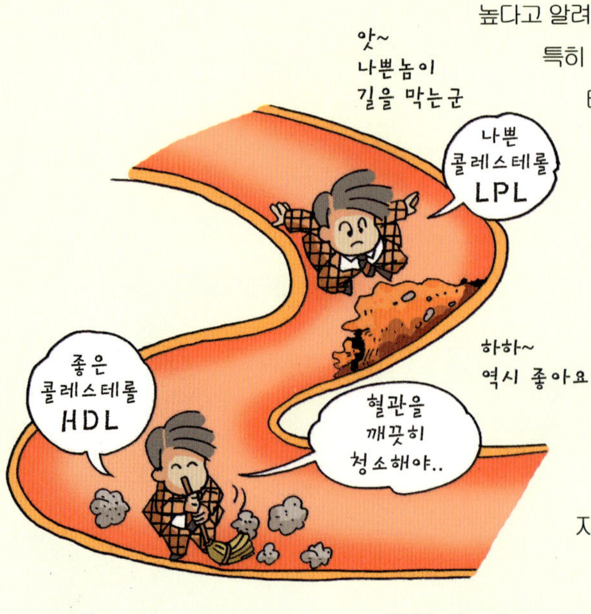

콜레스테롤이 많이 함유된 식품은 뭐니 뭐니해도 달걀이다. 달걀 1개에는 콜레스테롤이 무려 200mg이나 들어 있어 하루 적정량 300mg에 금방 접근한다. 그러므로 달걀을 하루 2개 이상 섭취하지 않는 것이 좋다.

콜레스테롤이 음식 섭취로만 만들어지는 것이 아니기 때문에 음식제한으로는

좋은 올리브유

지중해 지방에 사는 사람들이 양, 요구르트, 치즈 등 포화지방을 많이 섭취하는 데도 순환기 질환이 적은 이유는 올리브유를 다량 사용하기 때문인 것으로 알려지고 있다. 올리브유가 웰빙식품으로 떠오르자 사람들은 고품질의 올리브유를 찾게 되었다. 올리브유 중에서도 '엑스트라버진(Extra Virgin)'이 각광을 받고 있다. 엑스트라버진은 제조과정에서 열을 가하지 않고 압착해 생산하기 때문이다. 정제하지 않기 때문에 인체에 도움을 주는 영양분도 풍부하다. 올리브유는 일단 개봉하면 산화가 쉽게 되므로 빨리 소비해야 한다. 보관할 때는 빛이 닿지 않게 해야 하고 공기와의 접촉을 최대한 막아줘야 한다. 냉장고에 넣지 않아도 상관없지만 8도 이하에서는 하얗게 굳어버린다. 굳어버린 올리브유를 실온에 놔두면 다시 원상태가 되며 품질에는 영향이 없다.

고지혈증 치료제의 유의사항

아무리 올리브유와 건강식품류 등이 나쁜 콜레스테롤을 씻어 내려 준다고 하지만 콜레스트레롤을 직접적으로 낮춰주는데는 전문 치료제인 약보다 나을 수는 없다. 콜레스테롤 수치를 직접 내려주는 약물이 스타틴 계열 약물이다. 이런 약물은 간세포에서 콜레스테롤이 합성되는 과정을 차단시켜 준다. 콜레스테롤이 무조건 나쁜 것이 아니다 보니 부족상태도 문제를 일으킨다. 콜레스테롤 자체는 우리 몸의 근육 등을 형성하는 세포와 세포막의 주성분이다. 그러므로 고지혈증 치료제를 너무 과용하게 되면 몸살같은 근육통이 나타나고 더욱 심해 지면 근육이 녹아내리는 근육융해증이라는 부작용을 일으킨다. 최악의 경우에는 신장기능이 마비되는 신부전증으로 발전돼 사망하기도 한다. 스타틴 계열의 약물들은 먹는 무좀약(이트라코나졸)과 같이 사용해도 안된다. 무좀약과 병용투여시 혈장농도 증가로 근육병증의 위험이 증가하기 때문이다.

한계가 있다. 우리 몸에서 콜레스테롤이 저절로 많이 만들어지고 간, 척수, 뇌와 같이 세포막이 많은 기관에 많이 축적된다.

스트레스를 받으면 몸에서 콜레스테롤의 생합성이 활발하게 진행된다. 그러므로 스트레스를 받지 않는 생활환경을 만드는 것도 적절한 콜레스테롤 혈중농도를 유지하는데 중요하다.

Episode 14 · 강심장

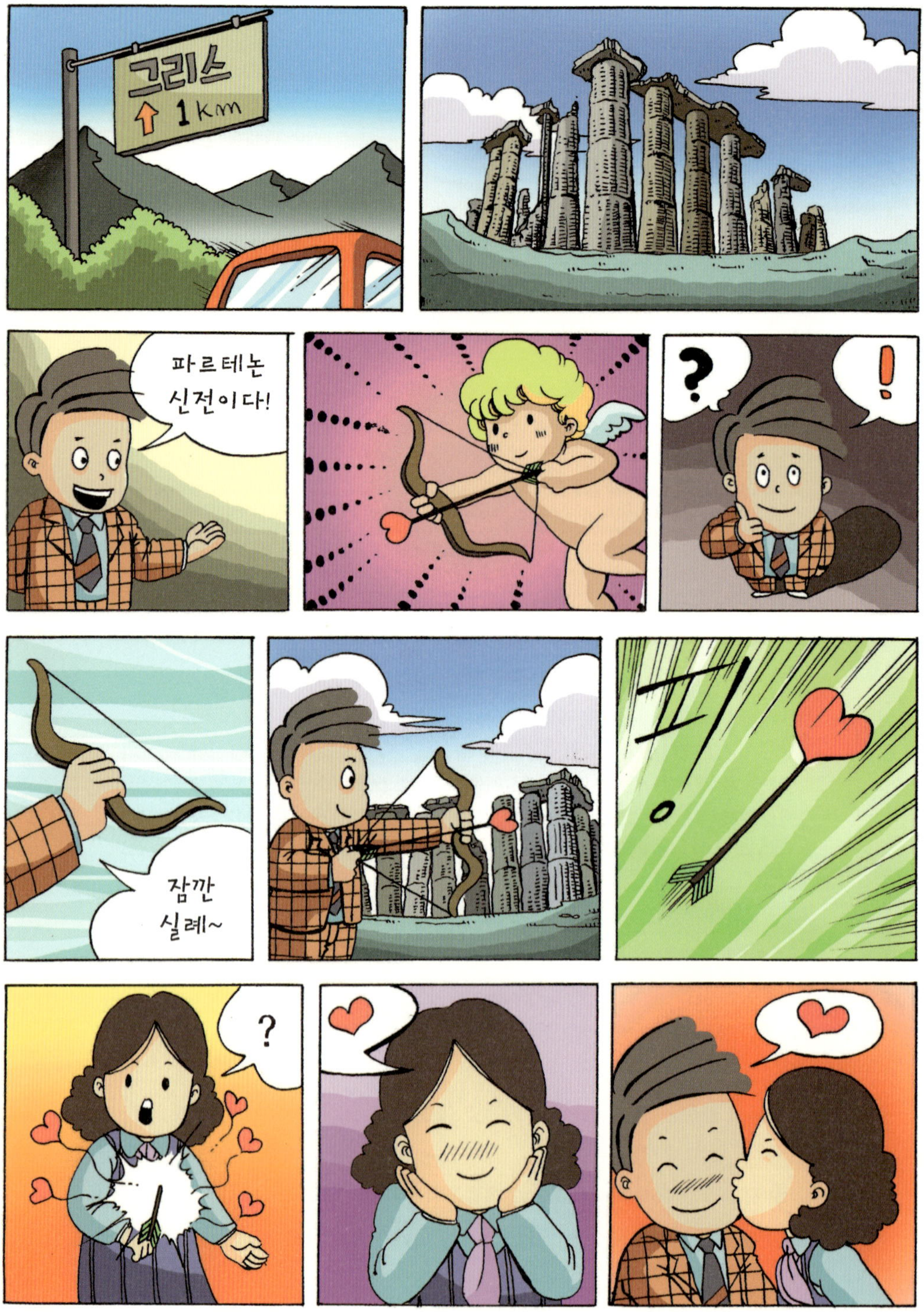

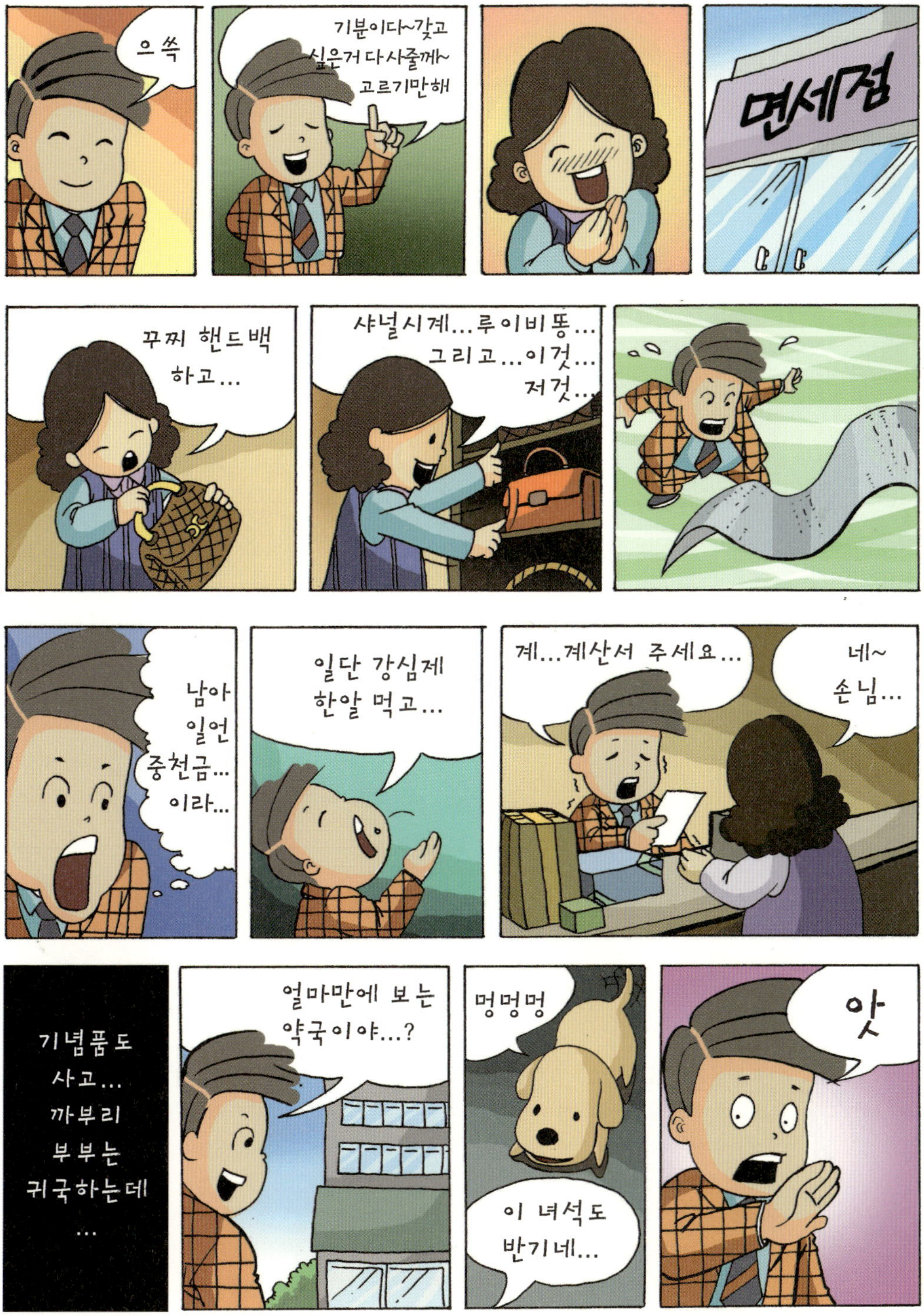
으쓱
기분이다~갖고 싶은거 다사줄께~ 고르기만해
면세점
꾸찌 핸드백 하고...
샤넬시계...루이비똥... 그리고...이것... 저것...
남아 일언 중천금... 이라...
일단 강심제 한알 먹고...
계...계산서 주세요...
네~ 손님...
기념품도 사고... 까부리 부부는 귀국하는데 ...
얼마만에 보는 약국이야...?
멍멍멍
이 녀석도 반기네...
앗

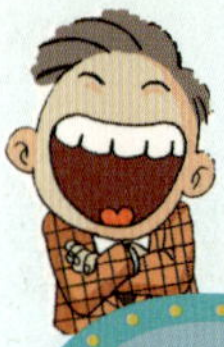

Episode 14 심장

심장은 평생 한순간도 멈추지 말고 펄떡거려야 하는 생명의 중심이다.

심장은 마치 자가발전 전기시스템이 있는 방 4개짜리 집과 같다.

태어날 때부터 심장의 구조에 이상이 있는 선천적 심장질환중에는 방 사이의 벽에 구멍이 생긴 것이 심실중격결손증이고 방문을 열고 닫아주는 판막에 이상이 생긴 것이 심장판막증이다.

심장은 전기와도 무척 관련이 많다. 심장을 움직이게 하려면 전기가 필요한데 그 전기는 위부분에 있는 동방결절이라는 발전소에서 만들어 준다. 심장이 갑자기 멎으면 전기충격기를 가슴에 대고 자극을 주기도 한다.

뭐니 뭐니 해도 심장의 임무는 피를 열심히 펌푸질 하는 일이다. 그래서 대동맥, 대정맥 파이프들은 아주 굵고 튼튼하게 잘 만들어졌다. 심장이 붓거나 어떤 원인에 의하여 펌프질을 할 수 없게 된 병이 심부전이다.

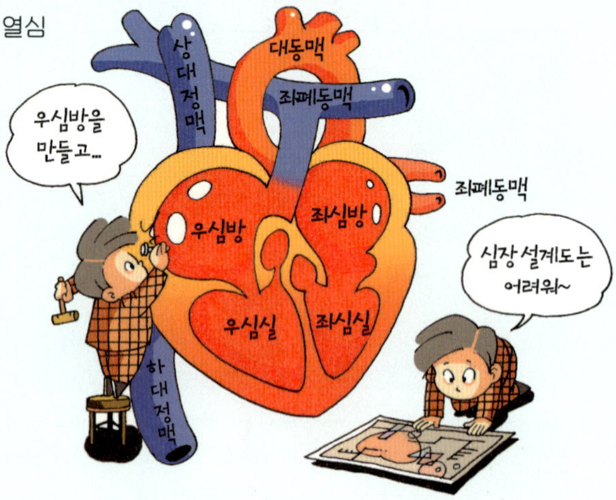

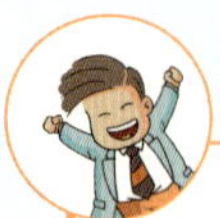

관상동맥

심장근육이 일 잘하도록 심장을 먹여 살려주는 심장근육을 위한 혈관이 관상동맥이다.
관상동맥은 대동맥입구 큰 파이프에서 가지처럼 뻗어 나와 심장근육을 감싸고 있다
그 혈관 모양이 심장을 덮고 있는 왕관 같다고 해서 관상동맥 이라 하였다.
관상동맥의 혈액흐름이 부분적으로 잠시 막혔다가 풀리는 증상이 협심증이고
관상동맥이 완전히 막혀 심장근육이 죽어버려 회복이 안되는 것이 심근경색증이다.
심근경색이 되면 결국 심장이 움직이지 못하므로 심장마비가 되어 죽게 된다.

가슴통증(흉통)

가슴통증은 협심증이나 심근경색 때문에 일어난다. 그런데 가슴통증은 휴식을 취하면 바로 사라지기 때문에 그냥 지나치기 아주 쉽다. 가슴이 답답하면 화병, 속이 불편하면 대부분이 위장병으로 여기기 때문이다. 가슴통증은 협심증이나 심근경색증의 전조증상이라 할 수 있다. 심근경색증은 발생하면 50% 정도는 수분, 수시간내에 사망하고 나머지도 6-12 시간내에 관상동맥의 막힌 혈관을 뚫어 줘야 생명을 건질 수 있다. 심장의 혈관은 70%가 막혀도 증상이 나타나지 않으므로 무시하기 쉽다. 이처럼 중요한 가슴통증에 대하여 무심한 사람이야 말로 강심장을 가진 사람이다.

프랜치파라독스(French Paradox)

프랑스 사람들은 심장병을 일으키기 좋은 포화지방산과 콜레스테롤이 많은 음식을 섭취하지만 유럽 다른 나라 사람들보다 심장병환자가 적다. 그 이유는 적포도주를 즐기고 채소와 야채를 많이 먹기 때문이라고 한다.

니트로글리세린

니트로글리세린은 강력한 폭발을 일으키는 다이나마이트의 핵심 물질이며 협심증이 발작할 때 없어서는 안되는 사망과 생명을 넘나드는 응급약이다. 니트로글리세린은 관상동맥의 경련을 완화시키고 확장을 시켜준다. 이 약물은 복용방법도 아주 특이하다. 물로 먹는 것이 아니라 혀 아래 넣어 흡수시킨다. 그냥 복용하면 소장에서 흡수되어서 간에서 분해되므로 효과가 없기 때문에 혀 아래 점막을 통해 흡수시키는 약물이다. 이 약을 복용한 환자의 30-60% 는 맥박성 두통을 일으킨다

Episode 15 · 잠자리 안경

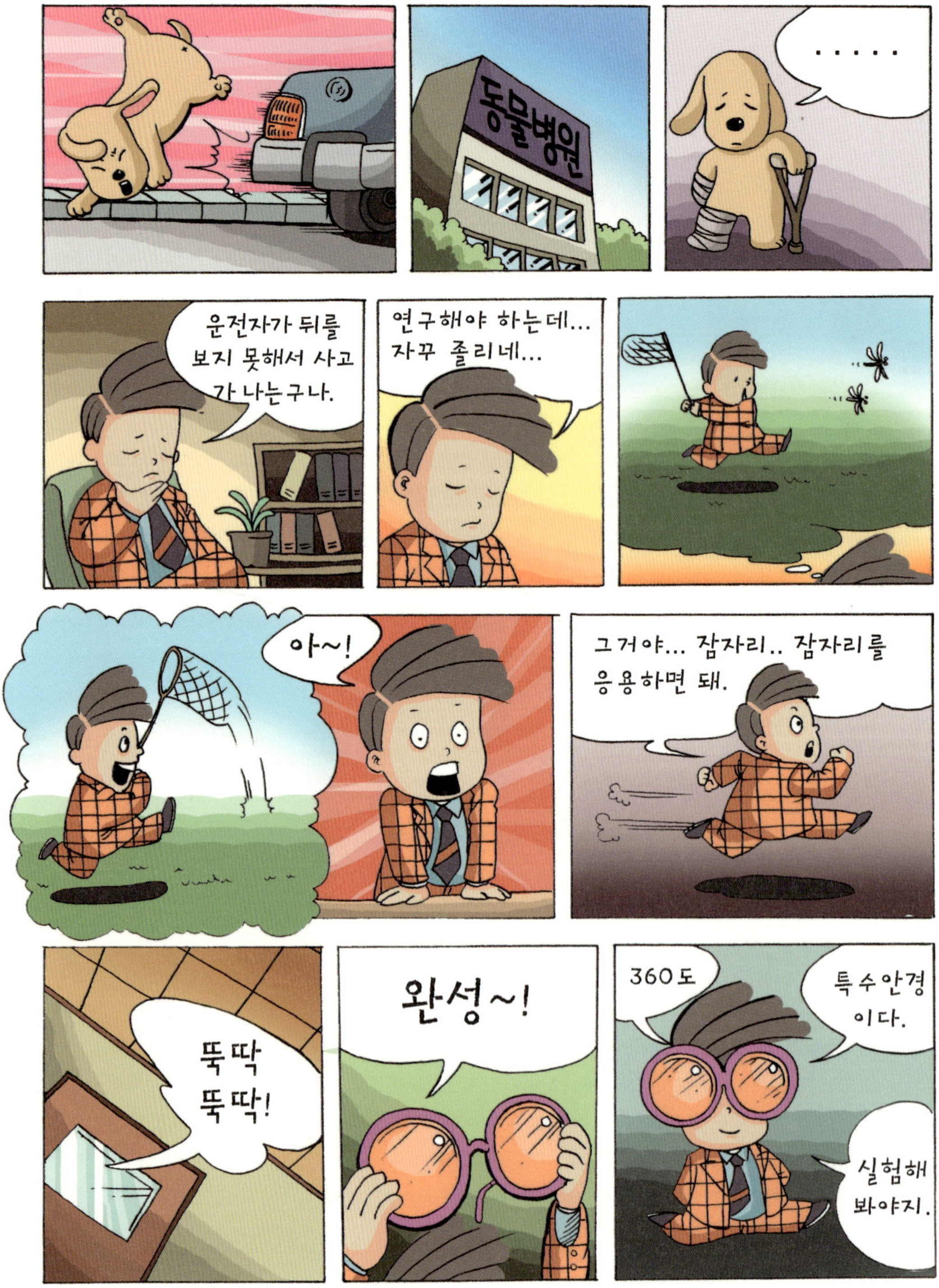
동물병원
......
운전자가 뒤를 보지 못해서 사고가 나는구나.
연구해야 하는데... 자꾸 졸리네...
아~!
그거야... 잠자리.. 잠자리를 응용하면 돼.
뚝딱 뚝딱!
완성~!
360도
특수안경이다.
실험해 봐야지.

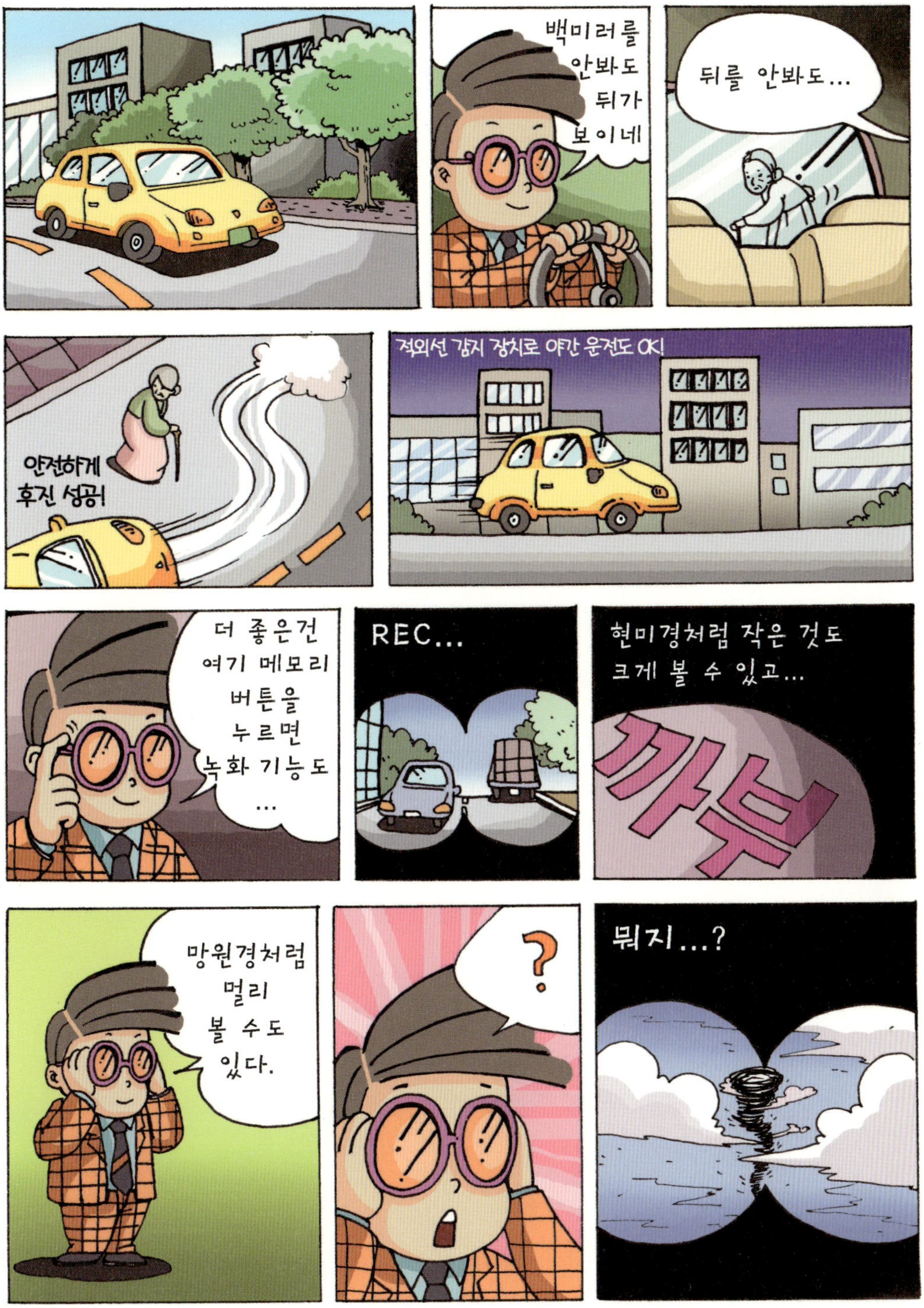
백미러를 안봐도 뒤가 보이네
뒤를 안봐도...
안전하게 후진 성공!
적외선 감지 장치로 야간 운전도 OK!
더 좋은건 여기 메모리 버튼을 누르면 녹화 기능도 ...
REC...
현미경처럼 작은 것도 크게 볼 수 있고...
까부
망원경처럼 멀리 볼 수도 있다.
?
뭐지...?

Episode 15

눈

중요한 것은 눈에 보이지 않는 것이라고…
하지만 볼 수 있다는 것은 얼마나 행복한가
볼 수 있는 데 까지만 보겠다고 우길 수도 없는 노릇이다.

1 가성근시

가성근시는 완전한 근시가 아니고 일시적인 근시이다.
가성근시는 눈 모양체 근육이 경화(硬化)하거나 이상 경련을 일으키면서 생긴다.
가성근시인 경우는 모양체근의 경련을 풀어주는 조절안약을 넣어주면 치료가 된다.

2 백내장

백내장이란 수정체가 오랫동안 자외선에 노출되어 흐려지는 노인성 질환이다.

백내장 초기에는 약물치료로 백내장의 진행속도를 더디게 할 수 있지만 약물로만 낫게 할 수는 없고 근본적인 치료로는 혼탁한 수정체를 제거하고 인공수정체로 대체하는 수술을 해야 한다.

3 녹내장(cataract)

눈의 형태를 이루게 하는 방수라는 액체가 많아지면 안압이 높아지고 이 상태가 오래되면 녹내장이 발생한다. 녹내장은 응급치료를 요하는 질환이다. 평생동안 약물, 레이저치료, 수술 등의 방법으로 안압을 조절해 주어야 한다.

4 노인성 황반부 변성

시야의 중심부분이 흐리게 보이고 물체의 형태가 삐뚤게 왜곡되어 보인다.

아직까지는 확실한 치료법은 없다. 다만 항산화작용이 있는 식품 섭취를 권장한다.

5 비문증

눈 앞에 까만 점이 아른거리고 날파리가 날아다니는 느낌이 드는 질환이다.
비문증은 초자체막이 망막으로부터 분리되었을 때 가장 흔하게 나타난다.
망막이 벗겨져 출혈이 생기거나 당뇨병으로 망막증이 생겼을 때도 나타난다.

눈에 좋은 천연성분

1. 루테인

루테인은 망막의 일부인 황반에 존재하는 카로티노이드 물질로 시력을 개선시켜주는 작용이 있다. 인체에서 합성되지 않는다. 루테인을 섭취하면 망막 황반에 색소농도를 증가시켜 안구에서의 빛 흡수능력을 향상시키고 시야가 선명하게 보이게 해준다. 루테인은 민들레, 시금치, 케일 , 아보카도, 마리골드에 많이 들어있다.

2. 안토시안

안토시안은 항산화제이며 블루베리와 빌베리에 많이 함유되어 있다. 안토시안은 망막 시세포에 작용하여 망막의 감수성을 향상시킨다.

3. 베타카로틴

그 외 눈에 좋은 것으로는 베타카로틴으로 체내에서 비타민A로 바뀐다.

베타카로틴이 많이 들어 있는 것은 당근 등이다. 비타민 A는 많이 섭취하면 몸에 축적되지만 베타카로틴은 수용성이므로 축적되지 않는다.

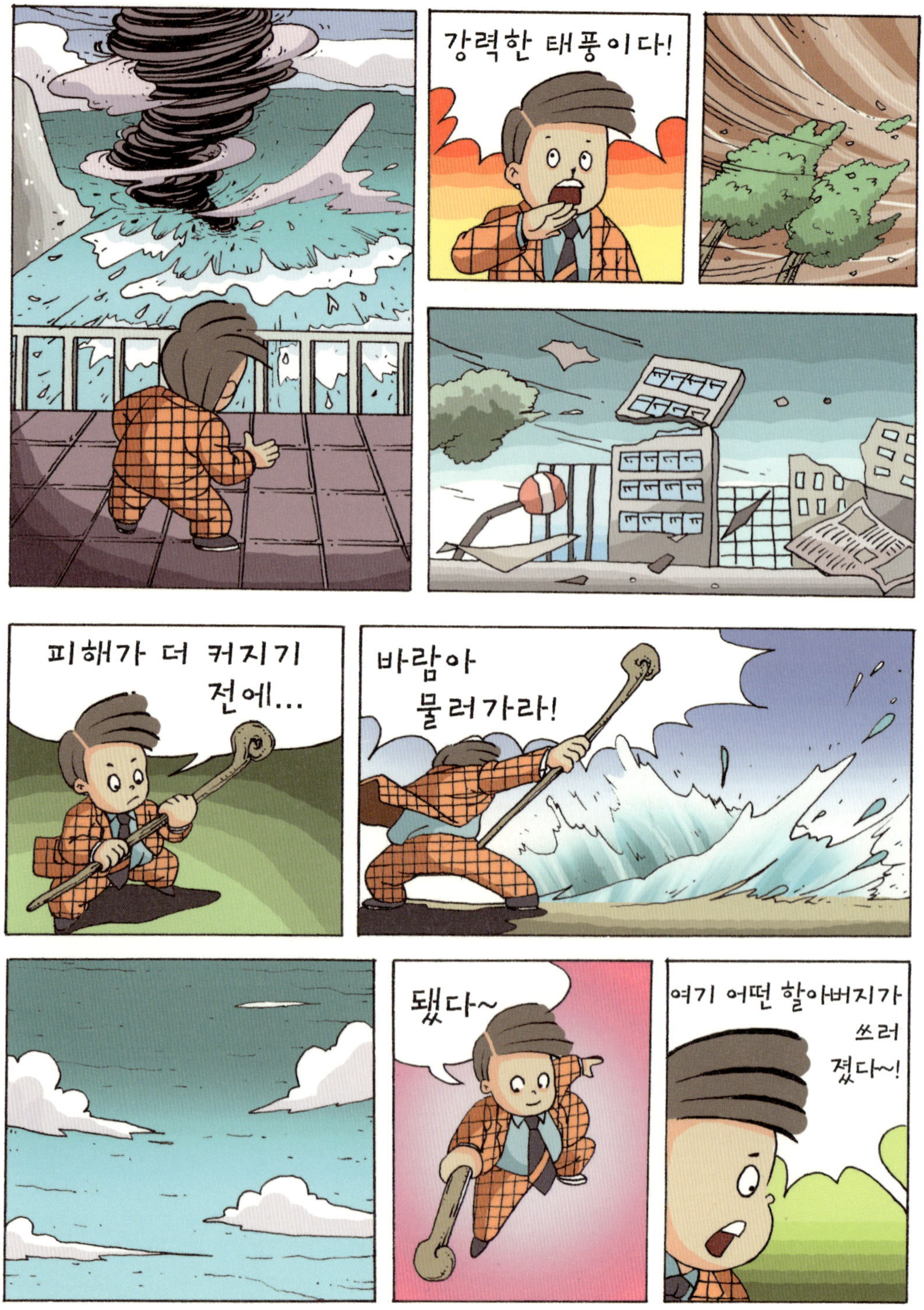
강력한 태풍이다!
피해가 더 커지기 전에...
바람아 물러가라!
됐다~
여기 어떤 할아버지가 쓰러졌다~!

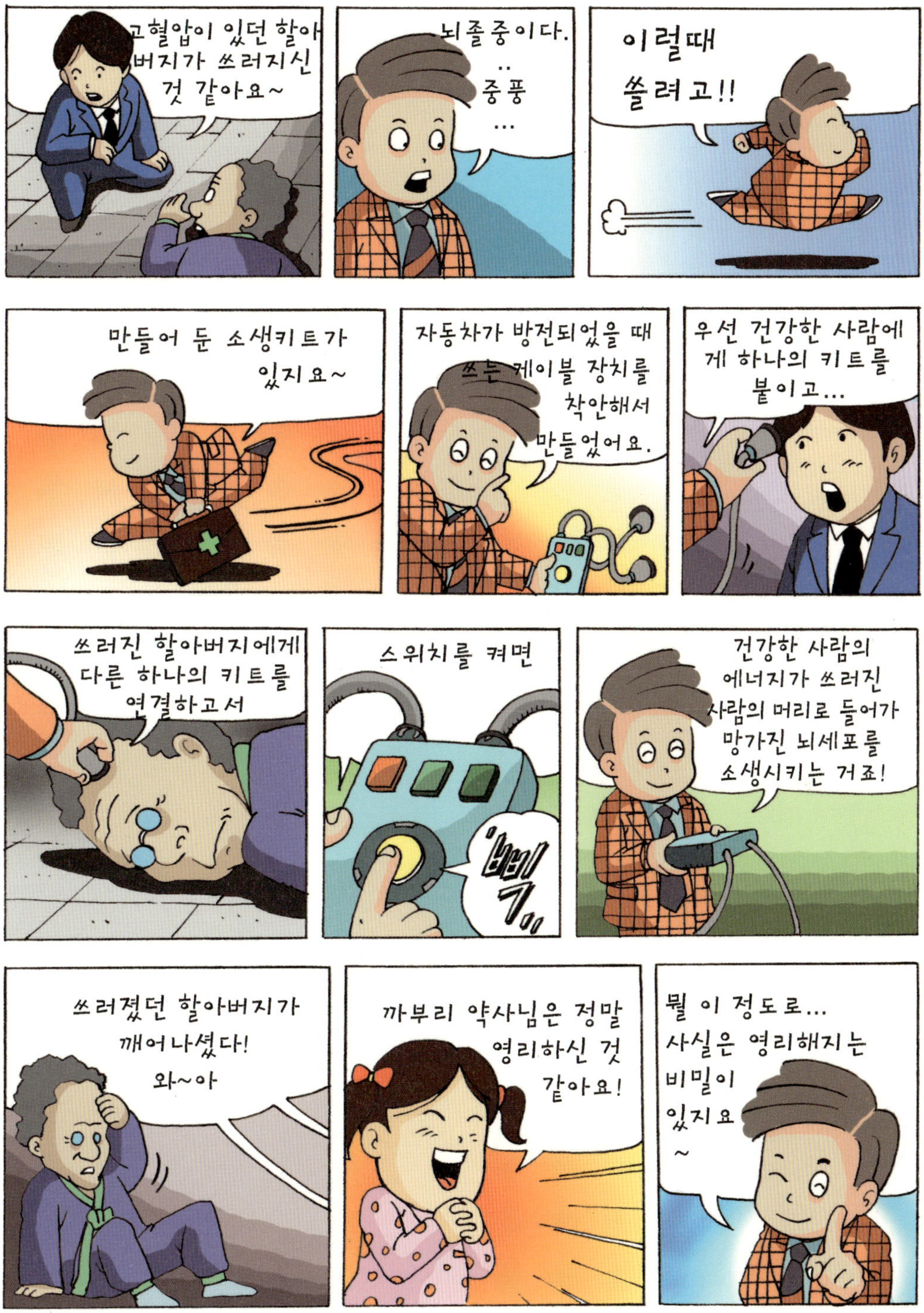
고혈압이 있던 할아버지가 쓰러지신 것 같아요~
뇌졸중이다. .. 중풍 ...
이럴때 쓸려고!!
만들어 둔 소생키트가 있지요~
자동차가 방전되었을 때 쓰는 케이블 장치를 착안해서 만들었어요.
우선 건강한 사람에게 하나의 키트를 붙이고...
쓰러진 할아버지에게 다른 하나의 키트를 연결하고서
스위치를 켜면
삐빅
건강한 사람의 에너지가 쓰러진 사람의 머리로 들어가 망가진 뇌세포를 소생시키는 거죠!
쓰러졌던 할아버지가 깨어나셨다! 와~아
까부리 약사님은 정말 영리하신 것 같아요!
뭘 이 정도로... 사실은 영리해지는 비밀이 있지요 ~

뇌졸중

동의보감에는 우황청심원을 '갑작스러운 중풍으로 정신을 잃어 말을 제대로 못하고 입이 비뚤어지며 손발을 잘 쓰지 못하는 것을 치료한다' 고 되어 있다. 우황청심원은 예로부터 기사회생(起死回生)의 영약으로 전해져 왔다. 그래서 중풍으로 쓰러지면 한방병원에 갈까 일반 병원으로 갈까 당황하는 사람들이 많다. 뇌졸중 사고가 나면 우황청심원을 먹이려고 애쓰지 말고 현대의학 시설이 잘 되어 있는 종합병원으로 긴급히 가서 응급치료를 받는 것만이 후유증을 줄이고 생명을 구하는 최선의 길이다. 우리나라 뇌졸중 환자의 52%가 3시간 이내에 적절한 치료를 받지 못해 반신불구가 되는 치명적 장애를 갖게 되었다고 한다.

뇌졸중이 왔다고 손가락을 바늘로 찔러 피를 내는 민간요법은 아무 소용이 없다.

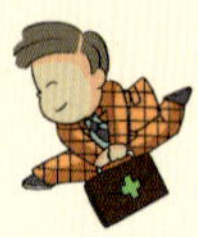

뇌졸중(stroke)이 오면 나타나는 증상

1. 갑자기 한쪽 팔다리에 힘이 없거나 저리고 감각이 없다.
2. 갑자기 말을 잘 못하거나 발음이 분명치 않다.
3. 멀미하는 것처럼 심하게 어지럽다.
4. 걸으려면 술취한 사람처럼 휘청거린다.
5. 갑자기 한쪽이 흐리게 보이거나 한쪽 눈이 잘 안 보인다.
6. 갑자기 벼락치듯 심한 두통이 온다.

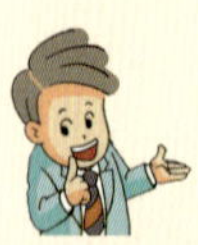

뇌졸중을 예방하려면

1. 고혈압 관리를 한다.
3. 담배를 피우지 않는다.
4. 과도한 술을 마시지 않는다.
5. 규칙적인 운동을 한다.

6. 정기적인 건강검진을 받는다.

아스피린은 뇌졸중 예방에 보조적으로 사용되는 아주 유용한 약물이다.

뇌졸중을 당한 사람들

뇌졸중으로 희생을 당한 분들을 떠올려 본다

1. 토지라는 대하소설로 우리나라 문학계를 대표하였던 소설가 박경리
2. 세계적인 비디오 예술가 백남준
3. 스누피 캐랙터로 널리 알려진 세계적인 만화가 찰스 슐츠
4. 존슨 미국 대통령의 부인 버드 존슨 여사
5. 미국의 제37대 대통령 리처드 닉슨
6. 미국 루즈벨트 대통령
7. 음악가 멘델스죤
8. 음악의 아버지 세바스찬 바흐
9. 소련 공산당 스탈린
10. 영국의 신사대통령 처칠

이외에도 너무나 많은 사람들이 뇌졸중을 입었다니....
그 누구도 예외일 수 없다

뇌졸중 한번에 평생 예방 특효비법 믿거나 말거나

1. 계란 1 개 : 계란1개를 깨서 흰자위만 넣고 거품이 많이 날 때까지 젓는다.
2. 머위잎 : 시골 담장밑 또는 논, 밭둑에 많이 자생하는 머위잎을 즙을내어 작은 5 스픈 정도를 계란 흰자위를 넣은 컵에 혼합하여 한방향으로만 5분 정도 젓는다.
3. 淸酒 (청주) : 곡주 (법주가능) 큰 5스픈 정도를 혼합 다시젓는다
4. 梅實(매실) : 매실1개를 씨을 빼내고 마늘 다지듯이 잘 다져서 위의 재료와 함께 혼합하여 다시 10분여 젓는다 (단. : 매실은 청매실 자연상태로)

Episode 17 · 메모리베개

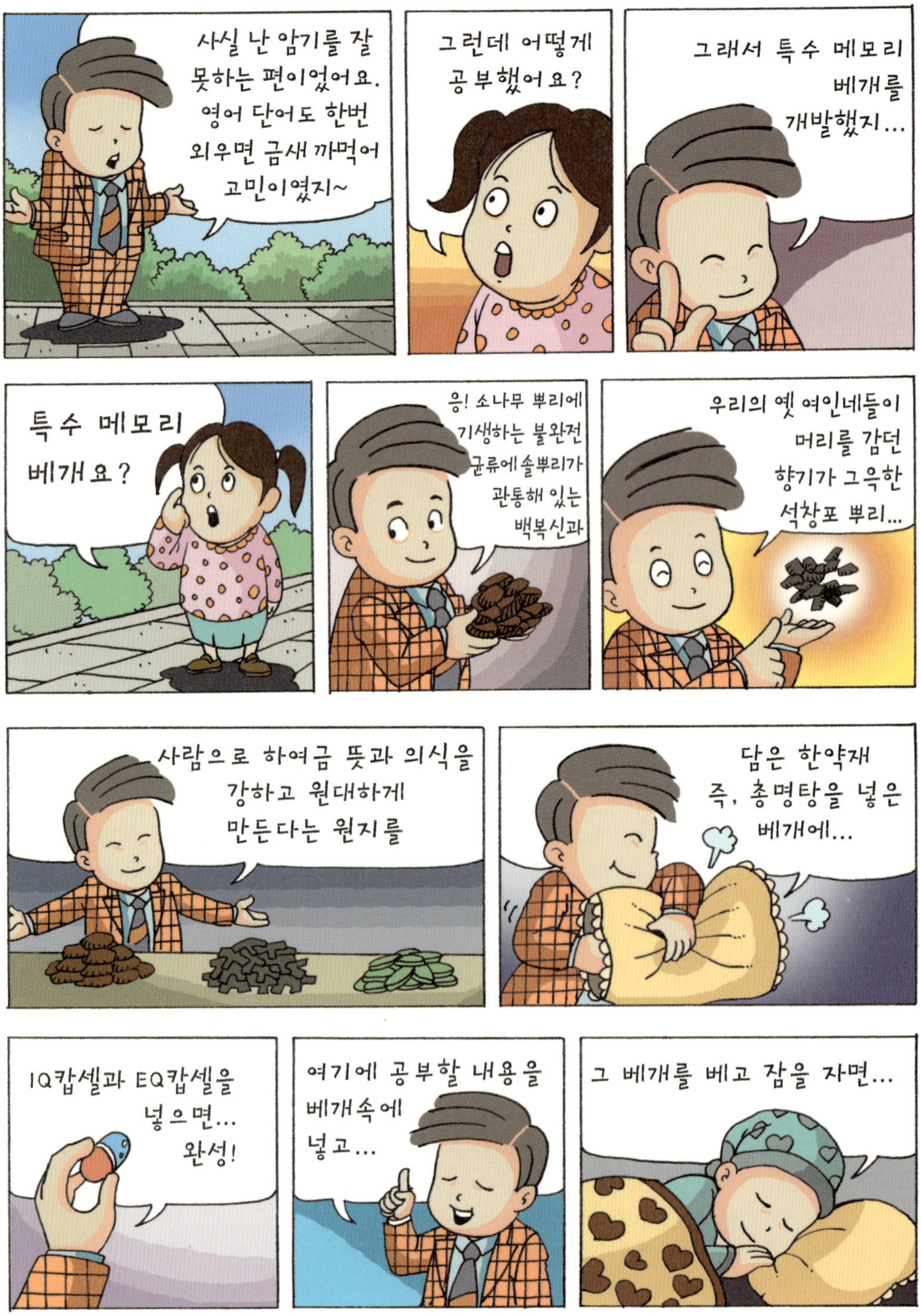

사실 난 암기를 잘 못하는 편이었어요. 영어 단어도 한번 외우면 금새 까먹어 고민이였지~
그런데 어떻게 공부했어요?
그래서 특수 메모리 베개를 개발했지...
특수 메모리 베개요?
응! 소나무 뿌리에 기생하는 불완전 균류에 솔뿌리가 관통해 있는 백복신과
우리의 옛 여인네들이 머리를 감던 향기가 그윽한 석창포 뿌리...
사람으로 하여금 뜻과 의식을 강하고 원대하게 만든다는 원지를
담은 한약재 즉, 총명탕을 넣은 베개에...
IQ캡셀과 EQ캡셀을 넣으면... 완성!
여기에 공부할 내용을 베개속에 넣고...
그 베개를 베고 잠을 자면...

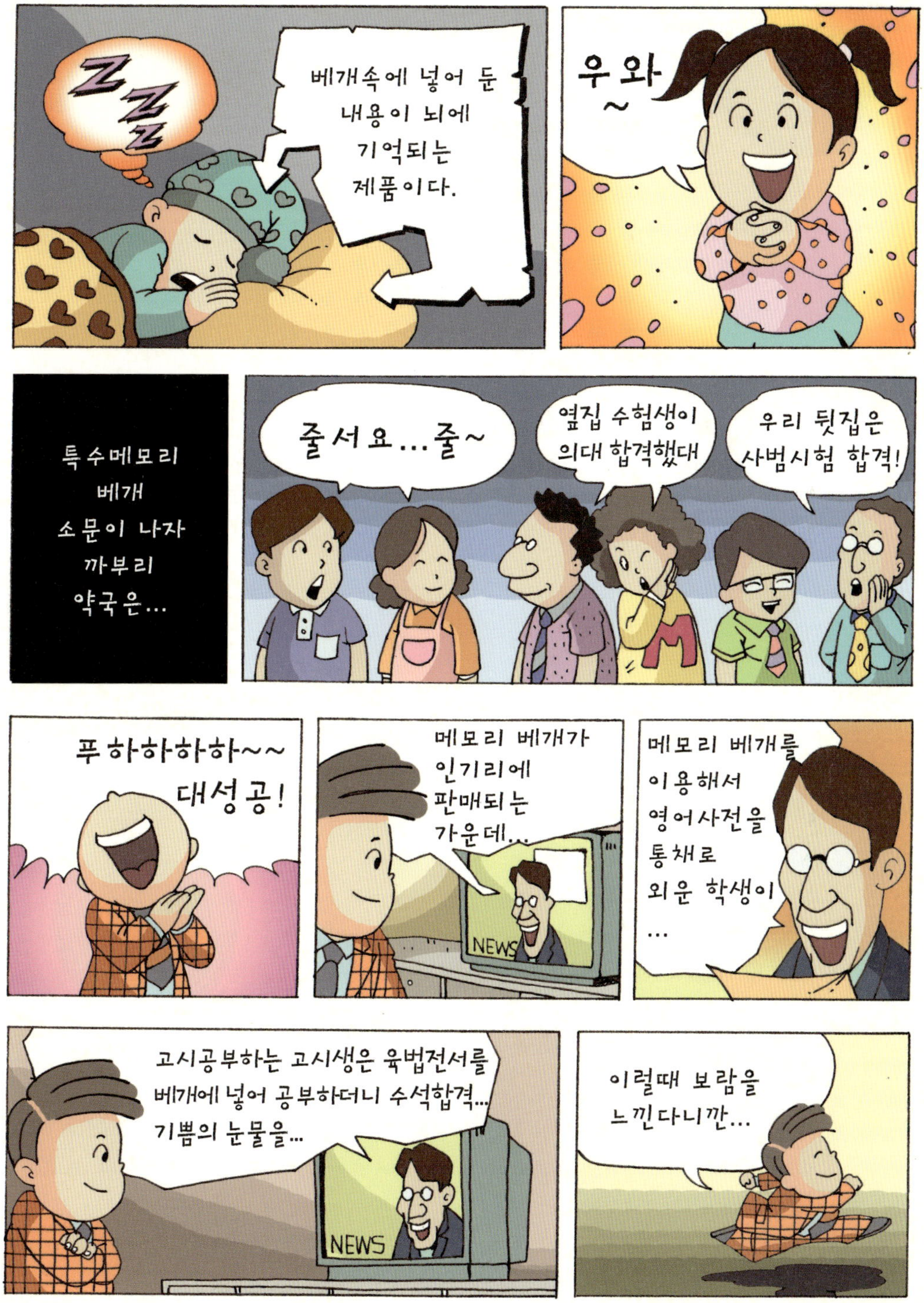
ZZZ
베개속에 넣어 둔 내용이 뇌에 기억되는 제품이다.
우와~
특수메모리 베개 소문이 나자 까부리 약국은…
줄서요…줄~
옆집 수험생이 의대 합격했대
우리 뒷집은 사범시험 합격!
푸하하하하~~ 대성공!
메모리 베개가 인기리에 판매되는 가운데…
NEWS
메모리 베개를 이용해서 영어사전을 통채로 외운 학생이…
고시공부하는 고시생은 육법전서를 베개에 넣어 공부하더니 수석합격… 기쁨의 눈물을…
NEWS
이럴때 보람을 느낀다니깐…

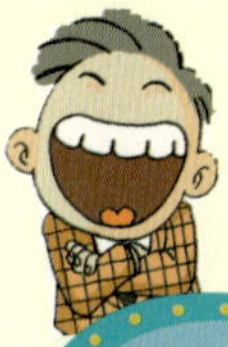

Episode 17 뇌

인간의 뇌를 닮은 열매가 호두열매이다.
그래서 호두를 먹으면 뇌의 기능을 좋게 해 준다.

동의보감에 기재된 기억력감퇴와 건망증 치료에 사용되는 약이 총명탕이다.
총명탕을 오랫동안 먹으면 하루에 천단어를 외울 수 있다고 설명하고 있다.
백복신은 심장과 비장의 기운을 보강하고 불안, 불면과 건망증을 개선한다.
원지, 석창포는 심장의 기운을 보강해 주며 불안을 없애고 기억력을 좋게한다.

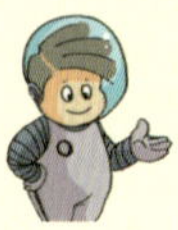

뇌를 활발하게 해주는 식이요법

두뇌는 우리가 섭취하는 영양의 질에 따라 그 구조와 기능이 좌우된다.
뇌는 체중의 2%를 차지하지만 엄청난 에너지를 필요로 하는 기관이다.
그러므로 뇌에는 최고의 양질의 에너지를 만들어내는 연료가 필요하다.

1. 항산화물질과 친해져야 한다.
2. 오메가-3 지방산을 섭취해야 한다.
3. 복부비만을 줄여야 한다.
4. 비타민과 미네랄을 충분히 보충해 준다.
5. 아침식사를 절대로 거르지 않는다.
6. 산소를 많이 마시면 뇌가 똑똑해진다.

오메가-3에 들어있는 DHA는 뇌세포의 분열을 촉진하고 기억력을 좋게 해 학습능력을 향상시킨다. 그래서 어떤 회사우유는 DHA가 많이 들어 있다고 아인슈타인을 들먹이며 광고하는 제품도 있다.

아이큐(IQ)와 이큐(EQ)

IQ는 Intelligence(지능) Quotient(지수).

지능 지수라 함은 인간이 문명사회에서 요구되는 지적 능력들을 수치로 나타내어 그 동일 문화권내 같은 나이의 사람들의 평균을 100, 최하 50, 최고 150으로 통계적으로 점수를 나누어 지수를 나타낸 것이다.

EQ란 Emotional(감성적) Quotient(지수)

첫째, 자신과 타인의 정서를 평가하고 표현 할 줄 아는 능력.
둘째, 자신과 타인의 정서를 효율적으로 조절 할 줄 아는 능력.
셋째, 자신의 삶을 계획하고 성취하기 위해 그런 정서를 이용하며 활용할 줄 아는 능력.

결론적으로
IQ 테스트는 무조건적으로 신뢰할 척도가 못된다. 문화적 편견이 테스트 속에 녹아 있기 때문이다. 또 테스트 자체가 변경되고 개인이 얻을 수 있는 점수도 테스트 버전에 따라 달라지기 때문이다.

좌뇌와 우뇌

미국의 신경 생물학자로저 스페리는 좌뇌와 우뇌의 역할을 실험으로 증명해 1981년 노벨 의학상을 수상했다.
좌뇌는 우리 몸의 오른편을 담당하고 우뇌는 우리 몸의 왼편을 담당하며 서로의 기능이 많이 다르다. 왼손잡이는 우뇌가 더 발달하였기 때문이다.
좌뇌는 논리적이고 분석적인 부분을 담당하고 우뇌는 예술적인 분야를 담당한다. 그래서 좌뇌가 발달하면 언어 구사 능력, 숫자나 기호의 이해, 논리적 추론 능력이 뛰어나고 우뇌가 발달하면 그림이나 음악 감상, 공간인식능력 등 예술적인 활동을 더 좋아하게 된다

앞쪽뇌와 뒷쪽뇌

세계적인 인지신경학자이며 치매질환 명의로 알려진 삼성서울병원 나덕렬박사님은 "앞쪽형 인간" 이라는 책에서 앞쪽뇌를 잘 활용하면 인생이 아름다와진다고 말한다.
인간의 뇌를 앞쪽뇌와 뒷쪽뇌 그리고 감정뇌로 나누기도 한다.

1. 뒷쪽뇌는 보고 듣고 몸으로 느끼는 감각적인 정보를 인식하고 저장하는 곳이다.
   인지기능이 있어 사람과 사물을 구별하고 색깔을 인식하고 단순한 글씨쓰기도 가능하다.
   뒷쪽뇌가 손상되면 기억을 저장하는 기능이 떨어지므로 금방 있었던 것을 기억하지 못한다.
2. 앞쪽뇌는 의학적으로 전두엽이라 불리우고 뒷쪽뇌에 저장된 정보와 감정뇌가 주는 정보를 가져다가 종합하여 충동을 억제해주기도 하고 의욕을 생기게 하고 창의력을 발휘하게 한다.

Episode 18 · 암세포 동굴

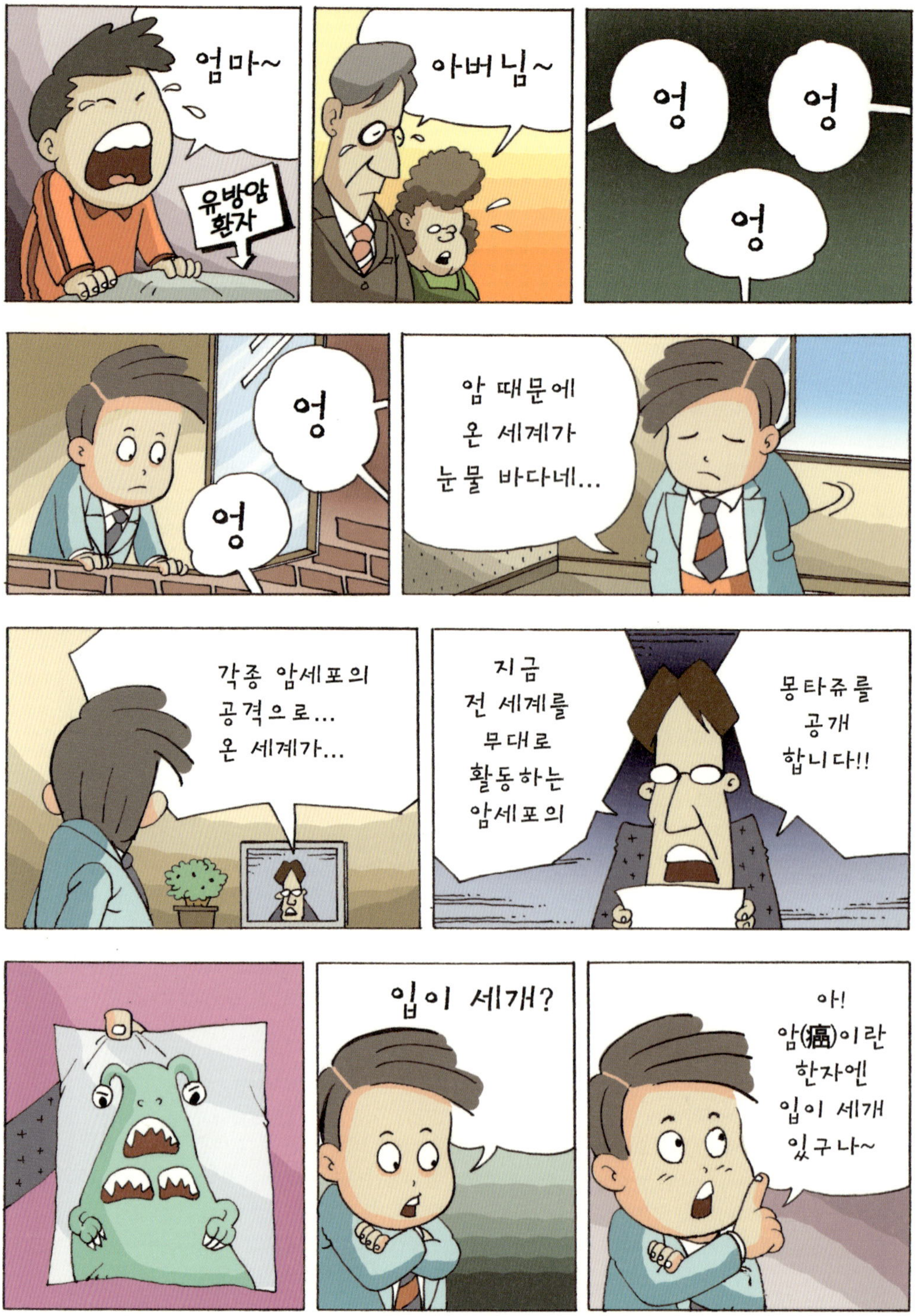

엄마~
유방암 환자
아버님~
엉
엉
엉
엉
엉
암 때문에 온 세계가 눈물 바다네...
각종 암세포의 공격으로... 온 세계가...
지금 전 세계를 무대로 활동하는 암세포의
몽타쥬를 공개 합니다!!
입이 세개?
아! 암(癌)이란 한자엔 입이 세개 있구나~

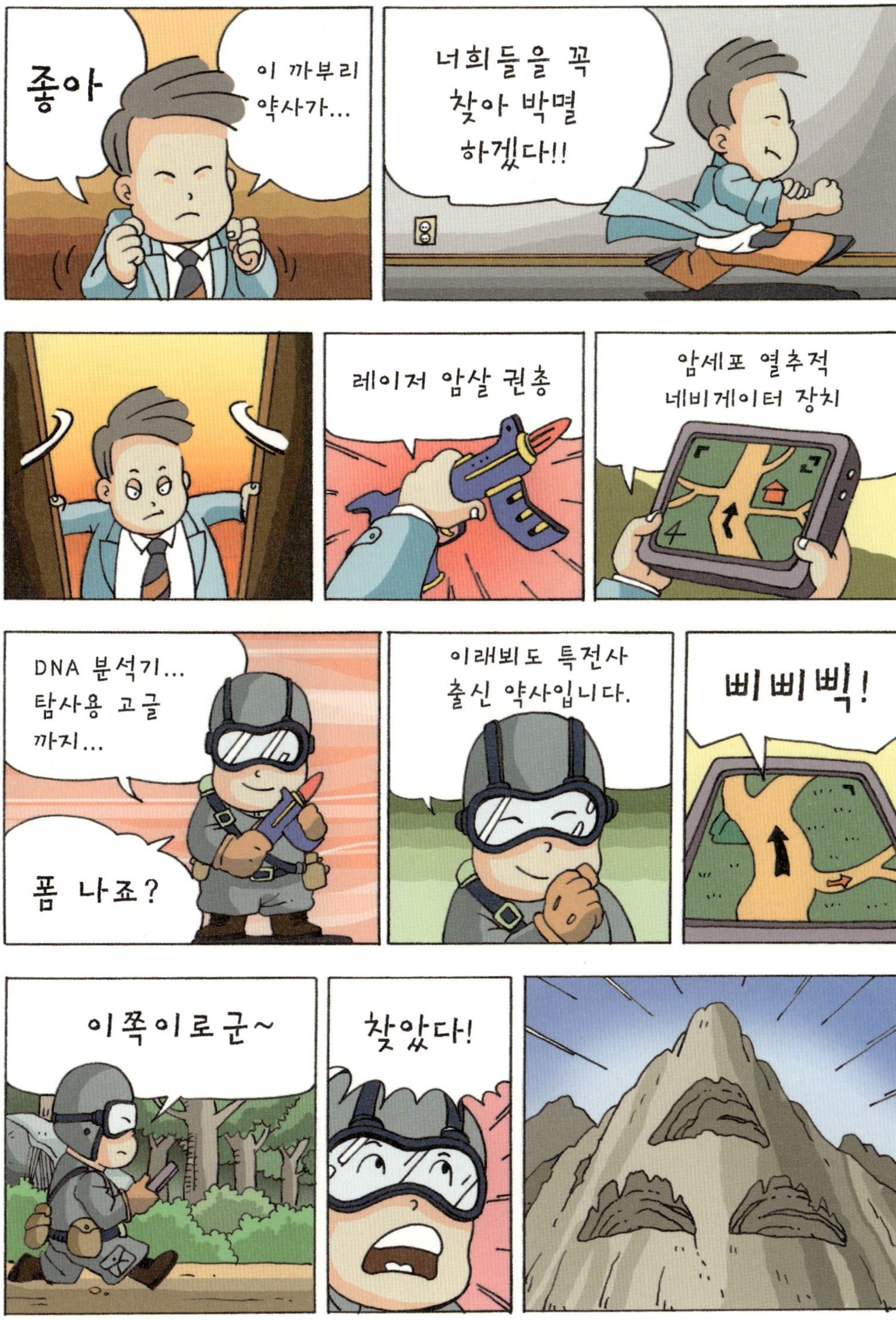
좋아
이 까부리 약사가...
너희들을 꼭 찾아 박멸 하겠다!!
레이저 암살 권총
암세포 열추적 네비게이터 장치
DNA 분석기... 탐사용 고글 까지...
폼 나죠?
이래뵈도 특전사 출신 약사입니다.
삐삐삑!
이쪽이로군~
찾았다!

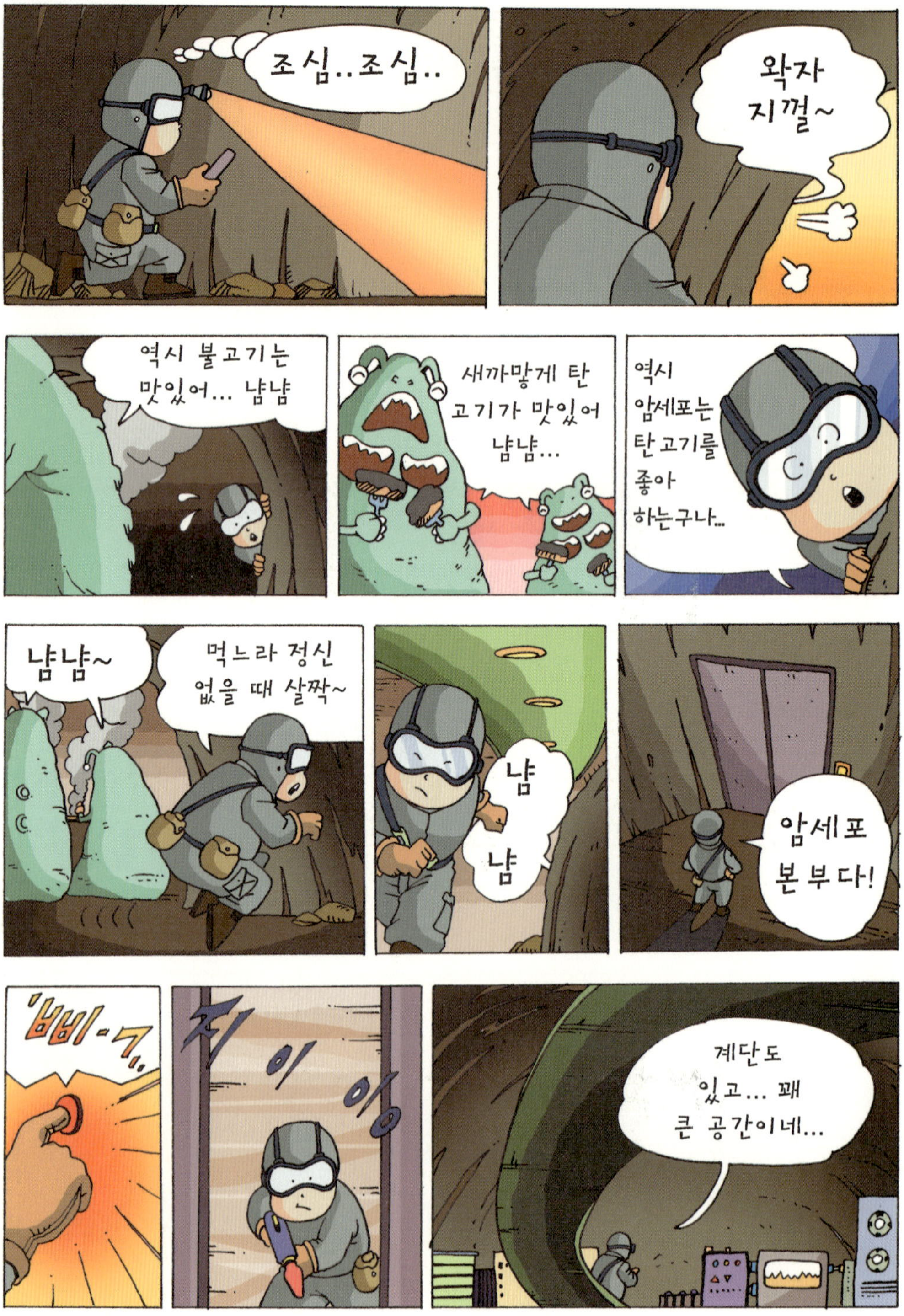
조심..조심..
왁자지껄~
역시 불고기는 맛있어... 냠냠
새까맣게 탄 고기가 맛있어 냠냠...
역시 암세포는 탄고기를 좋아하는구나...
냠냠~
먹느라 정신 없을 때 살짝~
냠
냠
암세포 본부다!
'삐-'
지이잉
계단도 있고... 꽤 큰 공간이네...

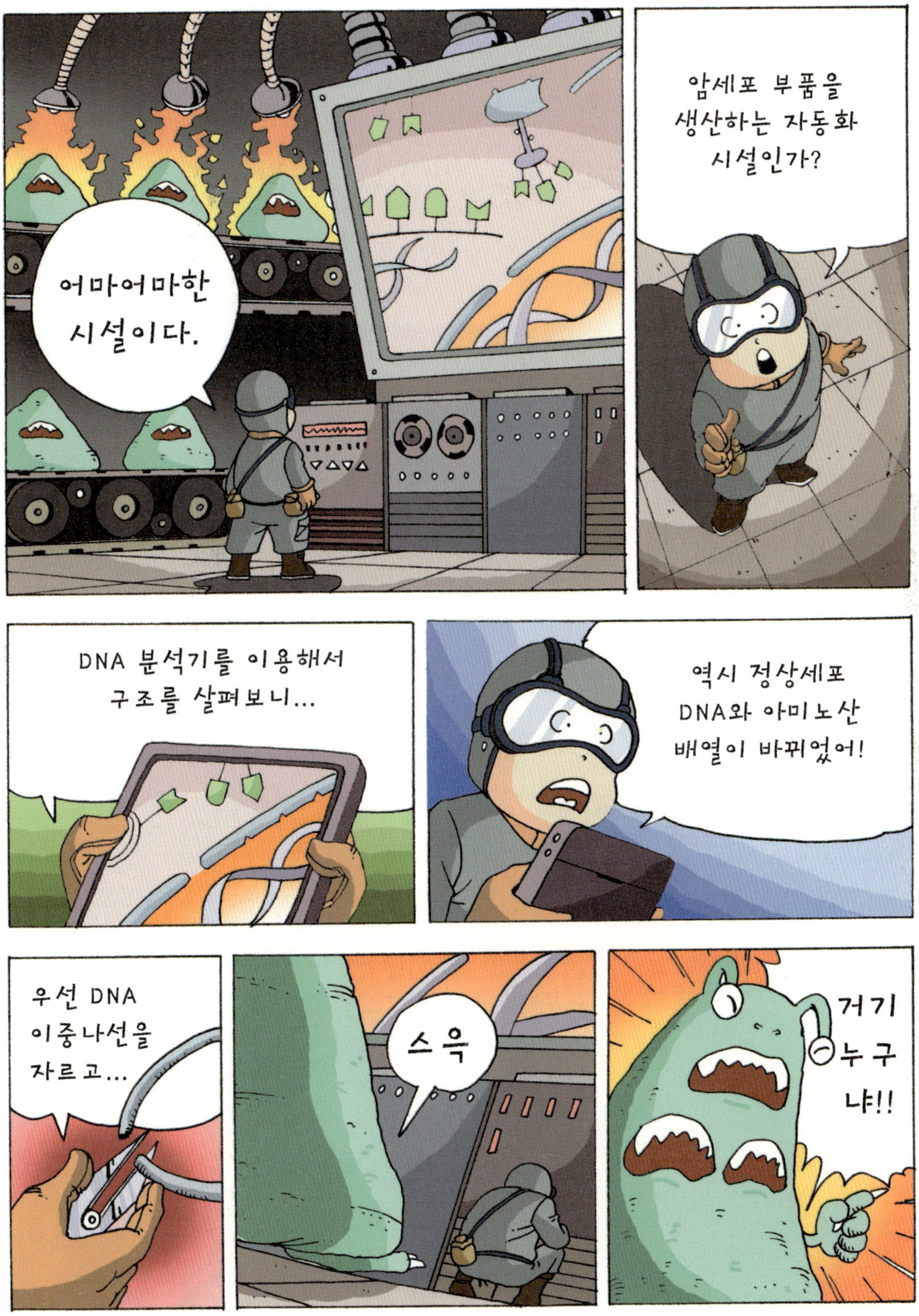
어마어마한 시설이다.
암세포 부품을 생산하는 자동화 시설인가?
DNA 분석기를 이용해서 구조를 살펴보니...
역시 정상세포 DNA와 아미노산 배열이 바뀌었어!
우선 DNA 이중나선을 자르고...
스윽
거기 누구냐!!

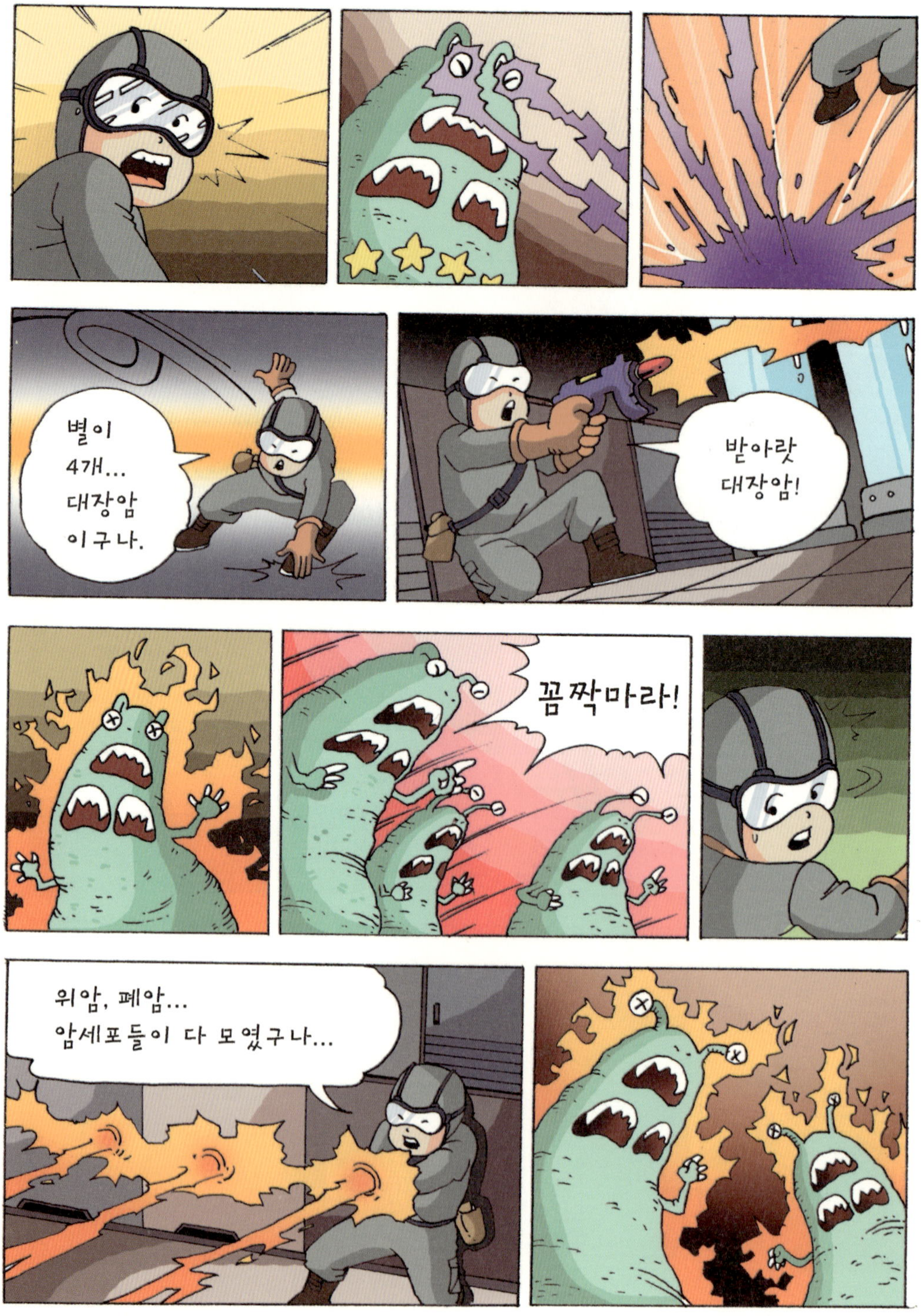
별이
4개...
대장암
이구나.
받아랏
대장암!
꼼짝마라!
위암, 폐암...
암세포들이 다 모였구나...

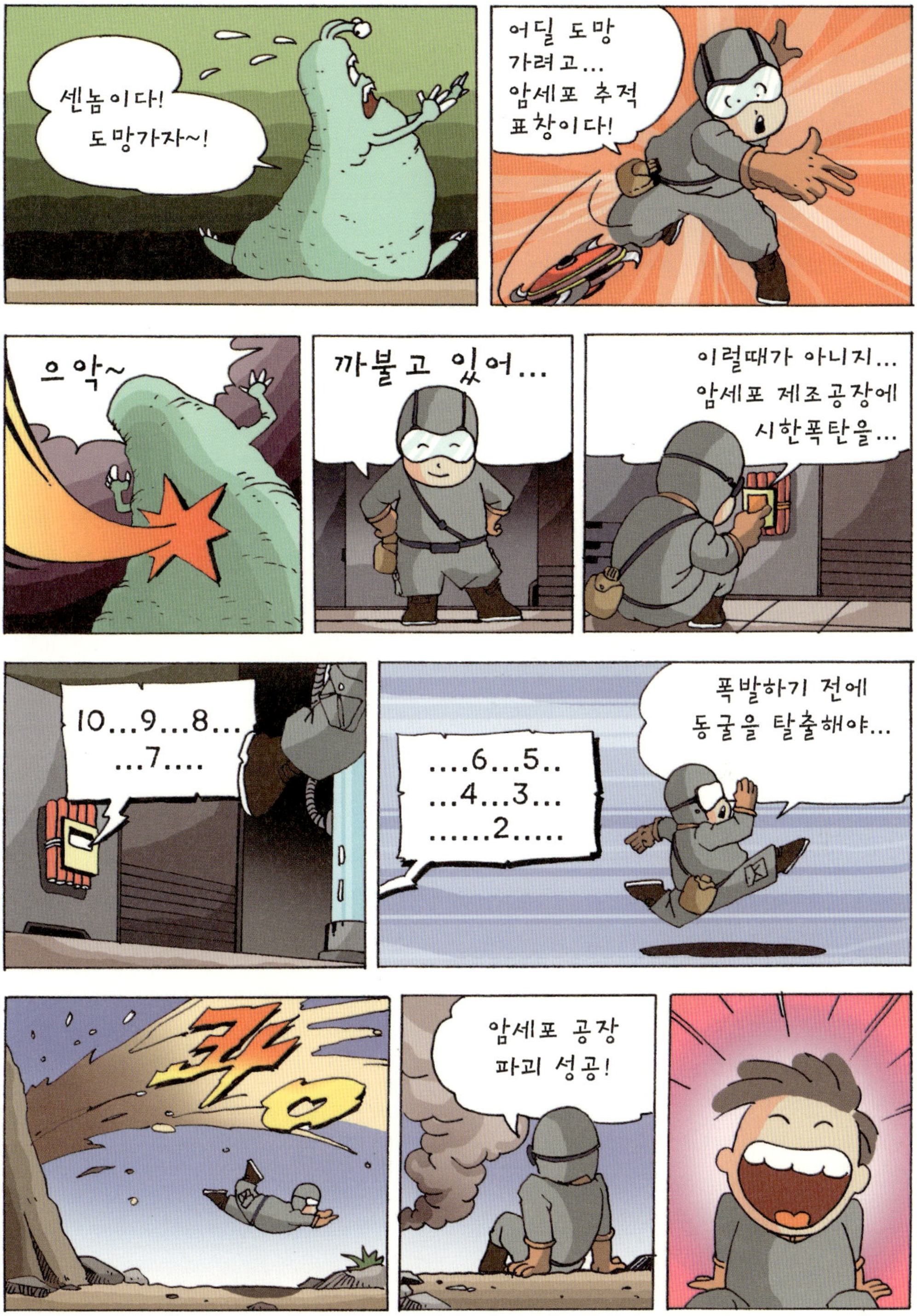
센놈이다!
도망가자~!
어딜 도망
가려고...
암세포 추적
표창이다!
으악~
까불고 있어...
이럴때가 아니지...
암세포 제조공장에
시한폭탄을...
10...9...8...
...7....
폭발하기 전에
동굴을 탈출해야...
....6...5..
...4...3...
......2.....
콰ㅇ
암세포 공장
파괴 성공!

암

암은 지구상의 소중한 생명을 앗아가고 있다
누가 암으로 슬픔에 잠긴 자들의 눈물을 씻어 줄 것인가?
브레이크가 없이 달리는 자동차 처럼 암세포는 돌진하고 있다.
암세포의 돌진을 스톱시키는 특별한 장치가 절실히 요구된다.

국립암정보센터에서 제시한 국민암 10대 예방수칙

1. 담배를 피우지 말고 남이 피우는 담배연기도 피하자.
2. 채소와 과일을 충분히 먹고 다채로운 식단으로 균형잡힌 식사를 하자.
3. 음식을 짜게 먹지 말고 탄 음식은 먹지 말자.
4. 술은 하루 2잔 이내로만 마시자.
5. 주 5회 이상, 하루 30분 이상, 땀이 날 정도로 걷거나 운동하자.
6. 자신의 체격에 맞는 건강체중을 유지하자.
7. 예방접종 지침에 따라 B형간염 예방접종하자.
8. 성 매개 감염병에 걸리지 않도록 안전한 성생활하자.
9. 발암성 물질에 노출되지 않도록 작업장에서 안전보건수칙을 지키자.
10. 암조기 진단 지침에 따라 검진을 빠짐없이 받자.

1 위암

위암의 절대적인 원인은

1. 짜고 맵게 먹는 식습관
2. 헬리코박터 파이로리 균의 높은 감염률
3. 폭음, 폭식, 흡연
4. 과도한 스트레스

위암이 있으면 나타나는 전형적인 증상은 다음과 같다.

1. 체중감소
2. 복통
3. 오심, 구토
4. 식욕감퇴
5. 삼킴장애
6. 위장관출혈

위암 발생을 높이는 조리법은 불에 태우는 것이다.

불에 구운 고기나 생선은 위암 위험도가 높고 고기전이나 생선전은 오히려 위험도를 낮춘다. 그러므로 불에 탄 고기나 생선, 자극성 강한 음식, 오래 보존하기 위해 소금에 절이거나 훈증, 약품처리한 식품, 햄과 소시지 등 아질산염이 든 식품을 피한다.

위암발생을 줄여주는 식품들에는 다음과 같은 항산화 성분이 들어 있다.

1. 신선한 야채와 과일-비타민 C와 카로텐
2. 토마토-리코펜
3. 콩-이소플라본
4. 녹차-플라보노이드, 카테킨
5. 마늘-알리신
6. 등푸른생선-오메가3
7. 브로콜리-셀레늄

위암이 발생하였을 때 가장 확실한 치료법은 수술이다.

위 아랫부분에 암이 생기면 부분을 잘라내고 위 윗부분에 암이 생기면 전체를 잘라내야 한다.

위암 수술을 받은 환자들에게 알맞은 식품은 삶은 고구마와 삶은 밤이다.

2 대장암

대장암의 특징은 10~18년에 걸쳐 아주 서서히 발병되고 진행된다. 그러기 때문에 젊은 층에는 위험환자가 별로 없고 40, 50대가 주 발생 연령층이다.

대장은 팽창력이 뛰어나므로 암덩어리가 생겨도 증상이 없을 수 있다.

대장의 점막세포가 용종(폴립)으로 변하면 암세포로 변할 가능성이 있다.

대장암은 유전적인 요인 보다 생활습관에 의한 원인이 더 강하므로 육식를 줄이고 섬유질을 많이 섭취하는 식생활 패턴을 가져야 한다. 육류나 기름진 음식을 과도하게 섭취하면 대변이 장에 머물러 있는 시간이 길어지고 분비되는 담즙산 등에 의해 장 점막 세포가 손상을 입고 돌연변이를 일으키게 된다.

대장암을 예방하려면

1. 육류, 계란, 우유, 샐러드용 드레싱, 기름 등의 섭취를 줄인다.
2. 과일, 야채 등 섬유질이 많은 음식을 많이 섭취한다.
3. 비만이 되지 않도록 한다.
4. 과음을 피하고 금연한다.
5. 칼슘을 충분히 섭취한다. 대장암과 비타민D는 밀접하다.
6. 적당한 운동을 한다.
7. 50세 이상이면 직장내시경검사를 2-3년에 한번 받는다.
8. 대장암의 근본치료는 수술밖에는 없다.

3 폐암

폐암 발생율은 다른 암보다 적지만 사망율은 아주 높은 못된 암이다. 더군다나 조기진단이 잘 되지 않아 발견되었다고 하면 벌써 말기상태이다. 폐암은 발생하기만 하면 금방 자라고 임파절이나 뼈를 통해 전이 된다. 특히 비소세포암 중 하나인 선암은 폐 모서리에 발생하여 전이가 빨리 전개된다. 폐암 세포는 하루 만에도 눈에 뜨일 정도로 빨리 쑥쑥 자라는 몹쓸 놈의 세포이다. 초기 증상은 별로 없고 진행이 어느 정도 되고 나면 증상이 나타나기 시작한다. 가래에 피가 섞여 나오거나 각혈이 나오고 호흡이 곤란해지면 말기 상태라 할 수 있다.

폐암의 원인은 첫째가 담배이다. 직접 흡연이든 간접흡연이든 피해야 한다.

그 다음으로는 석면, 방사선, 먼지, 공해, 운동부족, 유전적 요인이다.

수술이 불가능한 경우가 많기 때문에 약물치료제들이 많이 개발되었다. 하지만 아직 치료효과가 미미하고 부작용은 심한 편이다. 폐암에 대해 꿈의 약이라 불이웠던 이레사는 진행성 비소세포폐암에만 쓰인다. 하지만 이레사는 암을 축소시키는 능력은 강하지만 심각한 부작용이 문제가 되고 있다.

4 유방암

일반적으로 건강한 사람은 배란기에 유방의 통증을 느끼게 된다.

생리주기와 관계없이 불규칙하게 유방에 통증이 나타나거나 양쪽이 아닌 한쪽 유방이 아프거나 멍울이 생긴다면 유방암 검진을 받아 보아야 한다.

유방암을 일으키는 인자 중 하나는 환경호르몬이다. 농약도 일종의 화학적 에스트로겐 관련 환경호르몬이다. 그러므로 농약을 사용하지 않고 재배한 유기농 채소와 과일을 섭취하자. 유방암은 식사습관만 잘 길들여도 75%는 발병을 막을 수 있다. 즉, 유기농 채소와 과일을 많이 먹고 비타민D를 위하여 하루 15분 햇빛을 쏘이자.

5 췌장암

췌장암은 신경성 위염이나 과민성 대장염과 증상이 비슷하다. 그러므로 소화불량이 계속되거나 변비가 심해진다면 의심해 볼만하다. 특히 가족력이 없는데도 갑자기 당뇨가 생기면 췌장암의 신호일 수 있다. 췌장에 암이 발생하면 인슐린 분비가 장애를 받으므로 당뇨를 일으킨다. 췌장암이 있으면 나타나는 세가지 증상은 황달이나 복통, 체중감소이다.

6 전립선암

남성에게만 있는 전립선암은 미국에서 피부암 다음으로 많이 발병한다. 전립선암은 과일과 채소를 적게 먹고 나쁜지방, 붉은 육류를 많이 섭취하는 식사 패턴, 나쁜 호르몬 대사가 간접적인 원인이 된다.

7 자궁경부암

자궁경부는 외부의 자극을 많이 받을 수 있는 자궁의 입구이므로 성생활과 자궁경부암과는 밀접한 관계가 있고 인유두종바이러스가 병을 일으킨다. 원인 바이러스가 밝혀졌으므로 예방 백신을 맞으면 어느 정도 예방이 가능하다. 위생상태가 좋지 않으면 발생되기 쉽기 때문에 아시아, 남미, 아프리카 지역 여성에게 많이 발생하는 후진국형암으로 불리운다.

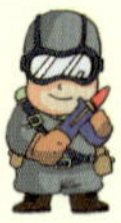

항암제의 부작용

암세포는 DNA나 RNA 합성에 필요한 퓨린이나 피리미딘의 전구물질을 이용하여 세포복제를 진행하므로 이를 차단하는 약물이 항암제들이다. 부작용들이 심해서 암으로 인한 사망보다 부작용으로 인한 사망이 많다.

세계암연구기금(WRCF)에서 발표한 암예방 수칙

1. 적정한 체중 유지
2. 매일 생활의 일부로 운동
3. 고에너지 식품소비의 제한
4. 음식은 가급적 원상태로 섭취
5. 붉은 살코기와 가공육을 피하라
6. 알코올을 제한하라
7. 소금섭취를 줄여라
8. 식이요법을 통한 적정선 영양공급
9. 산모는 아기에게 모유를 먹여라
10. 암생존자는 계속 암예방법을 따르라

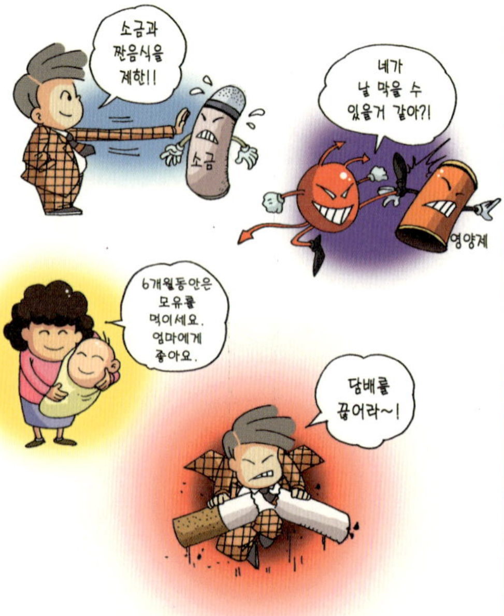
소금과 짠음식을 제한!!
소금
네가 날 막을 수 있을거 같아?!
영양제
6개월동안은 모유를 먹이세요. 엄마에게 좋아요.
담배를 끊어라~!

- 항암제 부작용 -

1. 백혈구, 적혈구, 혈소판 등의 혈액세포의 생성이 감소
2. 메시꺼움과 구토
3. 탈모
4. 구내염과 구강건조증
5. 설사
6. 변비
7. 손발저림이나 무감각
8. 손톱, 발톱 검게 변함

암을 예방합시다!

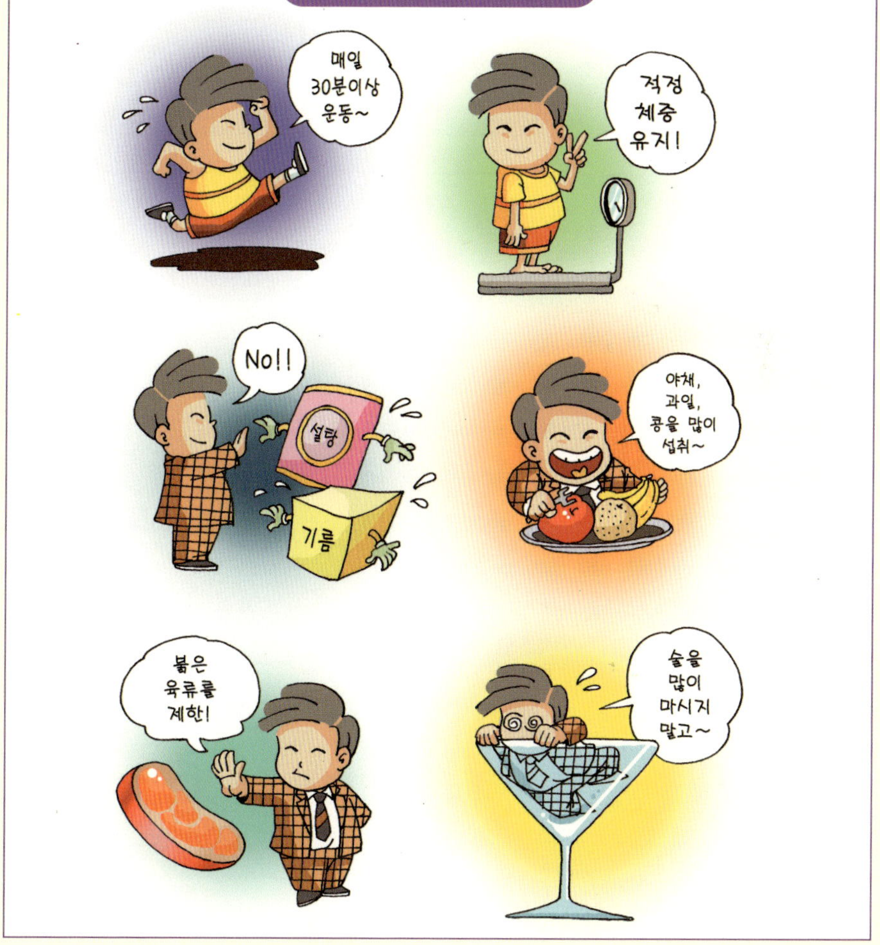
매일 30분이상 운동~
적정 체중 유지!
No!!
설탕
기름
야채, 과일, 콩을 많이 섭취~
붉은 육류를 제한!
술을 많이 마시지 말고~

Episode 19 · 얼짱마스크

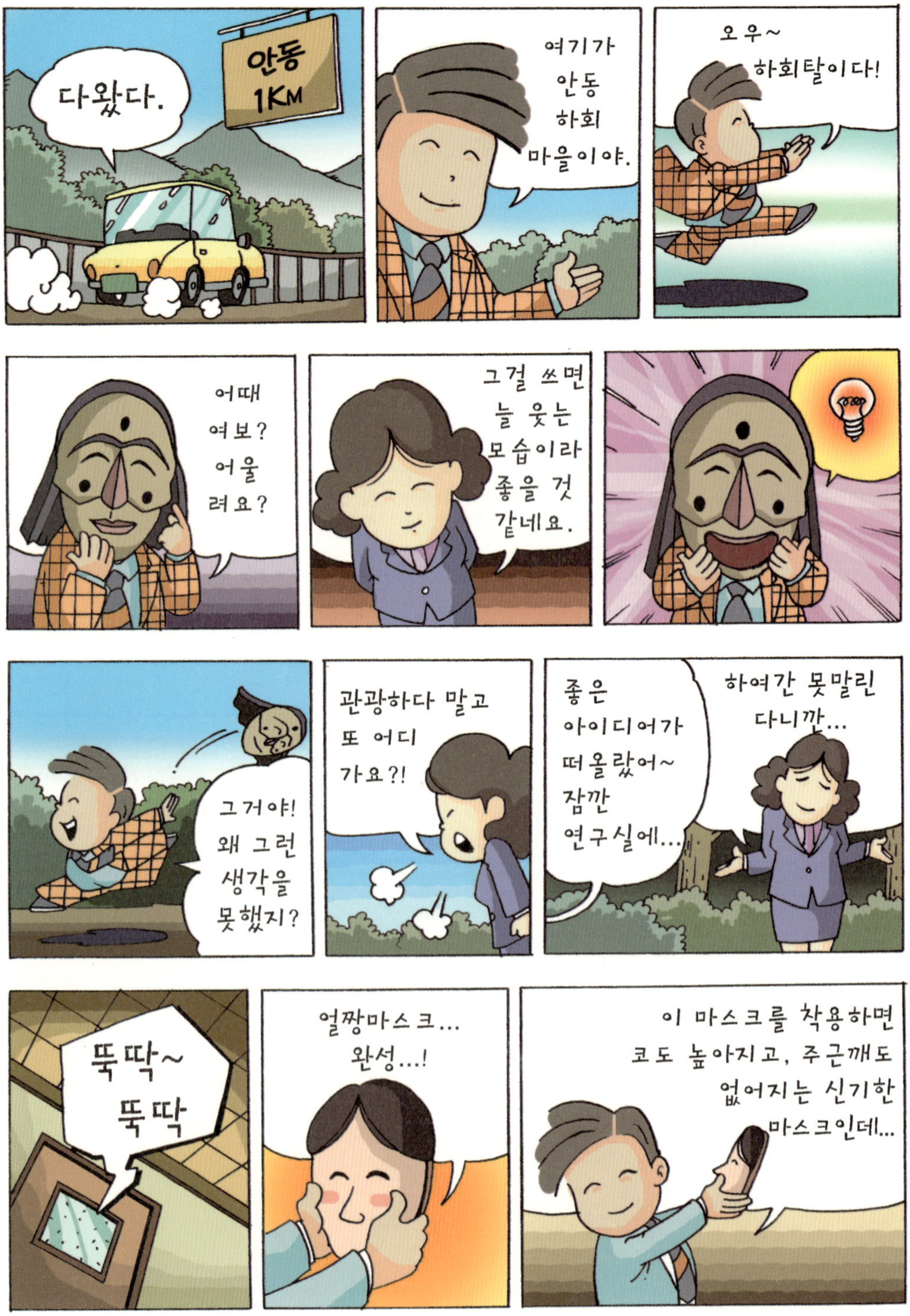
다왔다.
안동 1KM
여기가 안동 하회 마을이야.
오우~ 하회탈이다!
어때 여보? 어울려요?
그걸 쓰면 늘 웃는 모습이라 좋을 것 같네요.
그거야! 왜 그런 생각을 못했지?
관광하다 말고 또 어디 가요?!
좋은 아이디어가 떠올랐어~ 잠깐 연구실에…
하여간 못말린 다니깐…
뚝딱~ 뚝딱
얼짱마스크… 완성…!
이 마스크를 착용하면 코도 높아지고, 주근깨도 없어지는 신기한 마스크인데…

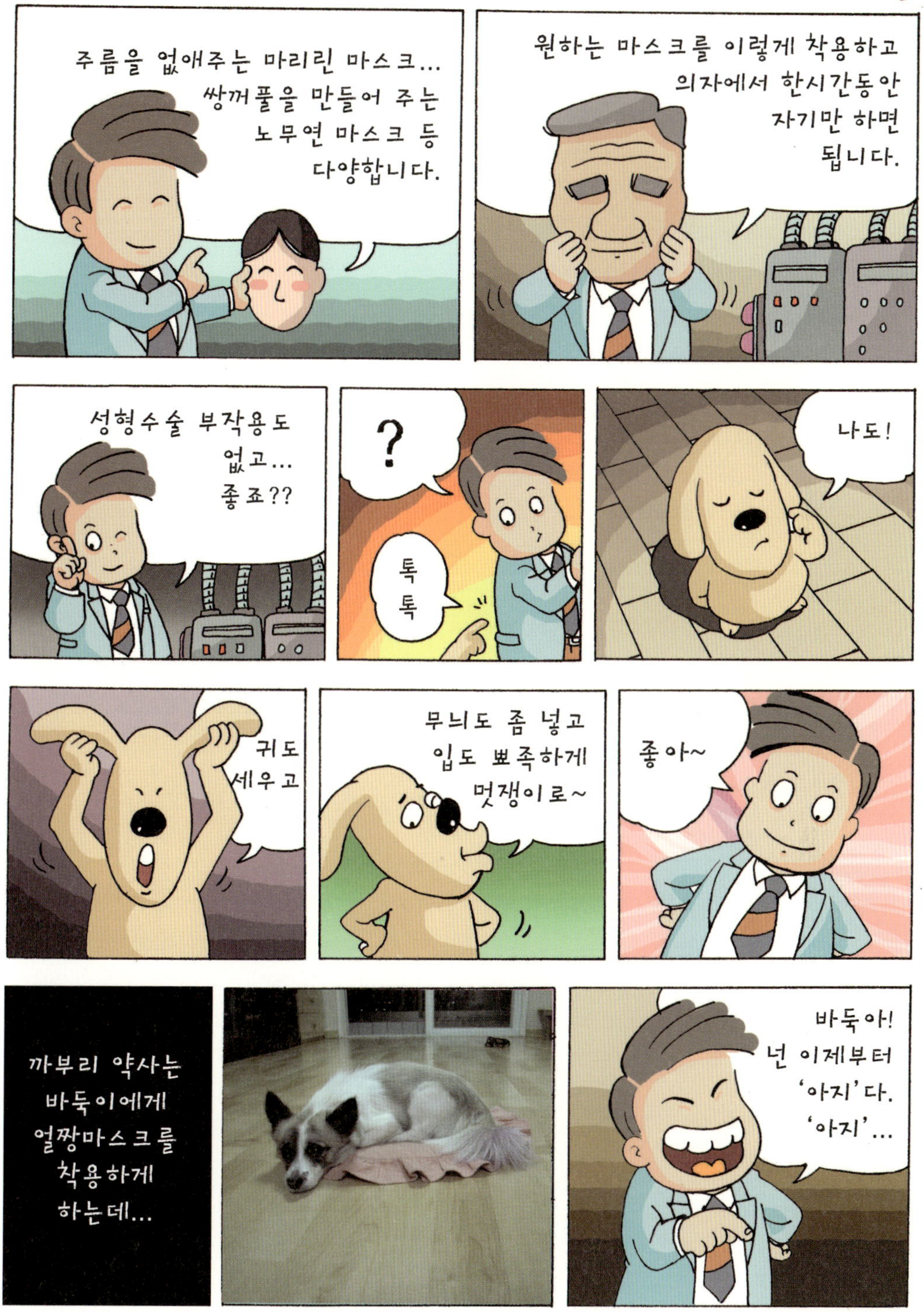
주름을 없애주는 마리린 마스크...
쌍꺼풀을 만들어 주는
노무연 마스크 등
다양합니다.
원하는 마스크를 이렇게 착용하고
의자에서 한시간동안
자기만 하면
됩니다.
성형수술 부작용도
없고...
좋죠??
?
톡 톡
나도!
귀도
세우고
무늬도 좀 넣고
입도 뾰족하게
멋쟁이로~
좋아~
까부리 약사는
바둑이에게
얼짱마스크를
착용하게
하는데...
바둑아!
넌 이제부터
'아지'다.
'아지'...

Episode 19

얼굴성형

주름은 거스릴 수 없는 세월의 흔적이다.

주름치마는 아름답고 예쁘지만 쭈그러진 얼굴의 주름은 밉다.

주름을 없애주는 약이 등장하였으니 보톡스라는 주사제이다. 보통 보톡스를 주사하면 2~3주 후부터 근육이 감소하기 시작해서 3개월이 지나면 최대효과가 나게 되는데 보톡스가 근육의 부피를 감소시키는 것은 보톡스가 직접적으로 근육을 없애는 것이 아니라 근육의 활동을 감소시켜 점진적으로 부피가 줄어 들게 하는 것이다.

보톡스 치료법은 Clostridium Botulinum이라는 박테리아가 만들어내는 독소 7 가지 중 Type A 독소를 이용하여 주름을 펴지게 한다.

성장기 어린이들에게는 근육의 위축으로 성장에 방해가 될 수 있으므로 시도해서는 안된다.

또한 중증근무력증 환자, 혈액응고 장애가 있는 사람, 임산부, 수유부도 보툴리눔 독소에 대해 안전성이 검증되어 있지 않다.

최근에 미국 FDA는 보톡스 치료에 대해 우려를 나타내고 있다.

보툴리누스 독소로 만들어진 보톡스가 주사 부위가 아닌 다른 부위에 근육마비 반응을 일으키는 심각한 부작용이 보고됐다. 특히 심한 경우 환자들은 병원에 입원하거나 사망하기도 한다고 한다. FDA는 이같은 부작용은 독소가 체내의 다른 부위로 퍼져나가면서 호흡 기능에 영향을 미쳐 나타난 것으로 보고 있다고 설명했다. 인체의 다른 부분에는 거의 영향을 주지 않고 주사 부위의 근육만 부분 마비시킨다는 지금까지의 보톡스 관련 학설이 뒤집어진 것이다.

콜라겐 - 피부미용

콜라겐은 세포와 세포를 연결하는 역할을 하는 섬유성 단백질의 일종이다. 주로 피부 진피층에 많이 분포되어 피부 탄력과 깊은 연관 관계가 있다. 18세 이후부터 자체 생산이 저하되며 콜라겐이 부족하거나 노화되면 피부는 피하근육의 위축으로 윤기가 없어지고 주름, 검버섯, 기미가 생긴다. 부족한 콜라겐을 음식으로 섭취하거나 피부에 발라 주면 탄력이 없던 피부가 보다 건강한 피부로 되살아난다. 튼살이 생기는 이유도 콜라겐과 엘라스틴이 찢어지기 때문이다. 그러므로 콜라겐은 아름답고 젊은 피부를 바라는 여인들의 마음을 사로잡기 위해 화장품, 음료수, 건강보조식품 등에 널리 사용되고 있다.

레티놀

레티놀이 주름을 없애 준다고 하여 레티놀이 함유된 화장품을 선호하지만 속지말자!
레티놀이란 완전한 상태의 비타민 A이다. 주름을 없애주는 것은 비타민A 가 아니라 트레티노인이다. 트레티노인은 비타민 A가 산 상태로 되어있고 주름을 제거해 준다. 그런데 트레티노인은 효과가 강한 약물이기 때문에 화장품으로는 허가가 나지 않는다. 그래서 편법으로 화장품 회사들은 트레티노인 대신 레티놀을 사용하고 있다.

Episode 20 · 아지코 스프레이

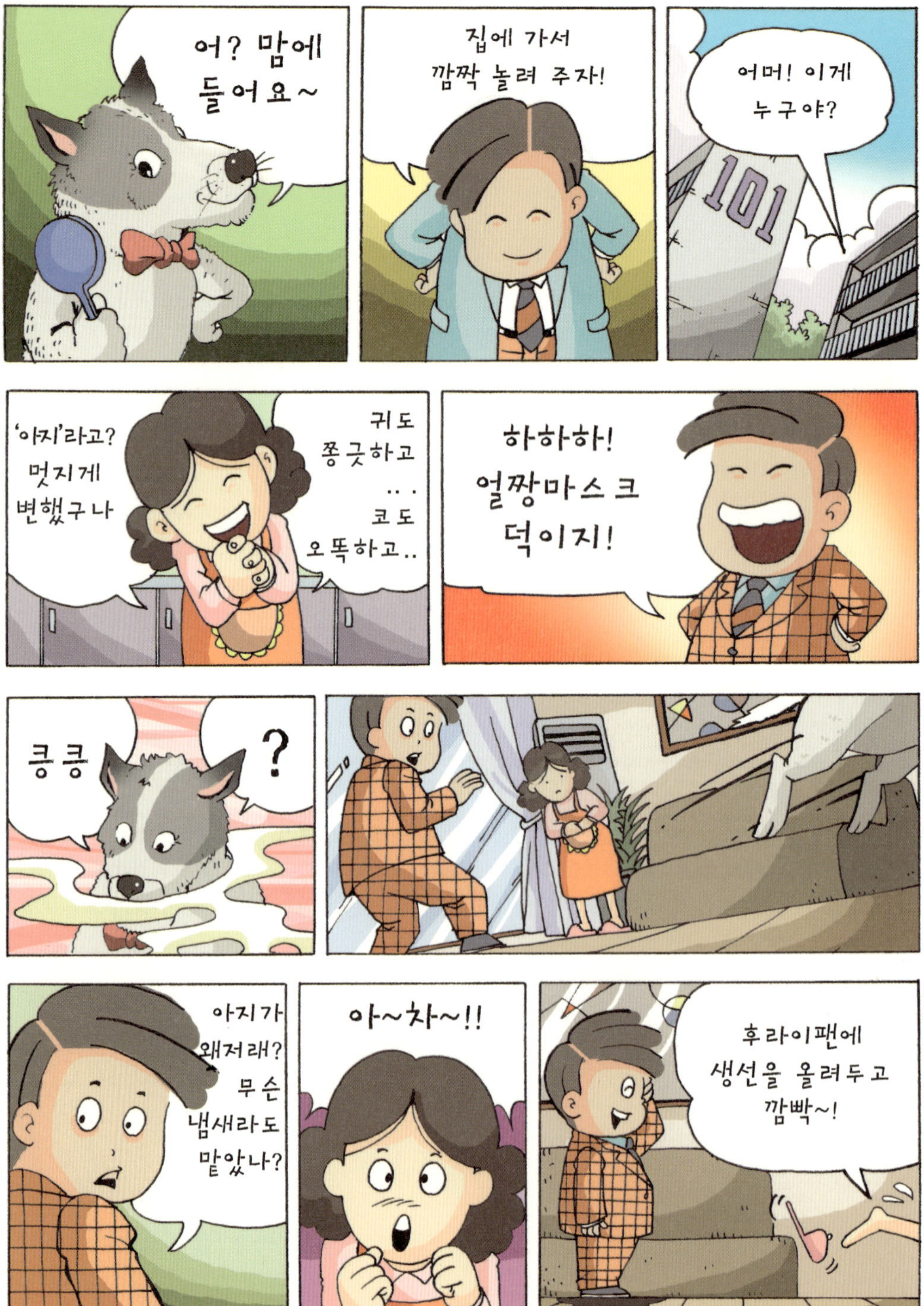
어? 맘에 들어요~
집에 가서 깜짝 놀려 주자!
어머! 이게 누구야?
'아지'라고? 멋지게 변했구나
귀도 쫑긋하고 … 코도 오뚝하고..
하하하! 얼짱마스크 덕이지!
킁킁
?
아지가 왜저래? 무슨 냄새라도 맡았나?
아~차~!!
후라이팬에 생선을 올려두고 깜빡~!

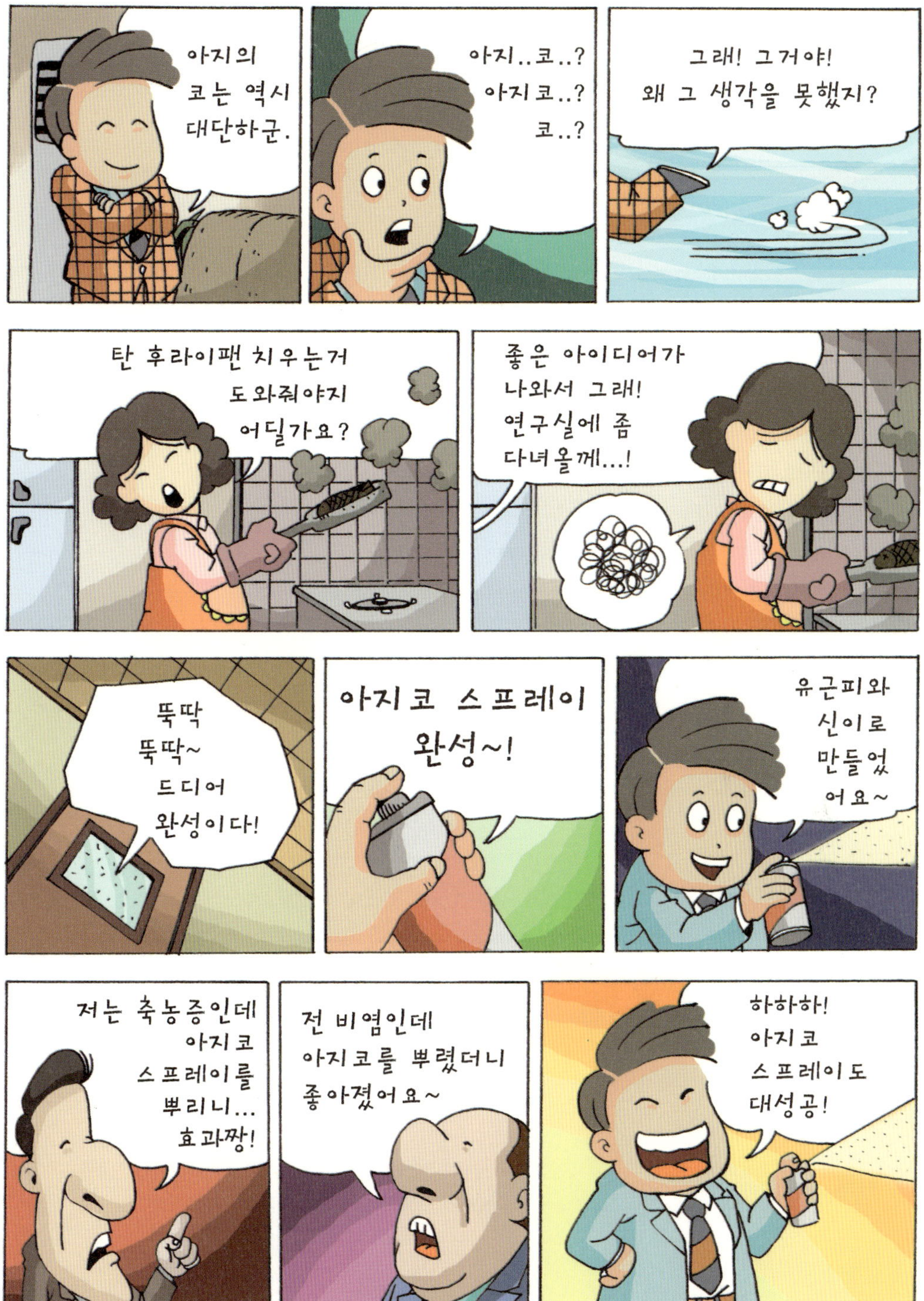
아지의
코는 역시
대단하군.
아지..코..?
아지코..?
코..?
그래! 그거야!
왜 그 생각을 못했지?
탄 후라이팬 치우는거
도와줘야지
어딜가요?
좋은 아이디어가
나와서 그래!
연구실에 좀
다녀올께...!
뚝딱
뚝딱~
드디어
완성이다!
아지코 스프레이
완성~!
유근피와
신이로
만들었
어요~
저는 축농증인데
아지코
스프레이를
뿌리니...
효과짱!
전 비염인데
아지코를 뿌렸더니
좋아졌어요~
하하하!
아지코
스프레이도
대성공!

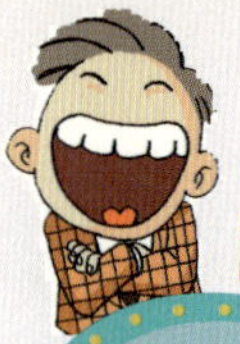

Episode 20 코

코는 인체의 첫번 째 출입구 일 뿐 아니라 공기청정기이다.

코의 기능 중 숨쉬는 기능이 최고지만 코는 여러가지 역할을 한다.

찬 공기를 체온과 같은 온도로 덥혀서 몸안에 들여 보내기도 하고 부패한 냄새를 코로 감지하여 해로운 식품이 들어 오는 것을 막는다. 코는 여러개의 동굴로 이어져 있어 종류석 동굴처럼 신비롭기만 하다. 코로 냄새 맡는 기능이 제일 발달한 동물은 개이다. 그래서 마약을 냄새로 탐지하는데 사용되는 개도 있다.

가장 흔히 생기는 코질환은 다음과 같다.

비염, 축농증(코곁굴염), 비중격만곡증.

흔히 축농증이 있으면 기억력이 떨어져 공부를 못하게 된다고 한다.

축농증이란 부비동에 세균이 침범하여 생긴 화농성 염증인데 염증성분비물이 부비동에 고여 있게 되면 심한 두통을 느끼게 되므로 집중력이 떨어질 수 있다. 하지만 고인 분비물을 잘 배출시키면 그러한 증상은 곧 없어지게 된다. 부비동에 염증이 오래 있으면 세균들이 번식하기에 좋은 환경이 되고 붓고 공기가 잘 통하지 않고 결국 만성 비염이 되므로 속히 치료를 받아야 한다.

코털을 뽑는 사람들이 많은데 잘못 뽑다가 세균 감염으로 큰 코 다칠 수 있으니 주의하자.

코에 좋은 한약재

1. 참느릅나무껍질(유근피)

   일명 코나무라고 불리우고 다려 먹으면 축농증에 좋다고 한다. 유근피는 병든 부분을 없애 주고 새로운 조직을 나게 해 준다. 코나무 20g 정도에 두 대접 정도의 물을 넣고 30분 정도 달여 한 대접이 되면 그 물을 하루 3번씩 마시면 된다.

2. 목련꽃봉오리(신이)

   개화하지 않은 목련의 꽃봉오리를 말린 것이 신이이다. 폐의 기를 상승시켜 코의 기능을 회복시켜주기 때문에 한방에서 알레르기 비염이나 축농증, 코감기 치료에 쓰인다.

3. 살구씨(행인) – 기를 아래로 내려 보내준다.
4. 수세미 – 혈액 순환을 촉진시키고 소염작용을 한다.

알레르기비염

콧물,재채기, 코막힘이 대표적인 세가지 증상이다. 코뿐 아니라 눈도 가렵기도 하고 눈이 충혈되고 눈물이 난다. 코가 심하게 막히고 특히 아침에 일어나면 더 심하다. 코가 막히면 뇌로 가는 산소가 부족해지므로 두통도 생긴다.

◎ 알레르기 비염을 치료하지 않으면

중이염, 천식, 아토피 피부염을 일으킬 수있다.
뇌에 공급되는 산소의 양이 줄어들어 뇌 활동이 둔해져 정신집중이 잘 안된다.
잠을 충분히 잘 수 없어 성장 호르몬 분비에도 지장을 주게 된다.
코로 숨쉬기 보다 입으로 숨쉬게 되므로 폐기능이 나빠진다.
얼굴형태도 변화하게 되고 치아의 부정교합의 원인이 되기까지 한다.

◎ 치료방법

환경회피요법 : 알레르기를 일으키는 물질(항원)을 제거하거나, 그 물질과의 접촉을 피한다.

1. 먼지 및 진드기 : 침대, 이불, 베개, 담요 등을 햇빛에 말리고 커버는 삶는다.
   진공청소기로 먼지나 진드기를 모두 제거할 수는 없으며, 물걸레의 사용도 도움이 된다.
2. 곰팡이 : 염소계 표백제로 변기, 욕조, 바닥 등을 소독하고, 배기가 잘 되도록 해준다.
3. 꽃가루 : 날리는 꽃가루에 노출되지 않도록 한다.
4. 애완동물 : 털이 많이 빠지는 애완견이나 동물은 가급적 키우지 않는다.
5. 먼지, 온도의 변화, 담배연기나 매연, 화장품, 스트레스 등도 원인인자이다.

약물요법

항히스타민제를 사용하여 알러지를 완하시킨다.
혈관수축제를 복용하거나 분무하여 코막힘 증상을 풀어준다.
국소스테로이드제 분무액을 코점막에 뿌려준다.

면역요법

원인이 되는 물질을 피부 반응검사를 통하여 찾아낸 후 그 물질을 조금씩 계속 투약해 면역력을 기르도록 하는 치료법인데 2-3년 긴 시간이 걸리는 체질개선법이다.

코가 막혔을 때 뿌려 주는 약품은 3일 이상 계속 사용하지 않는다. 이런 약물은 말초혈관을 수축시켜서 콧물이 나오는 것을 막아 주지만 국소적 비충혈제거제는 반동성비출혈을 일으키기 때문이다.

Episode 21 · 미토콘드리아 마을

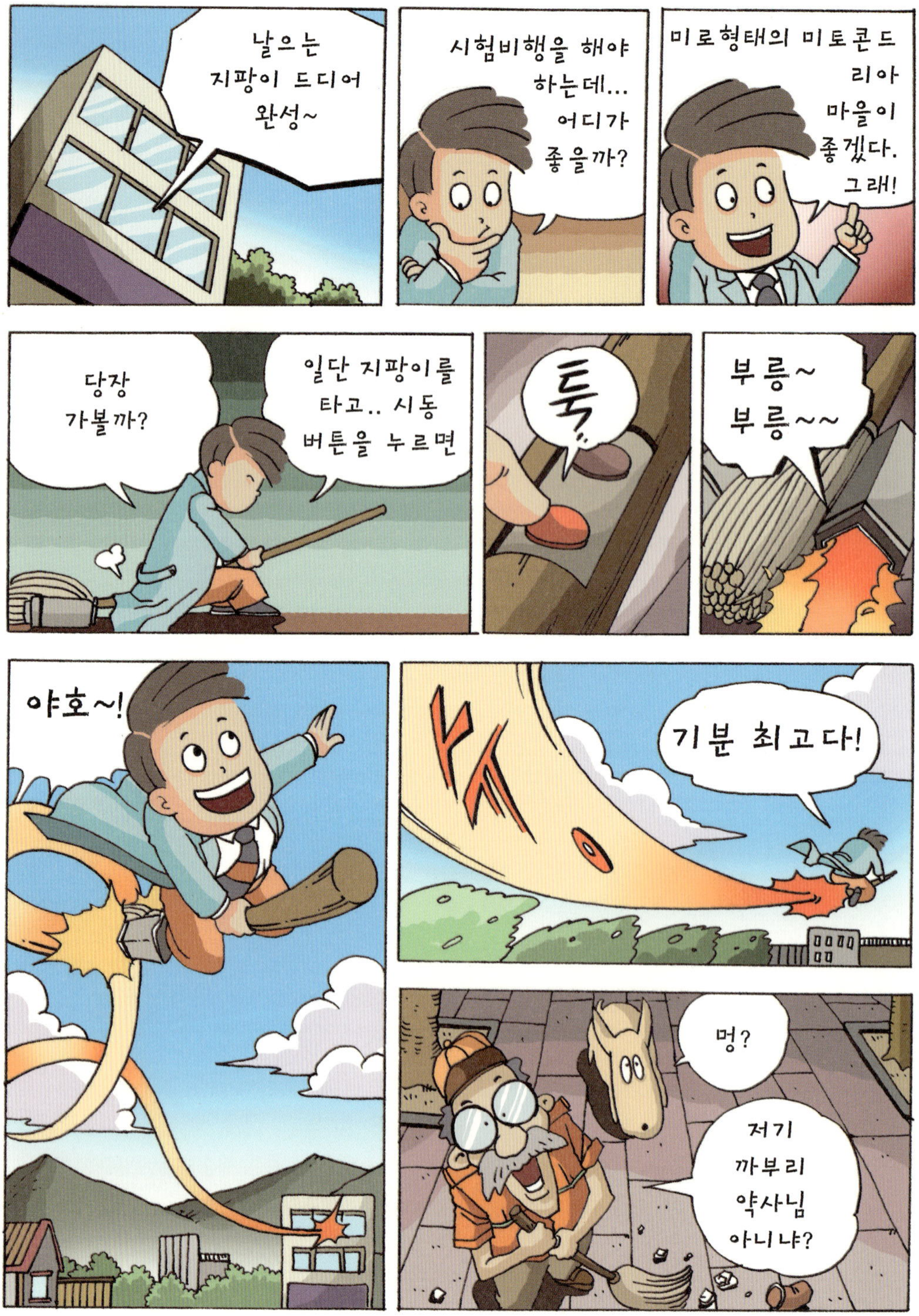
날으는 지팡이 드디어 완성~
시험비행을 해야 하는데... 어디가 좋을까?
미로형태의 미토콘드리아 마을이 좋겠다. 그래!
당장 가볼까?
일단 지팡이를 타고.. 시동 버튼을 누르면
툭
부릉~ 부릉~~
야호~!
기분 최고다!
멍?
저기 까부리 약사님 아니냐?

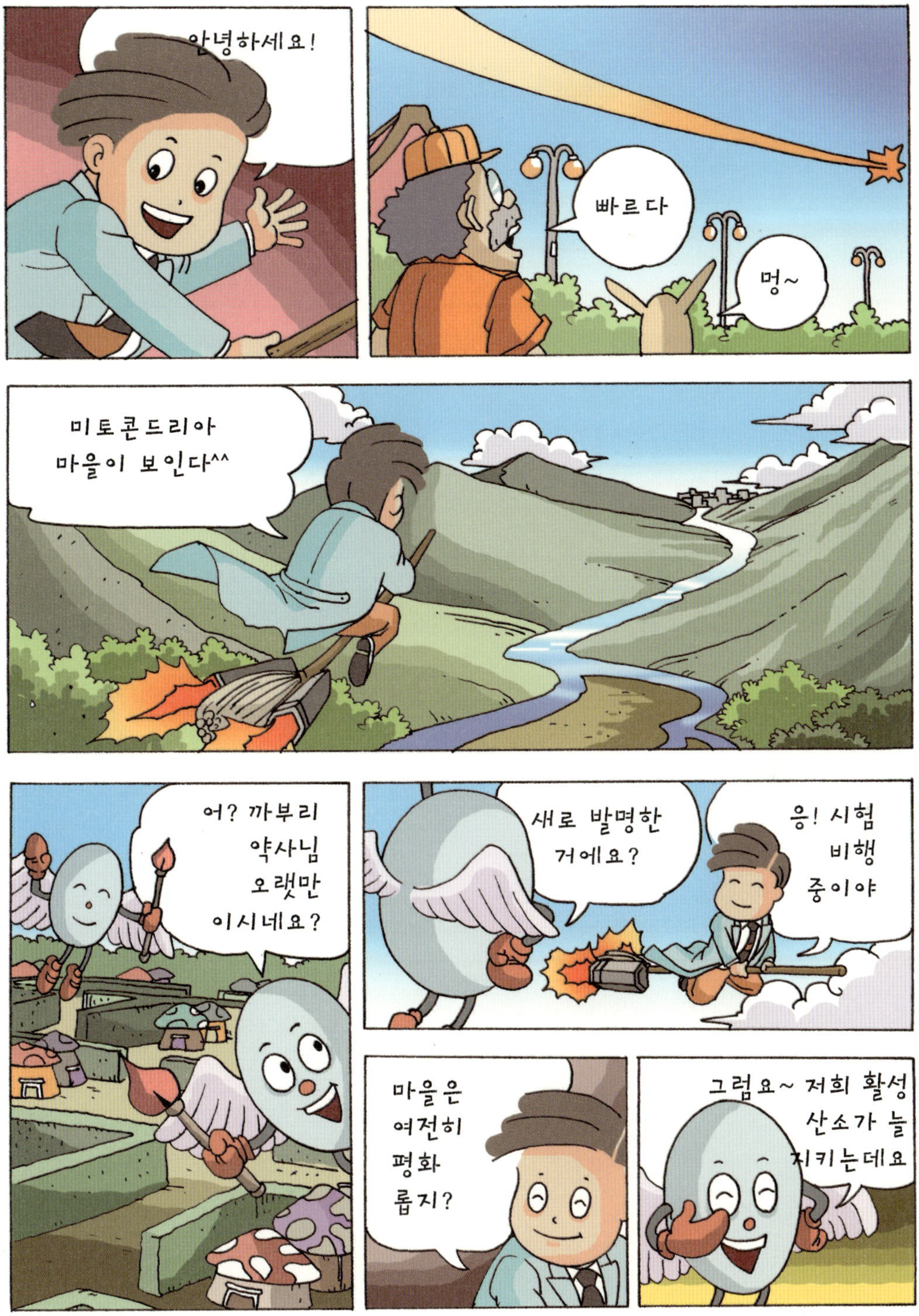
안녕하세요!
빠르다
멍~
미토콘드리아
마을이 보인다^^
어? 까부리
약사님
오랫만
이시네요?
새로 발명한
거에요?
응! 시험
비행
중이야
마을은
여전히
평화
롭지?
그럼요~ 저희 활성
산소가 늘
지키는데요

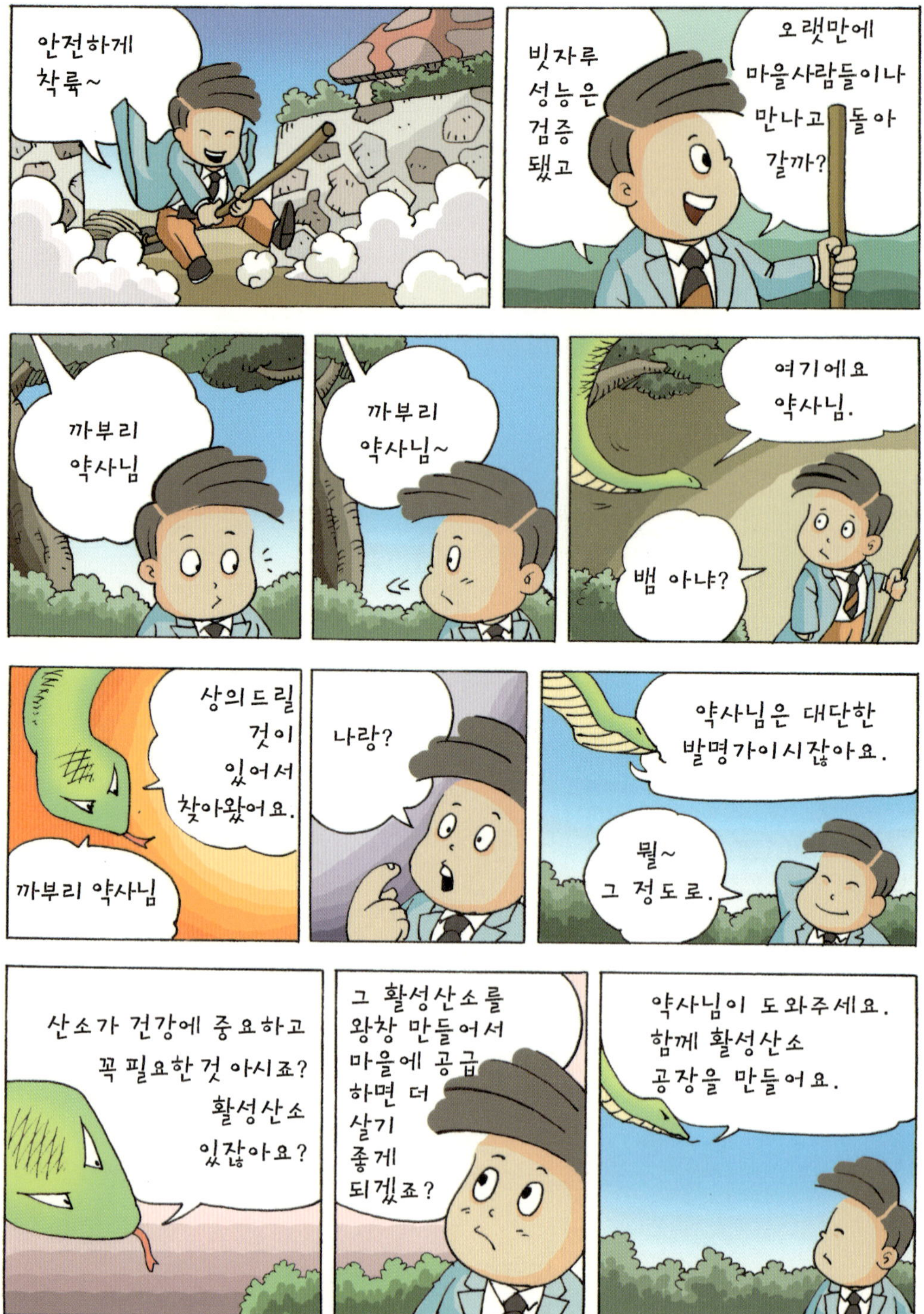

안전하게 착륙~
빗자루 성능은 검증 됐고
오랫만에 마을사람들이나 만나고 돌아 갈까?
까부리 약사님
까부리 약사님~
여기에요 약사님.
뱀 아냐?
까부리 약사님
상의드릴 것이 있어서 찾아왔어요.
나랑?
약사님은 대단한 발명가이시잖아요.
뭘~ 그 정도로.
산소가 건강에 중요하고 꼭 필요한 것 아시죠? 활성산소 있잖아요?
그 활성산소를 왕창 만들어서 마을에 공급하면 더 살기 좋게 되겠죠?
약사님이 도와주세요. 함께 활성산소 공장을 만들어요.

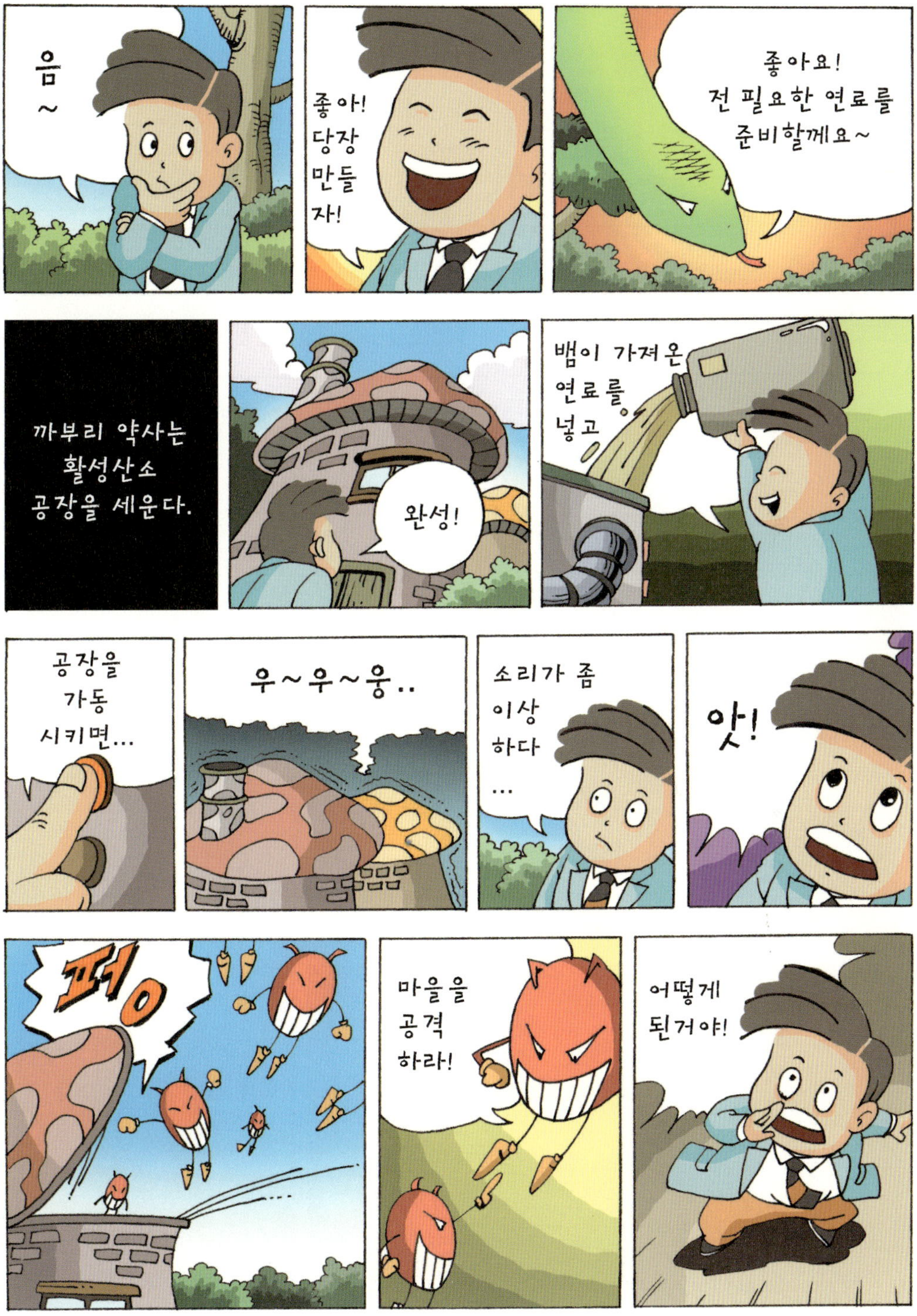
음~
좋아! 당장 만들자!
좋아요! 전 필요한 연료를 준비할께요~
까부리 약사는 활성산소 공장을 세운다.
완성!
뱀이 가져온 연료를 넣고
공장을 가동 시키면…
우~우~웅..
소리가 좀 이상하다 …
앗!
펑
마을을 공격하라!
어떻게 된거야!

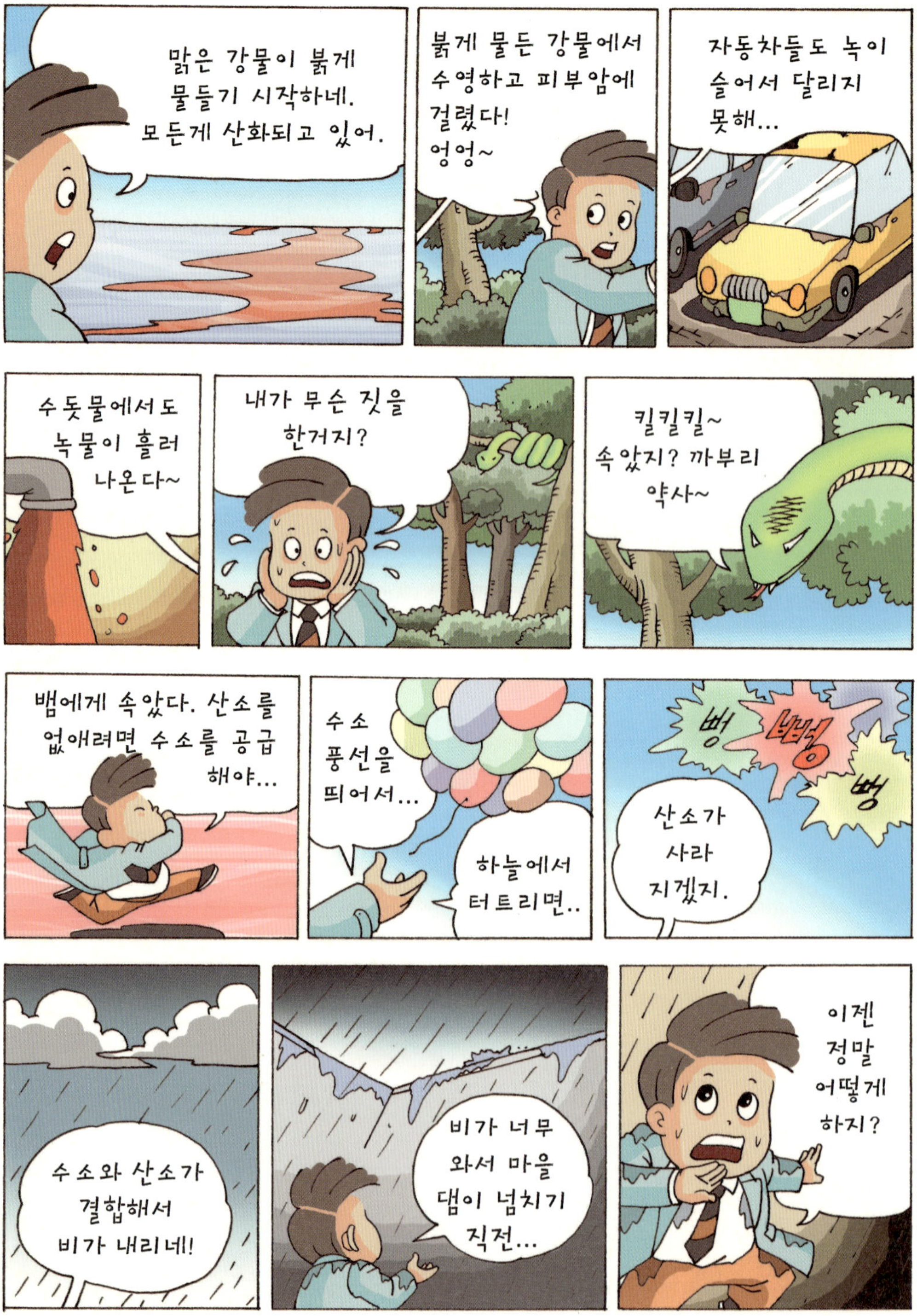
맑은 강물이 붉게 물들기 시작하네. 모든게 산화되고 있어.
붉게 물든 강물에서 수영하고 피부암에 걸렸다! 엉엉~
자동차들도 녹이 슬어서 달리지 못해…
수돗물에서도 녹물이 흘러 나온다~
내가 무슨 짓을 한거지?
킬킬킬~ 속았지? 까부리 약사~
뱀에게 속았다. 산소를 없애려면 수소를 공급 해야…
수소 풍선을 띄어서…
하늘에서 터트리면..
빵
빠빵
빵
산소가 사라 지겠지.
수소와 산소가 결합해서 비가 내리네!
비가 너무 와서 마을 댐이 넘치기 직전…
이젠 정말 어떻게 하지?

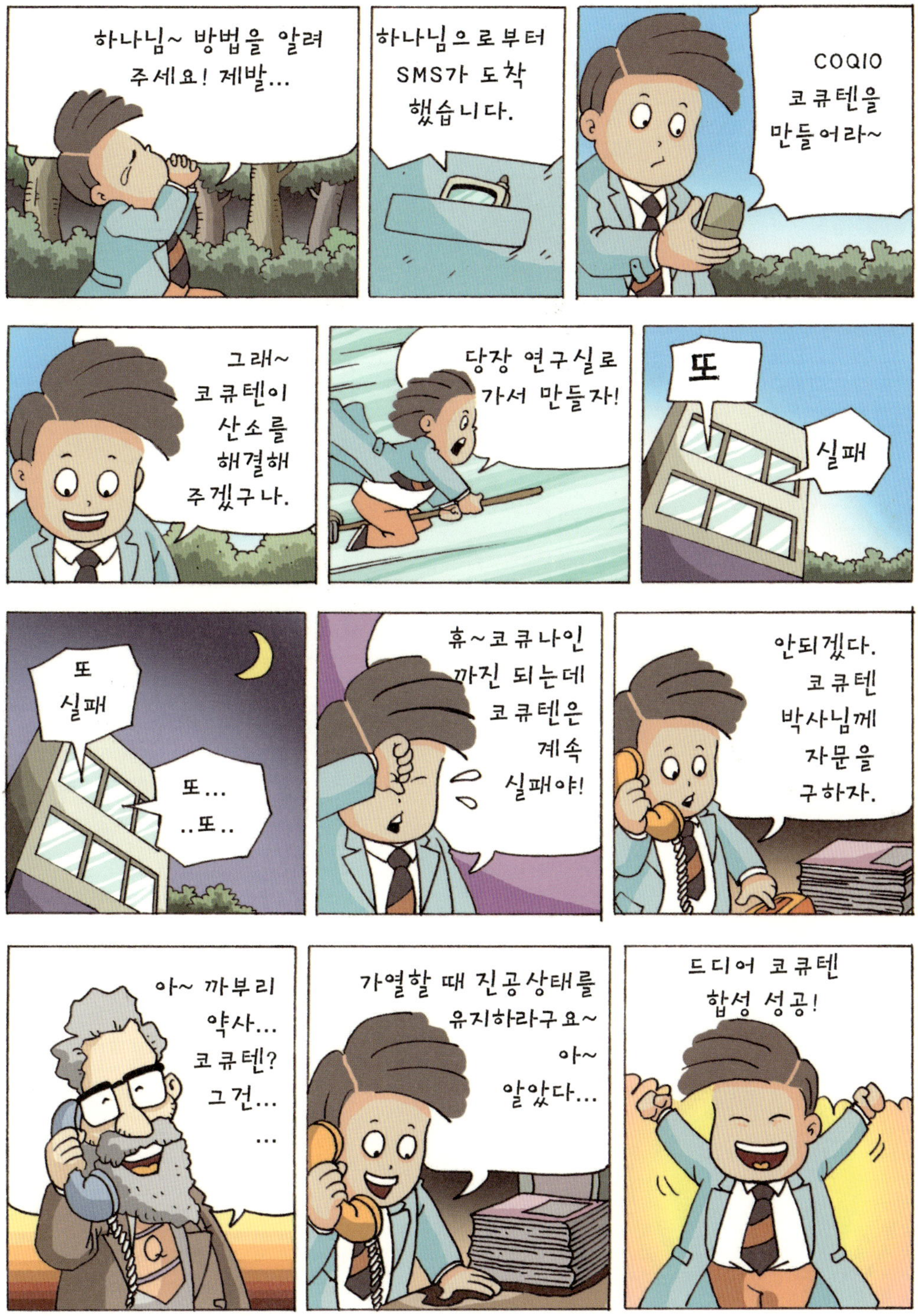
하나님~ 방법을 알려 주세요! 제발...
하나님으로부터 SMS가 도착 했습니다.
COQ10 코큐텐을 만들어라~
그래~ 코큐텐이 산소를 해결해 주겠구나.
당장 연구실로 가서 만들자!
또
실패
또 실패
또... ..또..
휴~코큐나인 까진 되는데 코큐텐은 계속 실패야!
안되겠다. 코큐텐 박사님께 자문을 구하자.
아~ 까부리 약사... 코큐텐? 그건... ...
가열할 때 진공상태를 유지하라구요~ 아~ 알았다...
드디어 코큐텐 합성 성공!

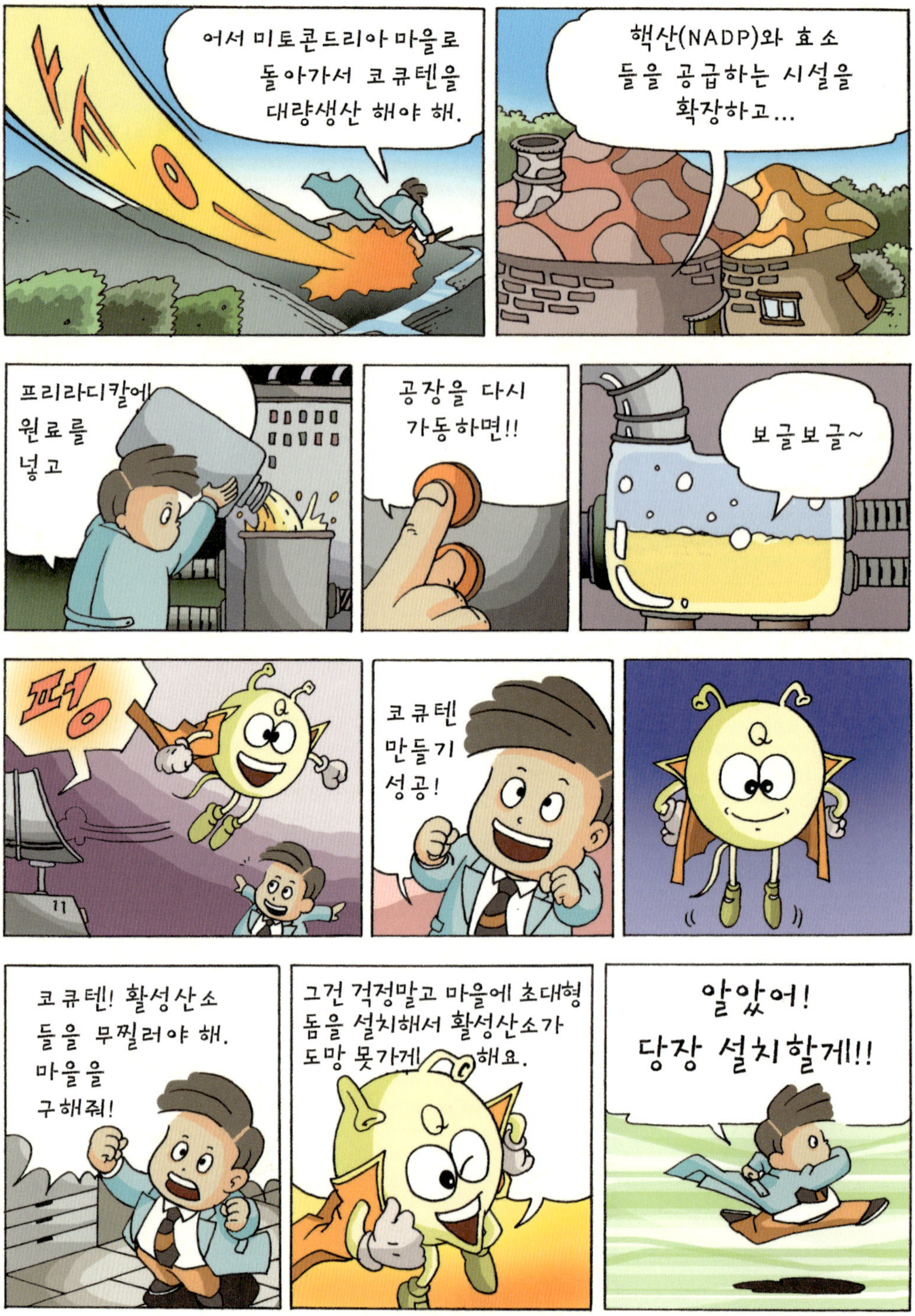
슈우우
어서 미토콘드리아 마을로 돌아가서 코큐텐을 대량생산 해야 해.
핵산(NADP)와 효소들을 공급하는 시설을 확장하고...
프리라디칼에 원료를 넣고
공장을 다시 가동하면!!
보글보글~
펑
코큐텐 만들기 성공!
코큐텐! 활성산소들을 무찔러야 해. 마을을 구해줘!
그건 걱정말고 마을에 초대형 돔을 설치해서 활성산소가 도망 못가게 해요.
알았어! 당장 설치할게!!!

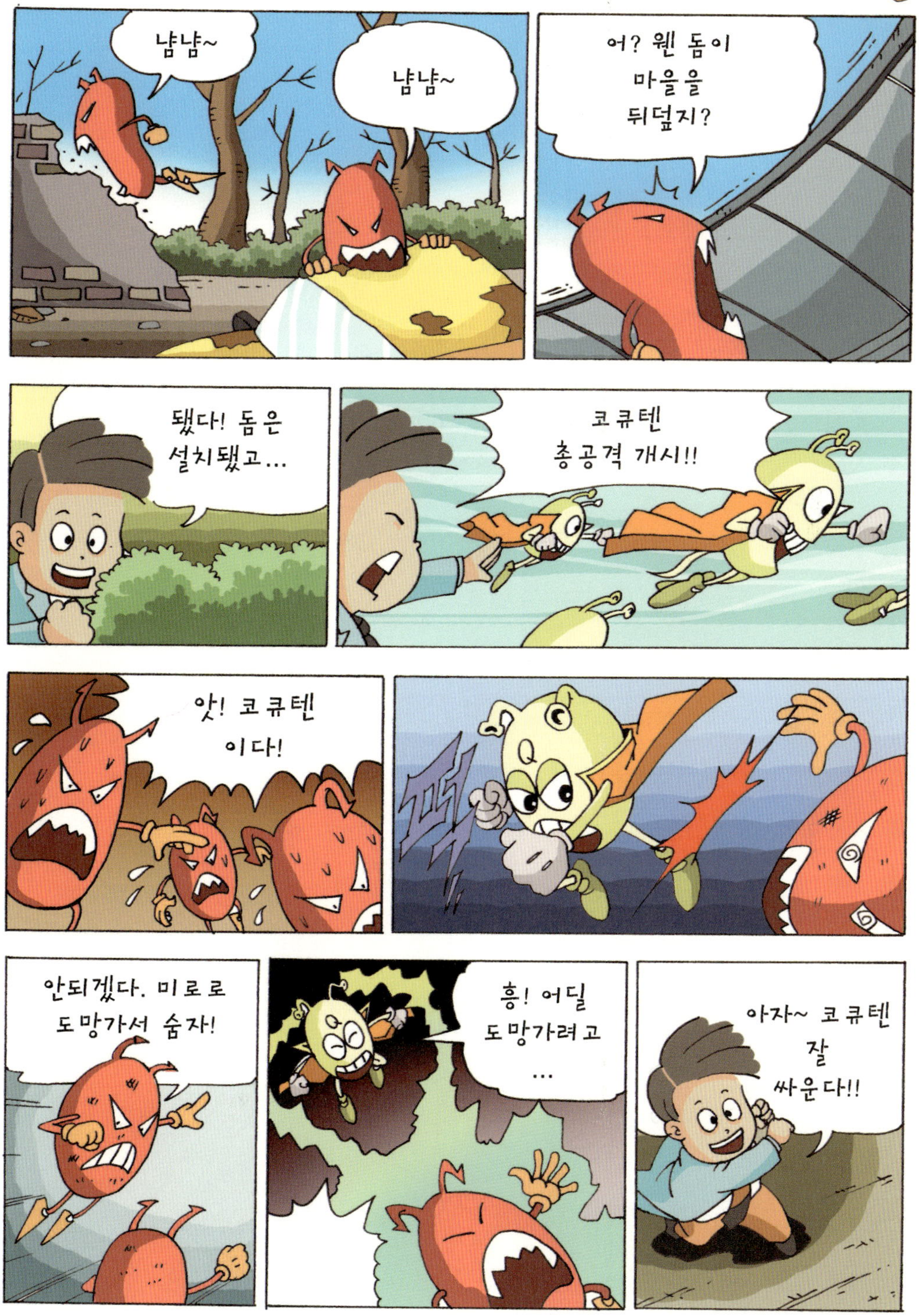
냠냠~
냠냠~
어? 웬 돔이 마을을 뒤덮지?
됐다! 돔은 설치됐고...
코큐텐 총공격 개시!!
앗! 코큐텐 이다!
퍽
안되겠다. 미로로 도망가서 숨자!
흥! 어딜 도망가려고 ...
아자~ 코큐텐 잘 싸운다!!

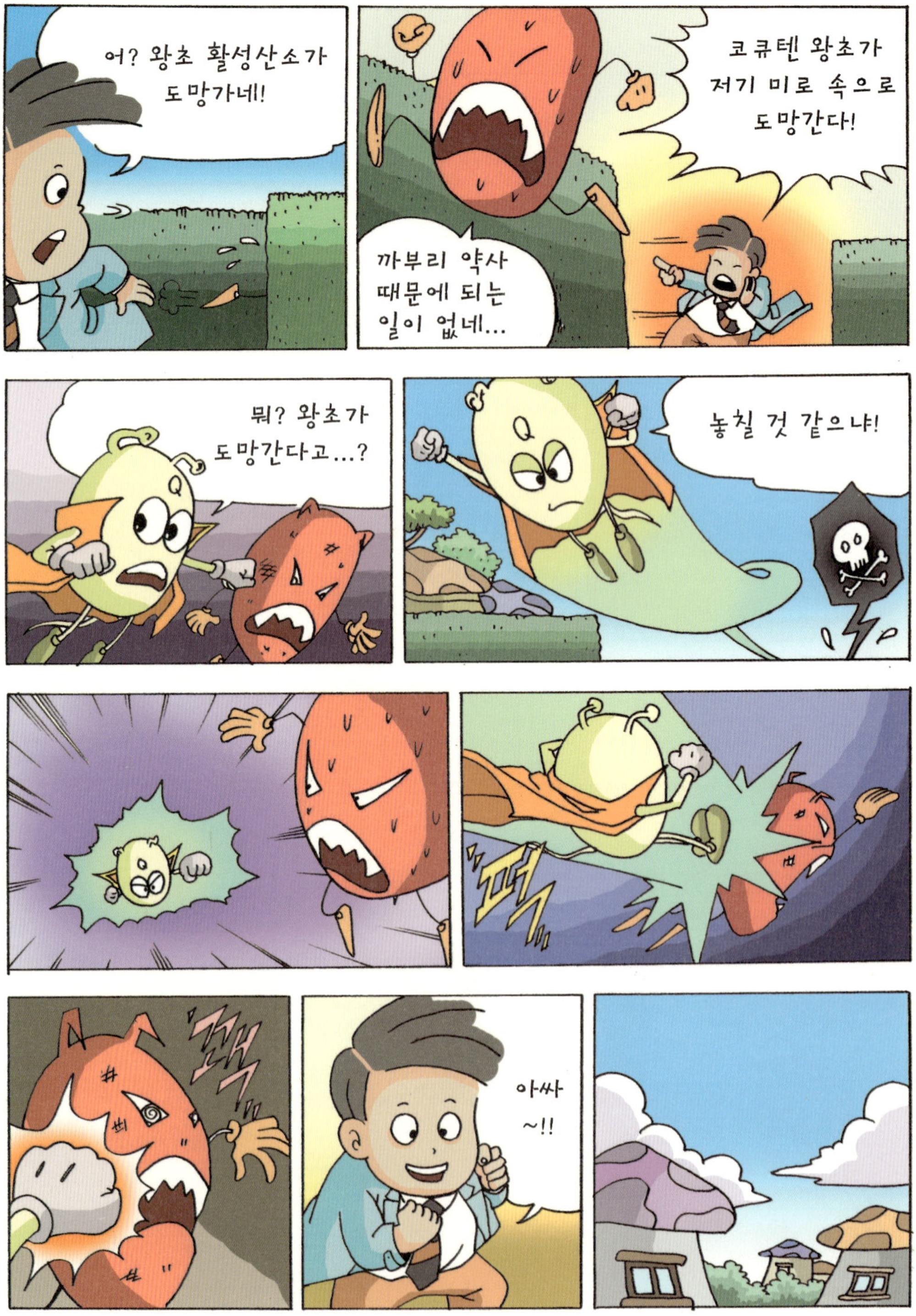
어? 왕초 활성산소가
도망가네!
코큐텐 왕초가
저기 미로 속으로
도망간다!
까부리 약사
때문에 되는
일이 없네...
뭐? 왕초가
도망간다고...?
놓칠 것 같으냐!
퍽
꽈닥
아싸
~!!

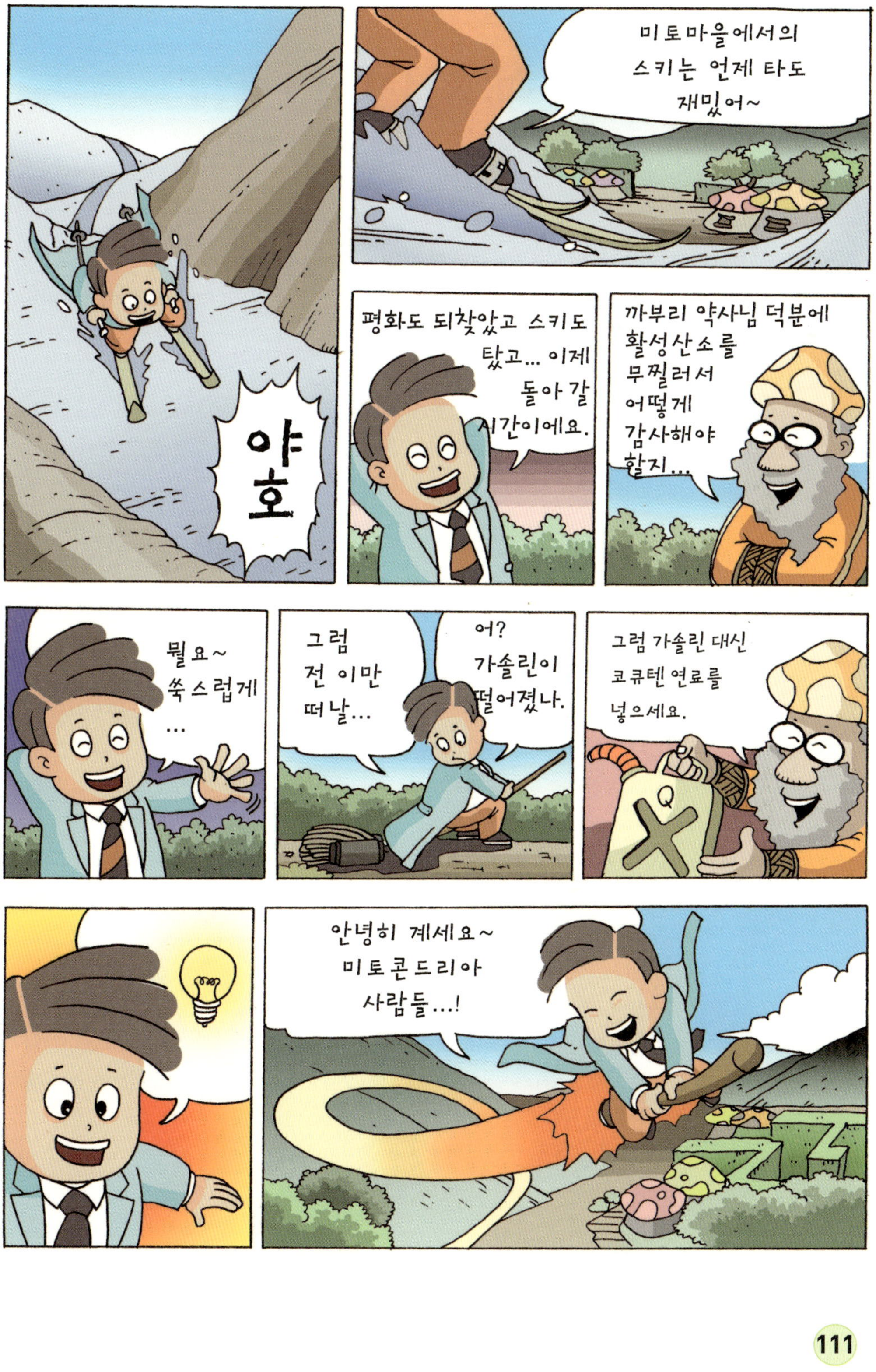

야호
미토마을에서의 스키는 언제 타도 재밌어~
평화도 되찾았고 스키도 탔고... 이제 돌아 갈 시간이에요.
까부리 약사님 덕분에 활성산소를 무찔러서 어떻게 감사해야 할지...
뭘요~ 쑥스럽게 ...
그럼 전 이만 떠날...
어? 가솔린이 떨어졌나.
그럼 가솔린 대신 코큐텐 연료를 넣으세요.
안녕히 계세요~ 미토콘드리아 사람들...!

Episode 21

코엔자임 Q-10

비타민Q라고 불리우는 CoenzymeQ10 은 차세대 항산화제로 불리운다.

비타민Q라는 이름으로 새롭게 등장한 코엔자임큐텐은 미토콘드리아의 세포막에 존재하면서 우리 몸의 세포들이 필요로 하는 생체 에너지 ATP가 잘 생성되도록 돕는 보조효소이다.

코큐텐은 처음에는 심장과 관련된 질병과 유방암 등에 많이 적용하여 사용되어 왔으나 지금은 응용범위가 광범위해져 고혈압, 동맥경화, 당뇨 등 대사증후군의 질환에도 사용되고 피부노화가 진행되는 것를 막아주므로 기능성 화장품에도 널리 적용되고 있다.

식품 중에 코큐텐이 많이 들어 있는 것은 정어리, 쇠고기, 닭고기, 돼지고기, 송어, 연어, 삶은 닭걀, 브로콜리 등으로 채소 보다 육류에 많이 들어있다.

활성산소

우리는 숨을 쉬면서 산소는 마시고 이산화탄소를 내뱉는다. 그래서 산소는 좋은 것, 이산화탄소는 나쁜 것으로 세뇌되어 왔다. 그런데 산소와 비슷한 활성산소는 또 무언가?

활성산소는 동물과 식물의 모든 체내에 존재하고 있으며 우리 몸속으로 들어온 나쁜 이물질(세균, 바이러스 등)을 없애준다. 그러나 이렇게 좋은 활성산소도 너무 많아지면 오히려 우리 몸의 정상적인 세포까지 공격하게 되어 여러가지 병을 일으킨다. 또 노화(老化)의 원인이 되기도 하기에 유해산소라고 부르게 되었다. 우리가 호흡을 통해 마시는 산소중 대부분은 몸속에서 물과 이산화탄소로 배출되고 그 중 1-5% 정도는 활성산소가 된다. 이렇게 생긴 활성산소는 몸에서 행패를 부리어 몸속의 지방을 부패시키고 단백질, 탄수화물 성분까지도 망가뜨리고 못 살게 괴롭히고 DNA까지 공격하여 유전정보 자체를 망가 뜨려 예기치 못한 암을 일으키기도 한다. 이런 활성산소를 해결해 주는 물질이 항산화제이다.

주요 천연 항산화물질

항산화제 종류로는 비타민, 식물성영양소, 미네랄, 코엔자임Q10 등이 있다.

이런 물질들은 혈전이 생기는 것을 막아주고 혈관을 튼튼하게 해준다.

주요 항산화 물질과 함유 식품

1. 베타 카로틴: 살구, 머스크멜론, 당근, 양배추, 케일, 겨자잎, 복숭아, 호박
2. 비타민 C: 브로콜리, 싹양배추, 머스크멜론, 꽃양배추, 감귤류(레몬)
3. 비타민 E: 아몬드, 맥아, 종실류, 아보카도, 땅콩, 고구마.
4. 안토시아닌: 블루베리, 포도씨
5. 라이코펜: 토마토, 살구, 자몽, 망고, 오렌지, 복숭아, 파파야, 수박, 항미란
6. 루테인과 지아잔틴: 케일, 마리골드, 브로콜리, 시금치, 호박, 싹양배추, 셀러리, 부추
7. 리포산: 잎이 넓은 청록색 채소, 시금치, 브로콜리, 항미란
8. 폴리페놀: 사과, 감귤류, 아마인, 양파, 땅콩, 흑마늘, 쌀
9. 쿨쿠민:울금(커리의 재료)
10. 이소플라본:콩
11. 카테킨:녹차
12. 프로폴리스:벌집
13. 제아잔틴:옥수수
14. 라베스테롤:적포도주
15. 마그네슘(Mg): 콩, 엽록소 채소, 항미란
16.아연(Zn): 굴, 계란, 육류 셀레늄: 통곡, 생선, 항미란

Episode 22 · 핫스톤

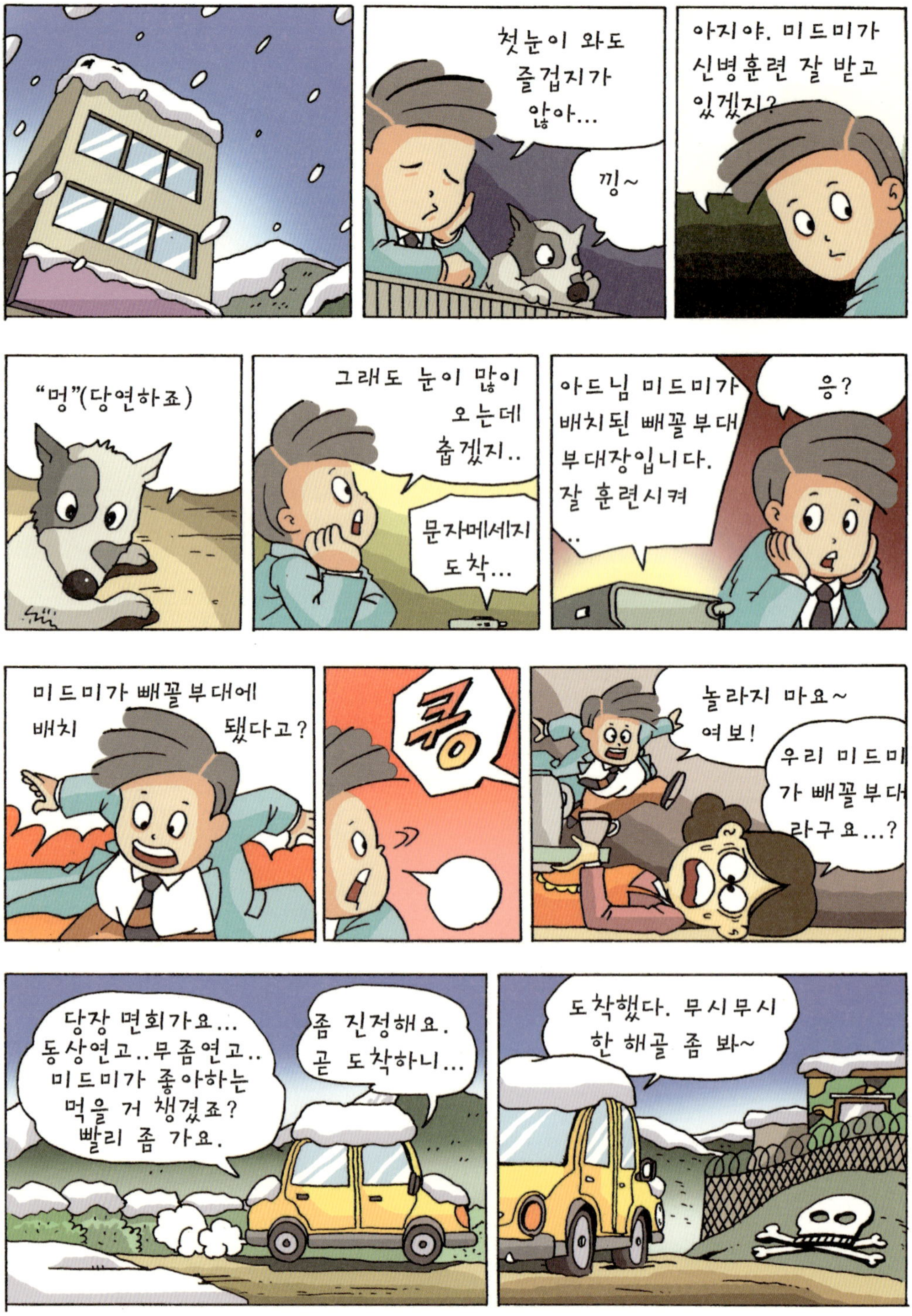

첫눈이 와도 즐겁지가 않아…
낑~
아지야. 미드미가 신병훈련 잘 받고 있겠지?
"멍"(당연하죠)
그래도 눈이 많이 오는데 춥겠지..
문자메세지 도착…
아드님 미드미가 배치된 빼꼴부대 부대장입니다. 잘 훈련시켜..
응?
미드미가 빼꼴부대에 배치 됐다고?
쿵
놀라지 마요~ 여보!
우리 미드미가 빼꼴부대라구요…?
당장 면회가요… 동상연고..무좀연고.. 미드미가 좋아하는 먹을 거 챙겼죠? 빨리 좀 가요.
좀 진정해요. 곧 도착하니…
도착했다. 무시무시한 해골 좀 봐~

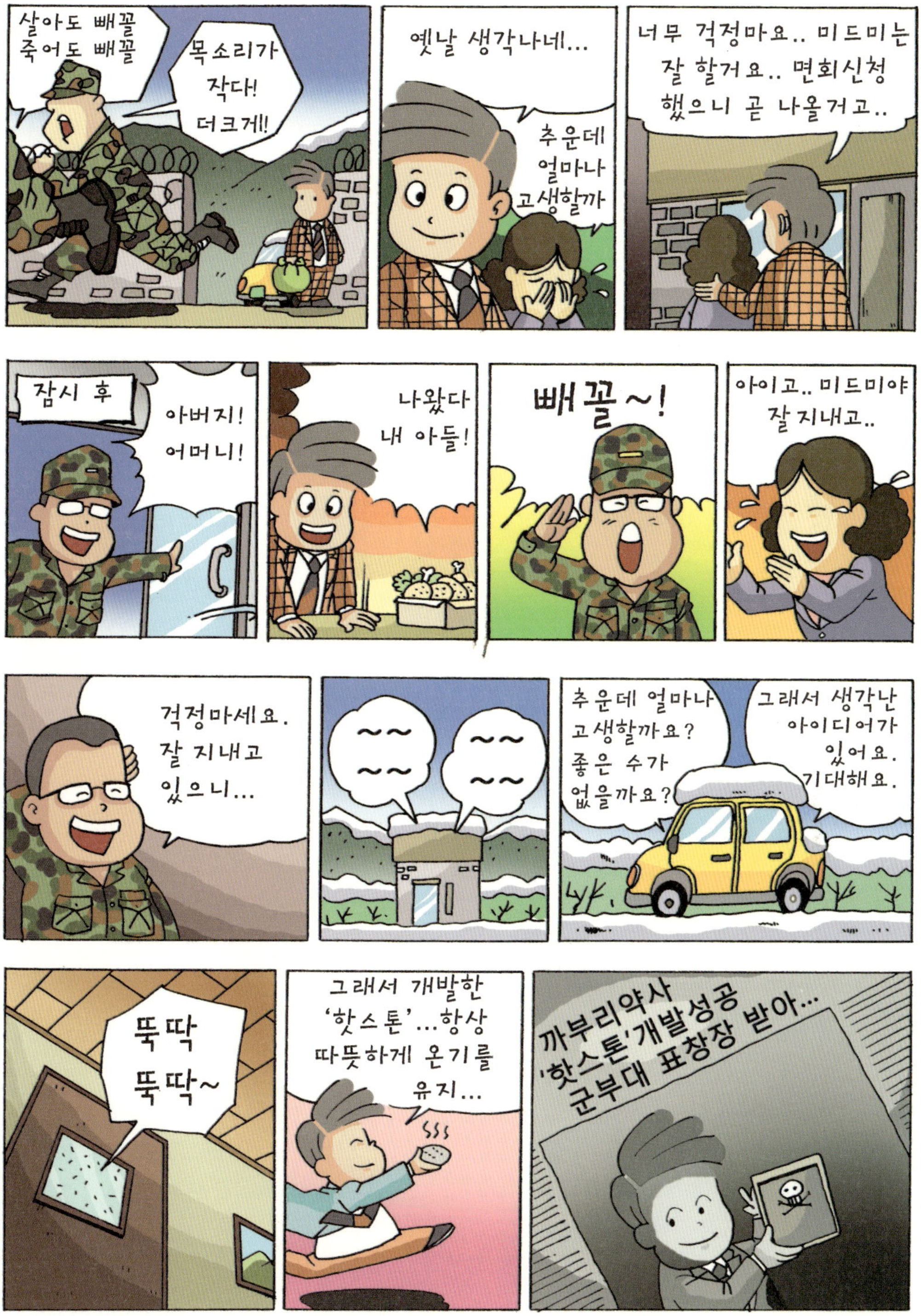
살아도 빼꼴
죽어도 빼꼴
목소리가 작다! 더크게!!
옛날 생각나네...
추운데 얼마나 고생할까
너무 걱정마요.. 미드미는 잘 할거요.. 면회신청 했으니 곧 나올거고..
잠시 후
아버지! 어머니!
나왔다 내 아들!
빼꼴~!
아이고.. 미드미야 잘 지내고..
걱정마세요. 잘 지내고 있으니...
~~ ~~
~~ ~~
추운데 얼마나 고생할까요? 좋은 수가 없을까요?
그래서 생각난 아이디어가 있어요. 기대해요.
뚝딱 뚝딱~
그래서 개발한 '핫스톤'...항상 따뜻하게 온기를 유지...
까부리약사 '핫스톤'개발성공 군부대 표창장 받아...

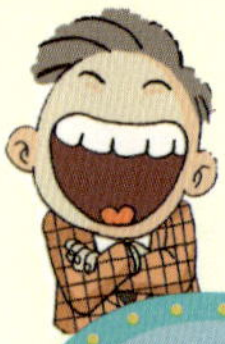

Episode 22 동상

흔히 동상을 군인들이나 걸린다고 생각하기 쉽지만 여성에게서 걸리기 쉽다. 몸을 따뜻하게 하려는 것보다 패션에 더 촛점을 둔 여성의류는 보온에 취약하다. 특히 스키, 스노보드 등 겨울 스포츠에 빠지다보면 스키장 동상에 걸리게 된다. 동상은 정도가 심하면 후유증이 심하다.

동상이 뼈나 관절에 침범하면 관절염이 생길 수 있고 조직이 괴사되면 절단하는 수도 있다. 어린 아이의 경우에 동상이 걸리면 성장판이 손상돼 손, 발가락이 짧아지는 경우도 있다. 특히 당뇨병 환자는 혈액순환이 안되므로 동상에 걸리지 않도록 조심해야 한다.

동상에 걸리면 혈액순환이 되지 않아 혈관이 막혀 붓게 된다. 혈관만 이상이 오는 것이 아니라 교감신경에도 영향을 주게 되어 감각이 둔해지고 땀이 많이 나게 되므로 무좀도 생기고 냄새가 나게 된다.

치료방법은

가벼운 동상인 경우 동상 부위를 감각이 돌아올 때까지 따뜻한 물에 담근다. 동상정도가 심해지면 혈관이 파괴되고 출혈이 생기고 방치하면 피부가 괴사된다. 동상에 걸리면 감각이 둔해지므로 상처를 입기도 쉽고 물집을 터트리면 세균감염이 일어날 수 있으므로 가렵다고 긁거나 물집을 절대로 터트리면 안된다. 가려움 증이 있으면 항히스타민제를 사용하거나 칼라민 로션을 발라준다. 통증이 있으면 소염진통제를 사용하며, 물집이 생겼거나 상처가 있으면 바셀린 등으로 발라준다. 상처로 인하여 세균감염이 우려되면 항생제를 써야 한다.

동상을 예방하려면

체온 유지를 잘 해 주어야 한다. 옷을 마른 상태로 유지하며 얇은 옷을 여러 겹 겹쳐 입는 것이 두꺼운 옷보다 낫다. 발은 동상에 걸릴 가능성이 가장 큰 부위이므로 양말이 땀과 눈에 젖으면 빨리 갈아 신는다. 스키장에선 가급적 2,3시간 간격으로 휴식을 취하고 신발을 벗고 손으로 발가락을 주물러 준다.

추위용 식품과 더위용 식품

식품 중에는 우리 몸에서 열이 나게하는 열성식품이 있고 몸을 차갑게 식혀 주는 냉성식품이 있으므로 계절에 따라 잘 응용하면 더위와 추위를 잘 견디는데 도움이 된다.

열성식품

1. 팥, 조, 수수, 찹쌀
2. 대추차, 생강차, 모과차
3. 향신료-고추, 마늘, 파, 후추, 겨자, 계피
4. 김장김치, 미나리, 부추
5. 호박시루떡, 호두, 잣, 땅콩, 밤 ,곶감
6. 닭고기, 새우, 연어, 해삼
7. 참깨, 들깨, 참기름, 들기름
8. 매실, 모과, 석류

냉성식품

1. 보리, 메밀, 녹두
2. 시금치, 비듬나물, 버섯, 고사리
3. 사과, 배, 귤, 녹차
4. 김, 파래, 다시마
5. 수박, 포도, 참외, 오이, 토마토, 바나나

중성식품

1. 쌀, 옥수수, 콩, 검은깨
2. 돼지고기, 소고기, 조기, 장어
3. 계란, 굴, 우유
4. 은행, 호박씨

Episode 23 · 니코비타 담배

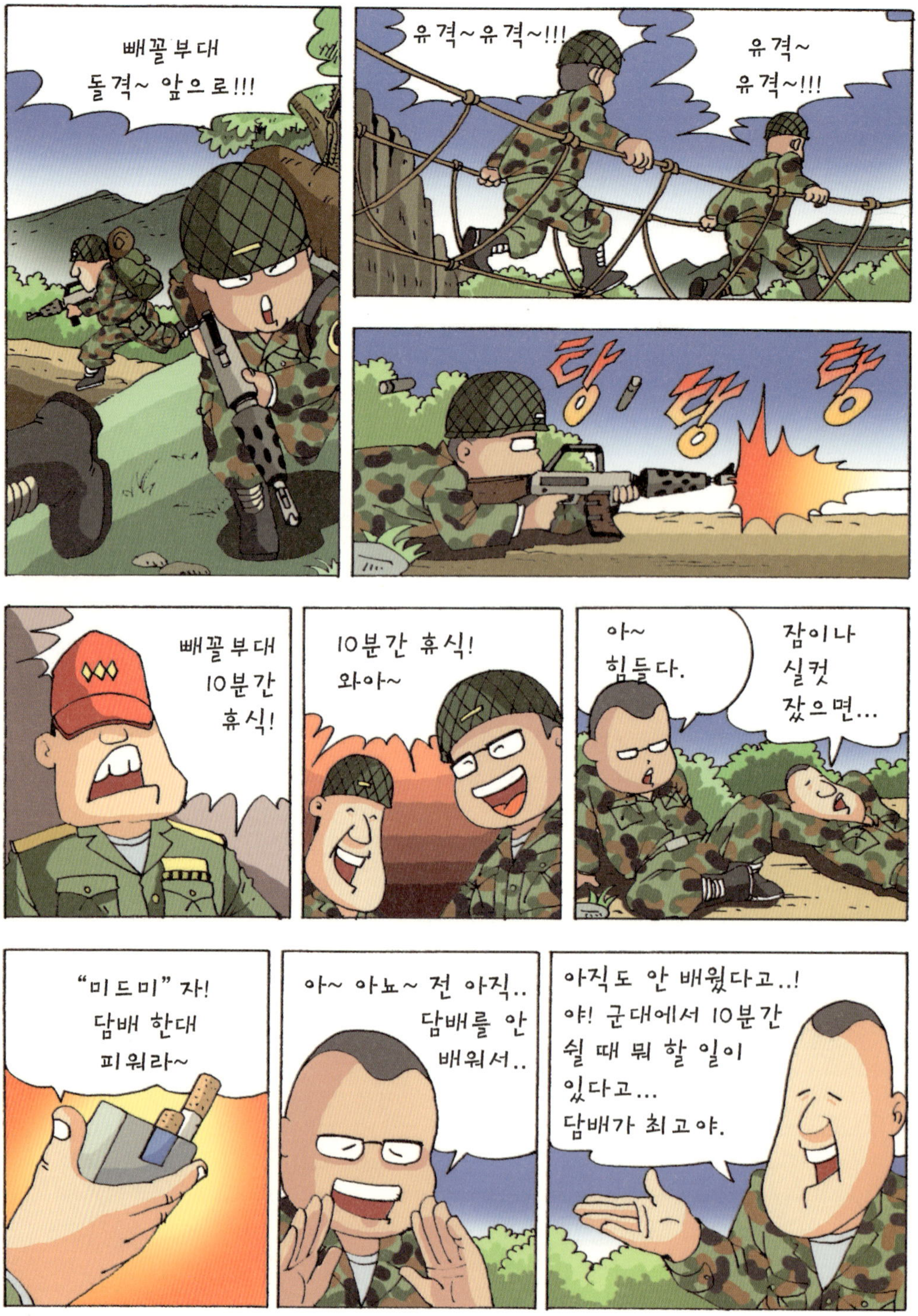
빼꼴부대
돌격~ 앞으로!!!
유격~유격~!!!
유격~
유격~!!!
탕 탕 탕
빼꼴부대
10분간
휴식!
10분간 휴식!
와아~
아~
힘들다.
잠이나
실컷
잤으면...
"미드미" 자!
담배 한대
피워라~
아~ 아뇨~ 전 아직..
담배를 안
배워서..
아직도 안 배웠다고..!
야! 군대에서 10분간
쉴 때 뭐 할 일이
있다고...
담배가 최고야.

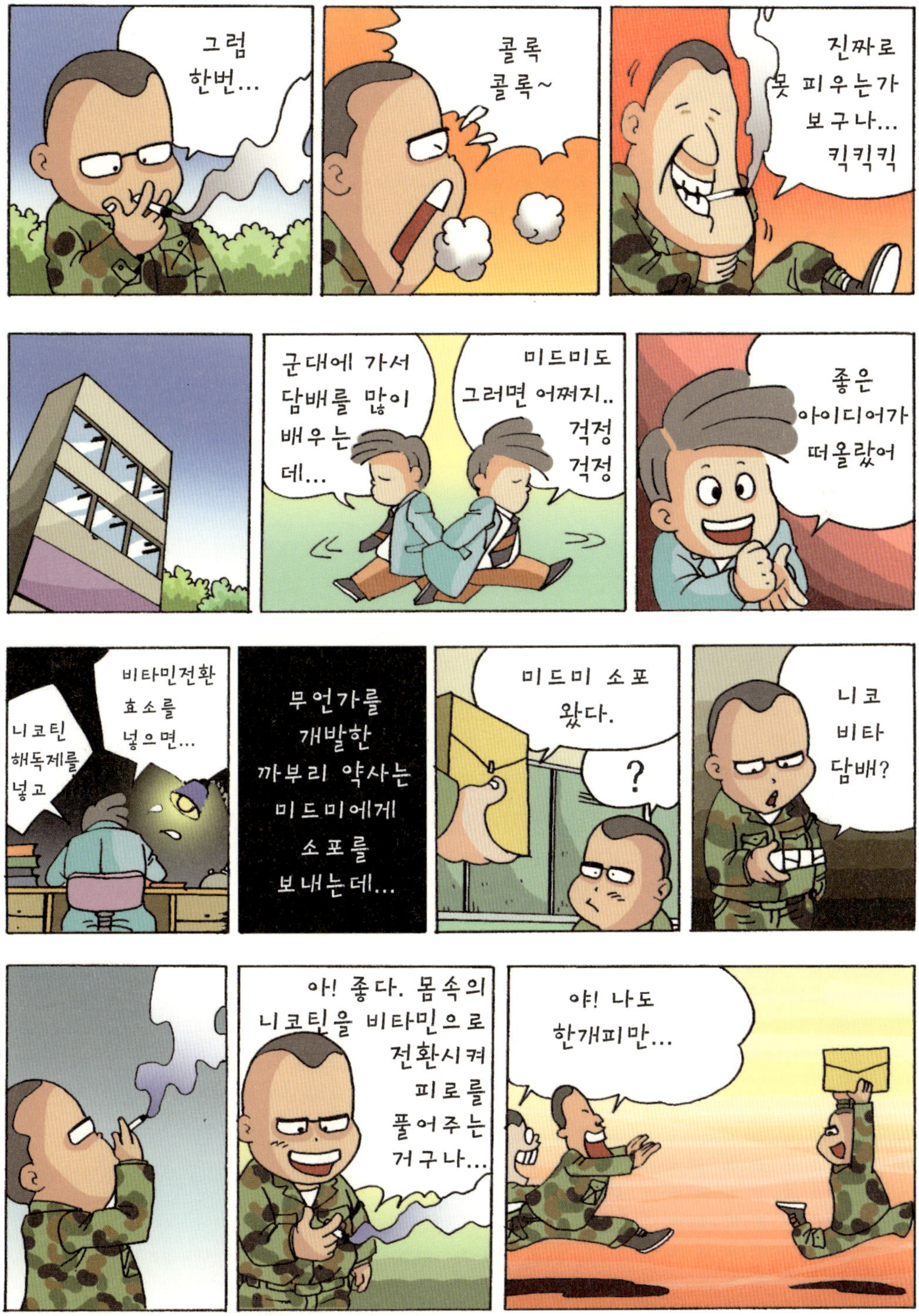
그럼 한번...
콜록 콜록~
진짜로 못 피우는가 보구나... 킥킥킥
군대에 가서 담배를 많이 배우는 데...
미드미도 그러면 어쩌지.. 걱정 걱정
좋은 아이디어가 떠올랐어
니코틴 해독제를 넣고
비타민전환 효소를 넣으면...
무언가를 개발한 까부리 약사는 미드미에게 소포를 보내는데...
미드미 소포 왔다.
?
니코 비타 담배?
아! 좋다. 몸속의 니코틴을 비타민으로 전환시켜 피로를 풀어주는 거구나...
야! 나도 한개피만...

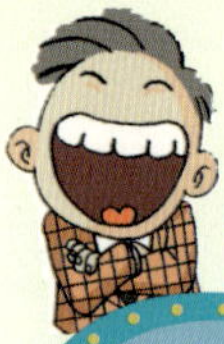

Episode 23 담배

담배는 기호품이 아니라 마약이며 독이다.

왜 정부는 마약을 만들어 이익을 남기는가?

담배를 마약으로 규정해 철저히 폐기해야 한다.

오직 그 방법만이 담배 사용을 줄일 수 있는 유일한 길이다.

담배가 맨 처음에 우리나라에 들어 왔을 때 배앓이에 약 대신 사용되었다.

영국에서도 1665년 전염병이 유행할 때 남자는 물론 여자아이까지도 열심히 담배를 피워 전염병을 피하려고 했던 것을 보면 참 우습다.

담배연기 속에는 43가지나 되는 발암물질이 들어 있다. 그 중에서도 연기 속에 있는 과산화수소가 폐암을 일으킨다. 담배로 인해 생기는 모든 폐암의 약 85%가 비소세포폐암이다. 연기 속에 있는 아미노비페닐이라는 물질은 방광암을 발생시킨다.

담배를 피우면 관상동맥 혈관내막을 파괴하고 상처를 내는 등 나쁜 영향을 줘 비흡연자 보다 협심증과 심근경색증을 일으킬 가능성이 3배나 높아진다. 간접 흡연에 노출되면 자기도 모르게 니코틴이 흡수되어 건강을 해치게 된다. 니코틴은 몸에서 대사과정을 거치면서 코니틴 상태로 소변으로 배출된다.

특히 성장기에 있는 청소년들이 담배를 피우면 키도 덜 자라게 되고 남성호르몬이 감소되어 생식기와 근육이 발달되지 못하게 된다. 변성기에 담배를 비우면 성대에 미세한 염증을 일으키게 되므로 아름다운 목소리가 거칠게 되며 목이 쉬거나 건조하게 된다.

상업광고에 저타르, 저니코틴 등 순한 담배라고 현혹하는 애매한 용어에 속지 말자.

일반 담배보다 농도가 약해 저타르 담배를 더 세게.. 더 깊이 흡입하게 된다. 저타르 담배는 타르는 적다 하더라도 일산화질소 등 연소시 생기는 발암물질이 똑같이 들어있기 때문에 결코 건강에 도움이 되지 못하고 오히려 해가 된다.

금연에 성공하는 법

1. 주변사람들에게 금연을 선포한다.
2. 주위에 재떨이, 라이터, 성냥을 모두 버린다.
3. 조금씩 담배를 줄이겠다는 것은 불가능하다.
   작정하고 완전히 끊는다.
4. 흡연욕구가 생길 때 냉수를 마시거나
   무설탕 껌 또는 무설탕 사탕 목캔디 등을 먹는다.
5. 식사 후에는 반드시 이를 닦는다.
6. 스트레스를 받을 때 크게 심호흡을 여러 번 한다.
7. 금연보조제를 사용한다.

금단증상

오랫동안 중독된 담배를 끊으면 다음 같은 금단증상이 나타난다.

1. 신경과민해져 화를 내게 된다.
2. 안절부절해진다.
3. 집중력이 떨어진다.
4. 기침, 가래가 많이 생긴다.
5. 소화불량, 변비 등이 나타난다.
6. 잠이 오지 않는다.
7. 피곤해진다.
8. 속이 허전하다.

금연보조제

1. 니코레트껌
   니코틴이 함유되어 있어 껌처럼 씹는다.
2. 니코틴패치제
   니코틴 파스를 붙이므로 폐를 상하지 않는다.
3. 니코틴작용억제제(챔픽스)
   니코틴이 들어 있지 않고 니코틴의 작용을 방해하는 약물이다.
   부작용으로 자살충동이 있는 조심스런 약물이므로 유의해야 한다.
4. 그 외 담배처럼 생긴 금연초
   니코틴이 없고 단지 담배피우는 습관을 줄이게 한다.

Episode 24 · 엉터리 무좀약

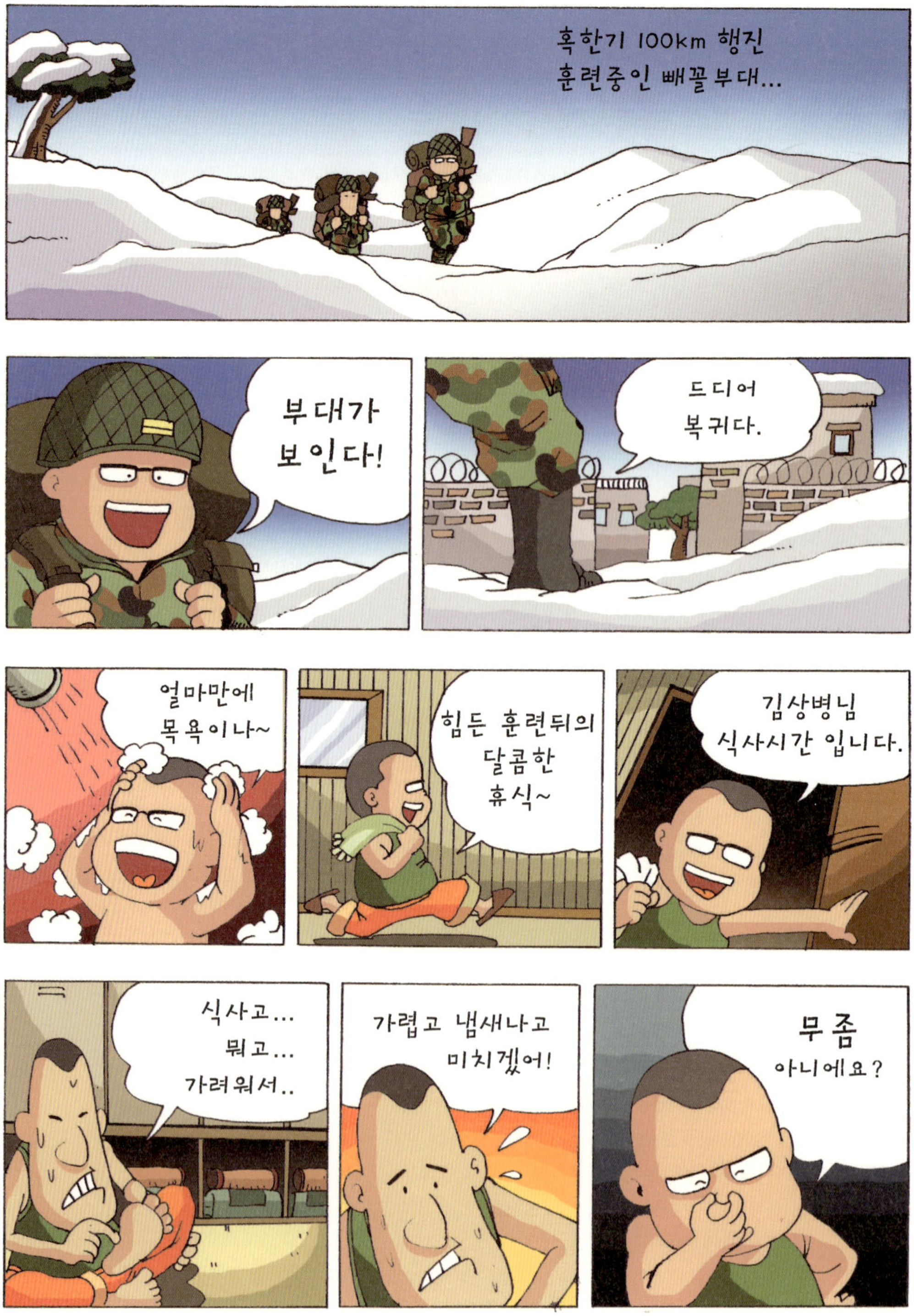

혹한기 100km 행진
훈련중인 빼꼴 부대...
부대가
보인다!
드디어
복귀다.
얼마만에
목욕이냐~
힘든 훈련뒤의
달콤한
휴식~
김상병님
식사시간 입니다.
식사고...
뭐고...
가려워서..
가렵고 냄새나고
미치겠어!
무좀
아니에요?

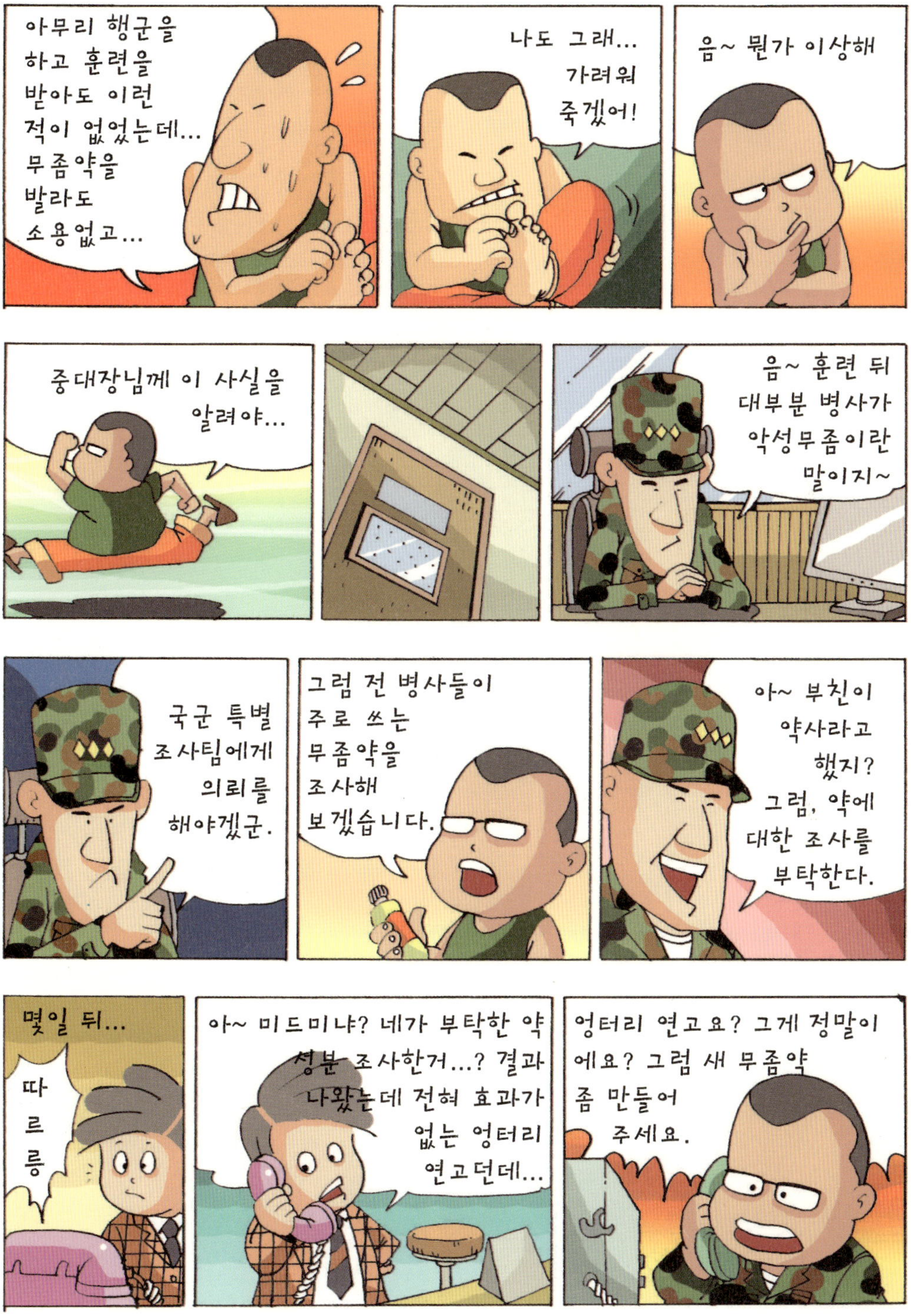
아무리 행군을 하고 훈련을 받아도 이런 적이 없었는데... 무좀약을 발라도 소용없고...
나도 그래... 가려워 죽겠어!
음~ 뭔가 이상해
중대장님께 이 사실을 알려야...
음~ 훈련 뒤 대부분 병사가 악성무좀이란 말이지~
국군 특별 조사팀에게 의뢰를 해야겠군.
그럼 전 병사들이 주로 쓰는 무좀약을 조사해 보겠습니다.
아~ 부친이 약사라고 했지? 그럼, 약에 대한 조사를 부탁한다.
몇일 뒤...
따르릉
아~ 미드미냐? 네가 부탁한 약 성분 조사한거...? 결과 나왔는데 전혀 효과가 없는 엉터리 연고던데...
엉터리 연고요? 그게 정말이에요? 그럼 새 무좀약 좀 만들어 주세요.

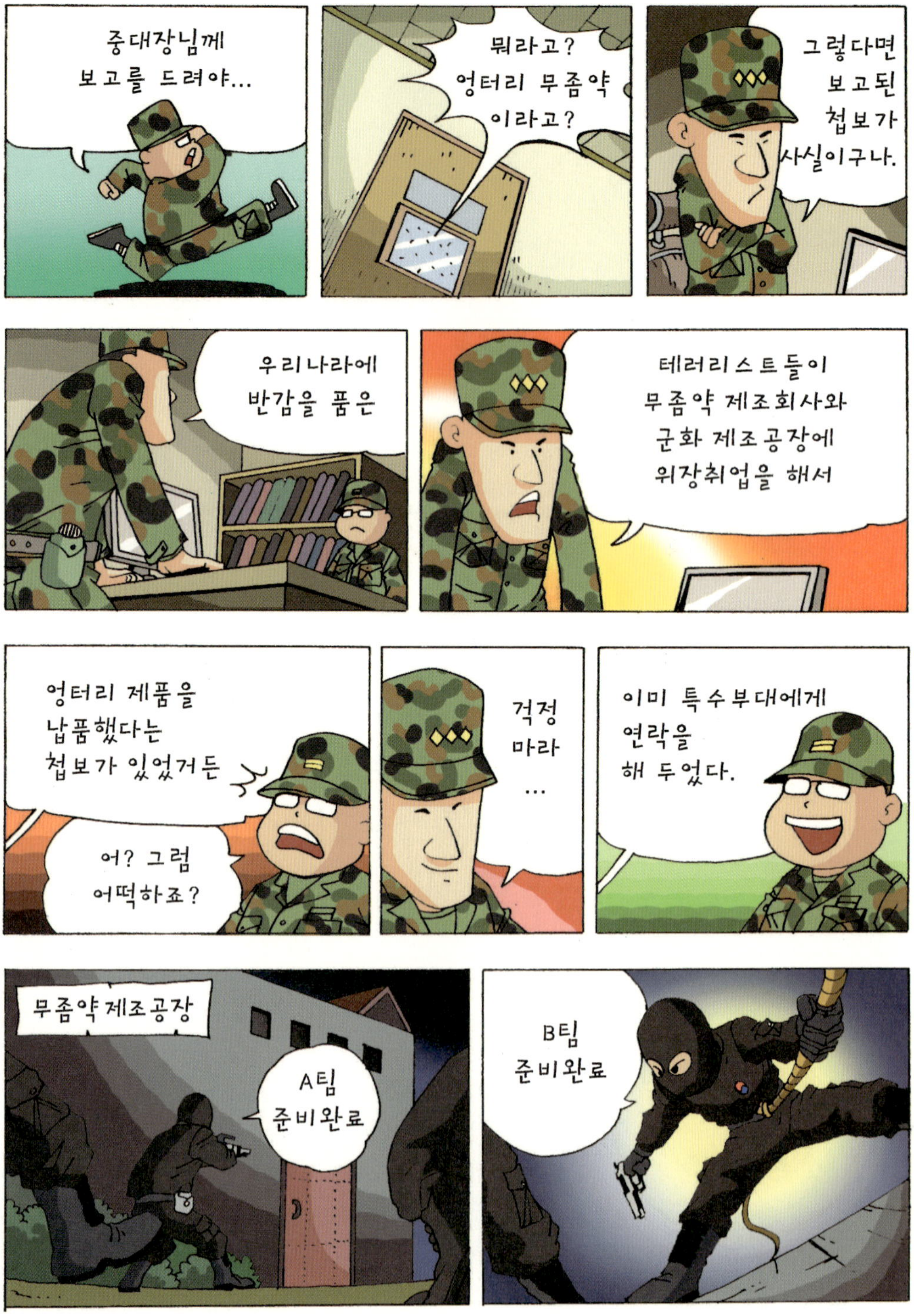
중대장님께
보고를 드려야...
뭐라고?
엉터리 무좀약
이라고?
그렇다면
보고된
첩보가
사실이구나.
우리나라에
반감을 품은
테러리스트들이
무좀약 제조회사와
군화 제조공장에
위장취업을 해서
엉터리 제품을
납품했다는
첩보가 있었거든
어? 그럼
어떡하죠?
걱정
마라
...
이미 특수부대에게
연락을
해 두었다.
무좀약 제조공장
A팀
준비완료
B팀
준비완료

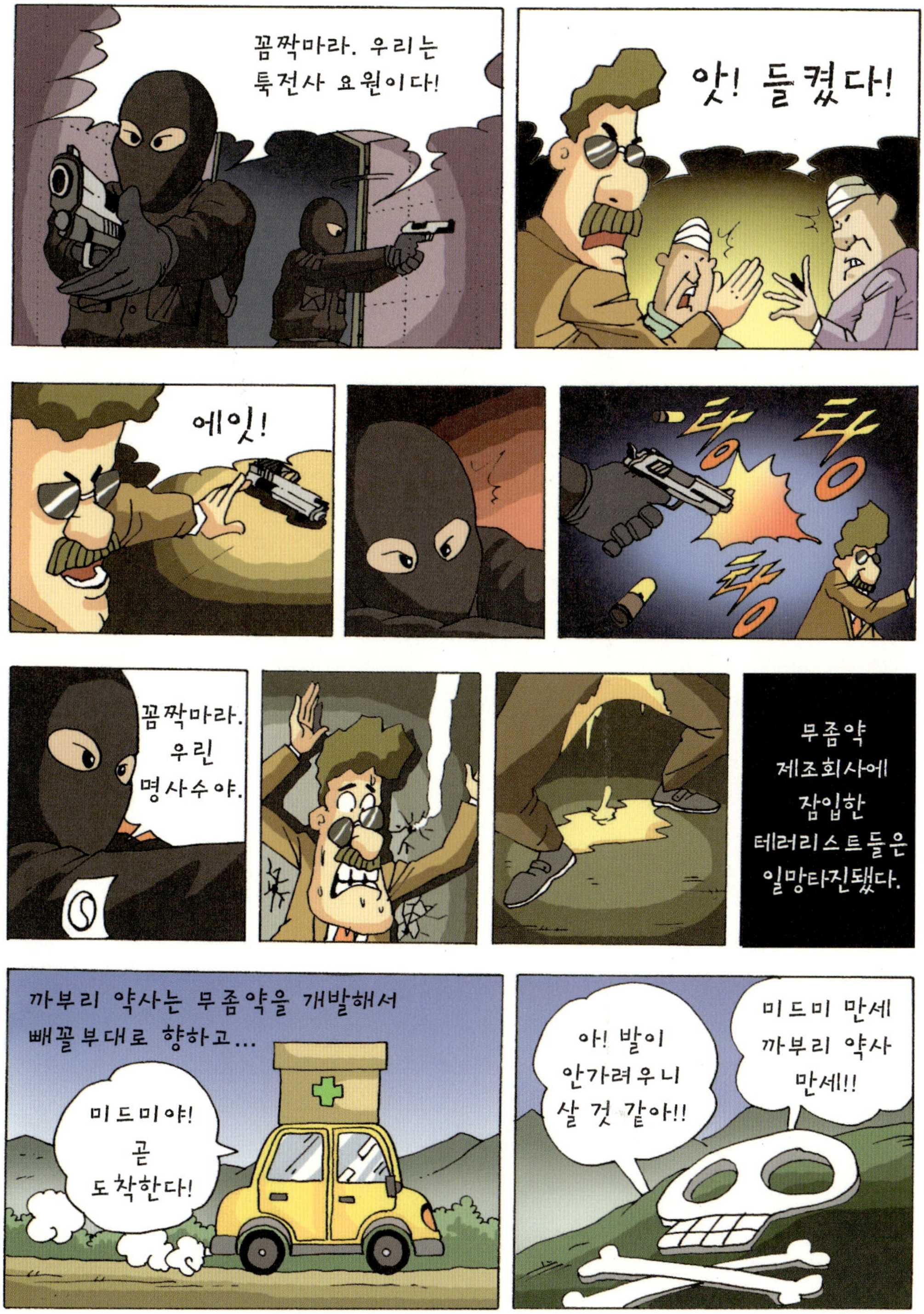

꼼짝마라. 우리는 특전사 요원이다!
앗! 들켰다!
에잇!
탕
탕
탕
꼼짝마라. 우린 명사수야.
무좀약 제조회사에 잠입한 테러리스트들은 일망타진됐다.
까부리 약사는 무좀약을 개발해서 빼꼴부대로 향하고…
미드미야! 곧 도착한다!
아! 발이 안가려우니 살 것 같아!!
미드미 만세 까부리 약사 만세!!

무좀

무좀을 영어로 athlete's foot(육상선수의 발)이라고 한다.

병명치고는 참 재미있다. 육상선수들은 정말로 무좀이 많을까?

아무래도 육상선수들은 오랫 동안 신발을 신고 달리니까 발에 땀이 많이 차서 무좀들로 고생을 많이 했는가 보다. 무좀은 무척 가렵고 해마다 여름이면 재발하는 것으로 유명하다. 그만큼 무좀균은 질기고 완전히 없애주지 못하기 때문에 재발이 잘 된다.

요즘엔 효과좋은 무좀약이 많이 개발되어 아무리 심한 무좀도 완치될 수 있다. 무좀을 치료하는 것 만큼이나 중요한 것은 무좀이 다시 생기지 않도록 위생관리를 잘 해야 한다. 발은 항상 깨끗이 씻고 건조하게 하여야 한다. 그리고 땀흡수가 잘되고 통풍이 잘되는 신발과 양말을 신도록 한다.

남자들은 대부분 군대에서 무좀에 걸리는 경우가 많다. 군에 갔다 온 사람치고 무좀이 없는 사람이 없을 정도다. 훈련을 나가면 제대로 씻지 못하는데다 공기가 안통하는 군화를 장시간 신어야 하기 때문이다. 피부의 각질층에는 게라틴이라는 단백질이 있다. 무좀의 원인균인 피부사상균(백선균)이라고 하는 곰팡이가 이 게라틴을 영양소로 먹고 산다. 백선균은 피부 각질층을 파고 들어간다.

치료방법으로는

1. 발가락 사이에 생기는 지간형 무좀은 테르비나핀 연고를 바르면 대개 잘 낫는다.
2. 물집이 생기는 수포형 무좀은 항생제 연고를 병용하여 이차감염을 막아준다.
3. 굳은 살이 생기는 각화형 무좀에는 연화제로 각질을 제거하고 무좀연고를 바른다.
4. 발톱이나 손톱이 두꺼워지고 누렇게 죽어가는 무좀은 먹는 약을 사용하여야 한다.
5. 이트라코나졸 제제는 발톱이 다 자라나는 기간인 3-4개월 동안 매일 한번씩 복용한다.
6. 간기능이 좋지 않은 사람은 일주일에 한번만 복용해도 되는 플루코나졸 제제를 복용한다.
7. 몸에 얼룩이 생기는 어루러기도 곰팡이균에 의한 질병이므로 무좀약을 사용하여 치료한다.

스테로이드복합 무좀약

무좀약과 스테로이드가 섞여있는 복합 연고를 사용하지 않는 것이 좋다.
복합연고들은 대개 스테로이드 성분이 들어 있어 가려움증에는 좋으나
무좀균은 더욱 번성하기 때문에 무좀 치료에 적당하지 않다.

먹는 무좀약이야기

일반적으로 무좀은 바르는 외용연고나 외용액으로 치료가 잘 된다
그러나 손톱이나 발톱으로 균이 들어간 조갑진균증은 외용제제 만으로는 약물이 잘 침투되지 않으므로 먹는 약을 사용해야 치료가 된다.
내복약으로는 이트라코나졸제제와 플루코나졸 제제가 있다
이트라코나졸제제는 간독성이 있어 간기능이 나쁜 사람은 다른 제제인 플루코나졸 제제를 복용하여야 한다. 이트라코나졸 제제는 매일 하루 한번 복용하는 약물이고 플루코나졸 제제는 일주일마다 한번씩 복용하는 약물이다. 이트라코나졸 제제는 고지혈증치료제인 스타틴계열의 약물과 병용하면 부작용이 심각하므로 같이 복용하지 않는다.

Episode 25 · 에로쿠키

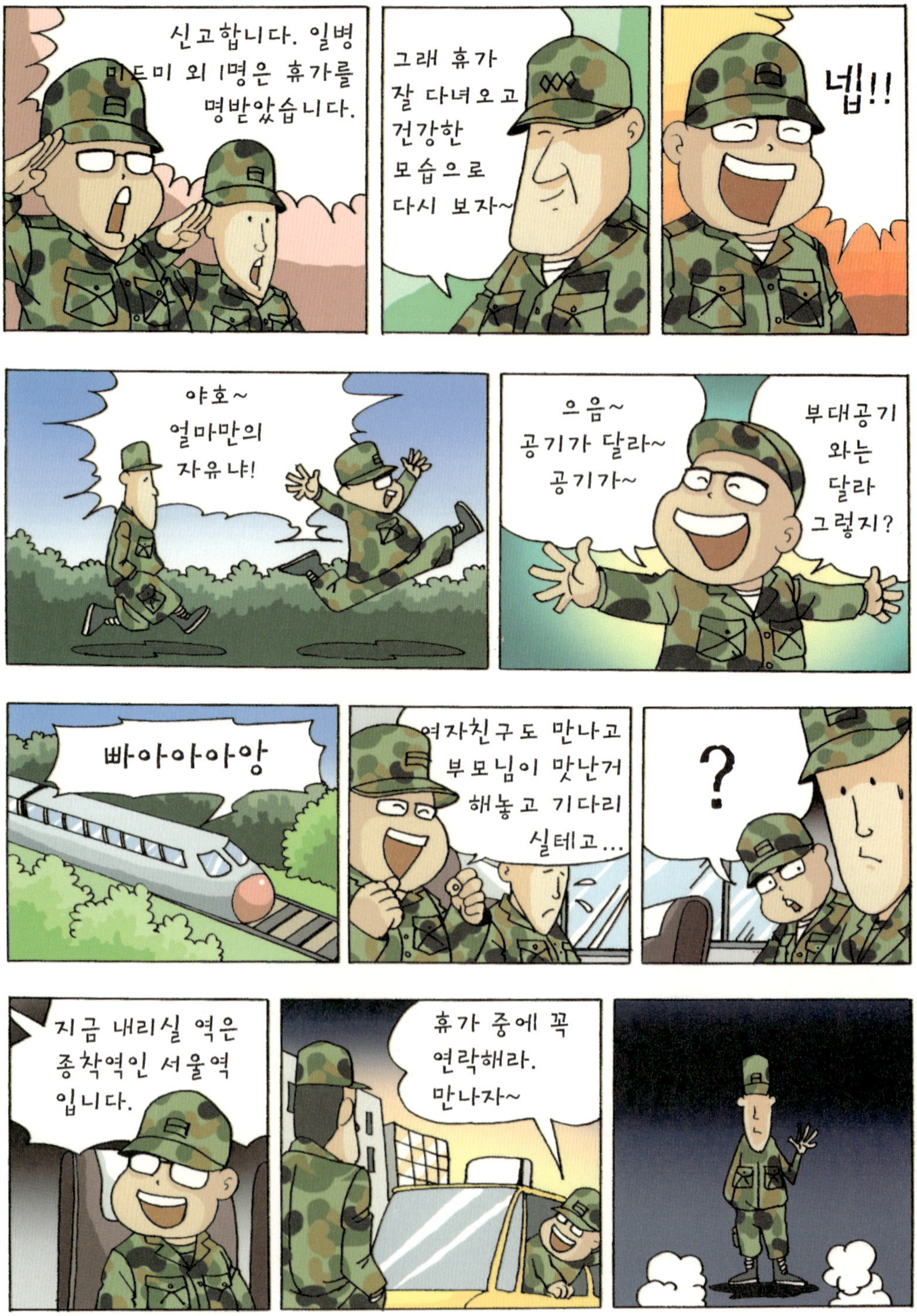
신고합니다. 일병 미드미 외 1명은 휴가를 명받았습니다.
그래 휴가 잘 다녀오고 건강한 모습으로 다시 보자~
넵!!
야호~ 얼마만의 자유냐!
으음~ 공기가 달라~ 공기가~
부대공기 와는 달라 그렇지?
빠아아아앙
여자친구도 만나고 부모님이 맛난거 해놓고 기다리실테고...
?
지금 내리실 역은 종착역인 서울역 입니다.
휴가 중에 꼭 연락해라. 만나자~

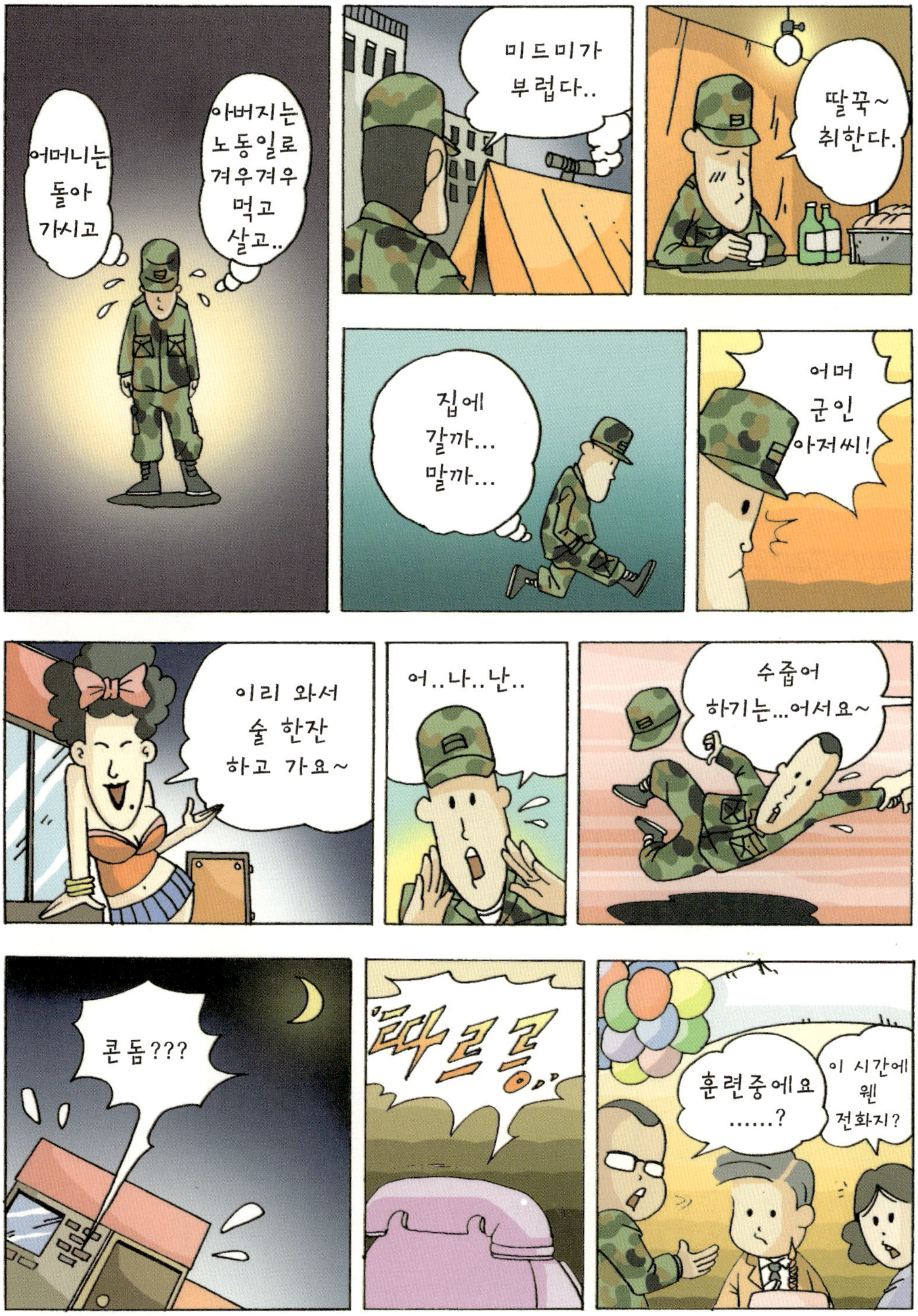

어머니는 돌아 가시고
아버지는 노동일로 겨우겨우 먹고 살고..
미드미가 부럽다..
딸꾹~ 취한다.
집에 갈까... 말까...
어머 군인 아저씨!
이리 와서 술 한잔 하고 가요~
어..나..난..
수줍어 하기는...어서요~
콘돔???
따르릉..
훈련중에요 ......?
이 시간에 웬 전화지?

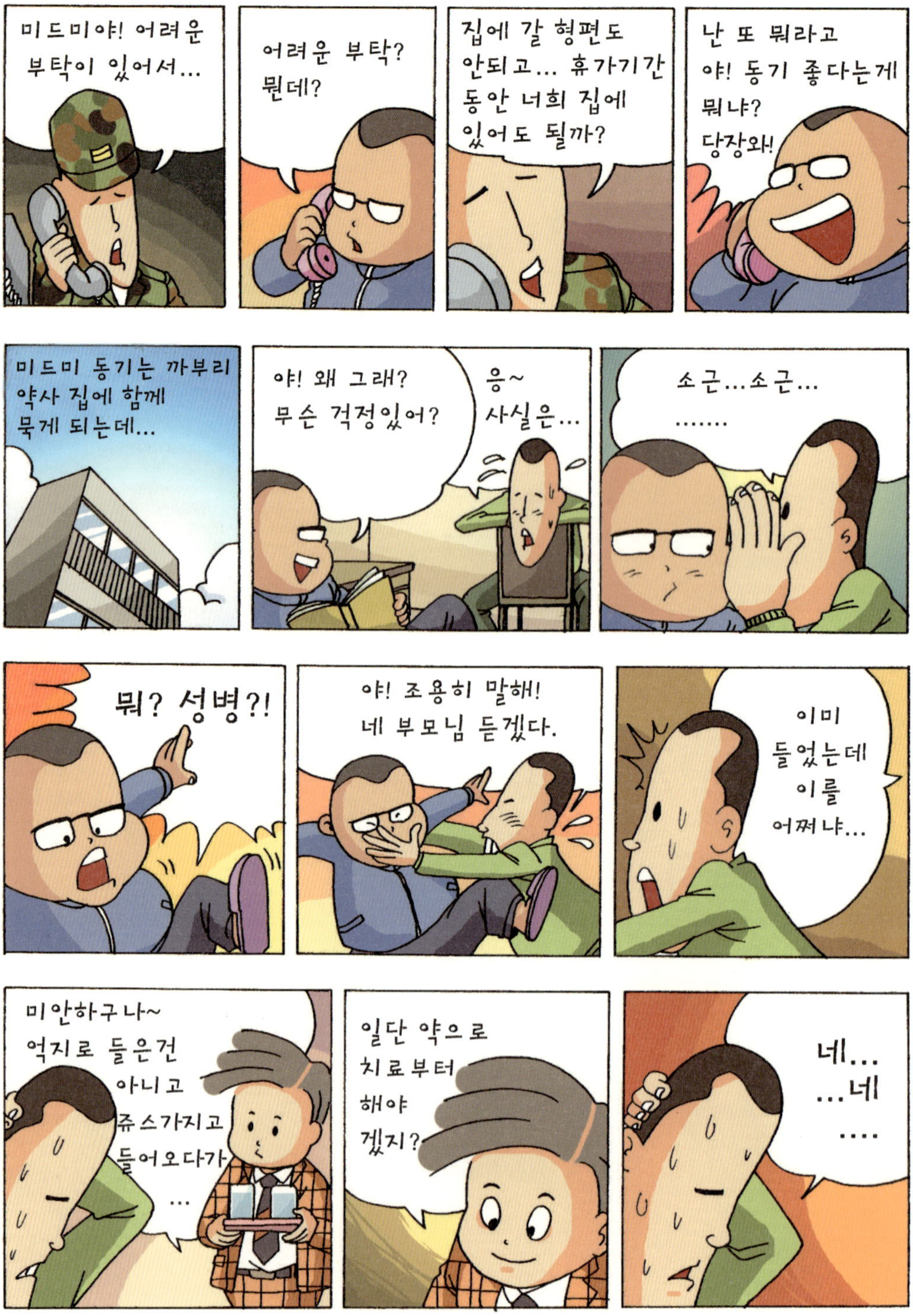
미드미야! 어려운 부탁이 있어서...
어려운 부탁? 뭔데?
집에 갈 형편도 안되고... 휴가기간 동안 너희 집에 있어도 될까?
난 또 뭐라고 야! 동기 좋다는게 뭐냐? 당장와!
미드미 동기는 까부리 약사 집에 함께 묵게 되는데...
야! 왜 그래? 무슨 걱정있어?
응~ 사실은...
소곤...소곤... ....
뭐? 성병?!
야! 조용히 말해! 네 부모님 듣겠다.
이미 들었는데 이를 어쩌냐...
미안하구나~ 억지로 들은건 아니고 쥬스가지고 들어오다가 ...
일단 약으로 치료부터 해야 겠지?
네... ...네 ....

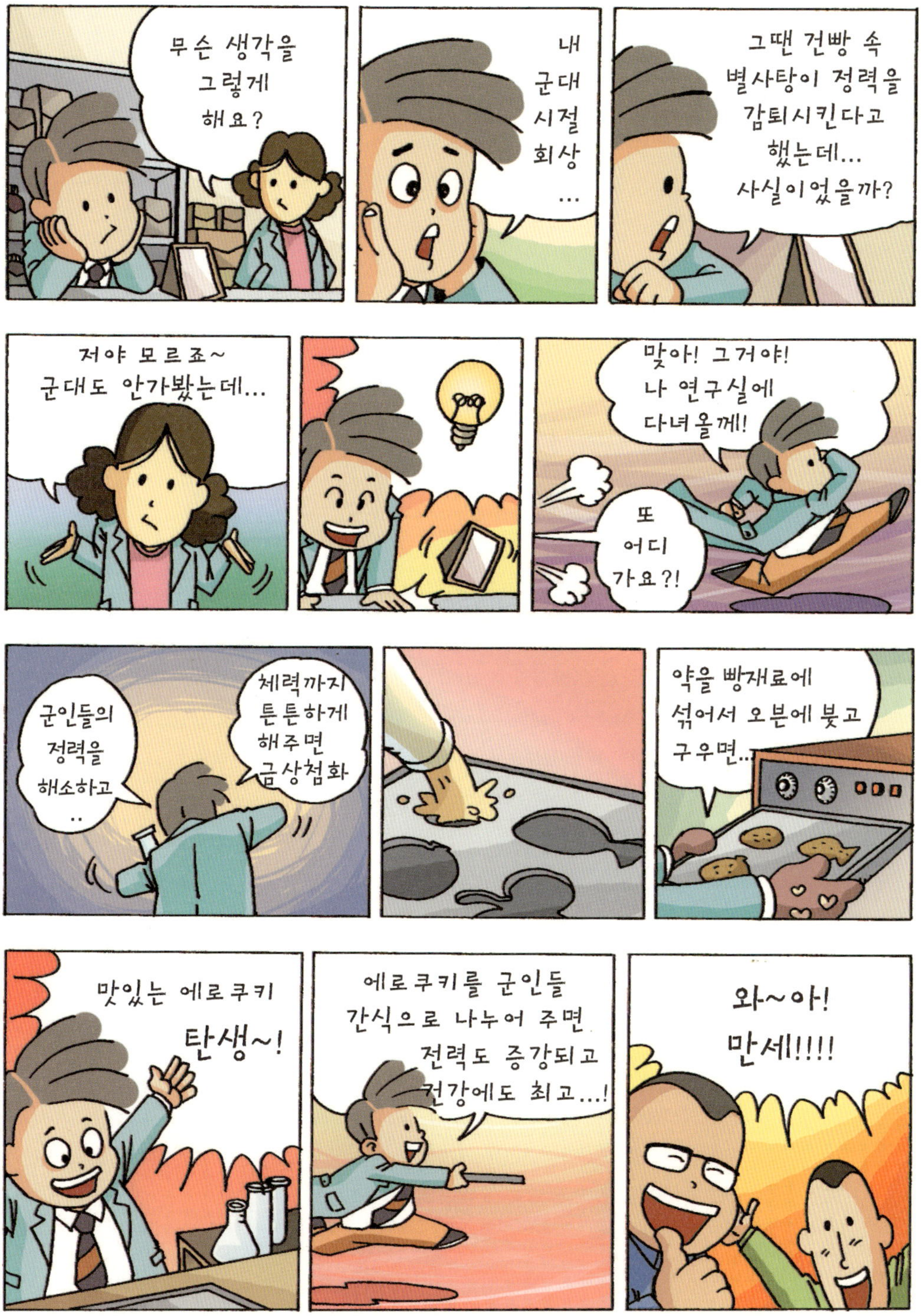

무슨 생각을 그렇게 해요?
내 군대 시절 회상 …
그땐 건빵 속 별사탕이 정력을 감퇴시킨다고 했는데... 사실이었을까?
저야 모르죠~ 군대도 안가봤는데...
맞아! 그거야! 나 연구실에 다녀올께!
또 어디 가요?!
군인들의 정력을 해소하고 ..
체력까지 튼튼하게 해주면 금상첨화
약을 빵재료에 섞어서 오븐에 붗고 구우면...
맛있는 에로쿠키 탄생~!
에로쿠키를 군인들 간식으로 나누어 주면 전력도 증강되고 건강에도 최고...!
와~아! 만세!!!!!

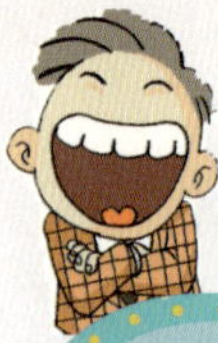

Episode 25 성병

1 임질

가장 흔한 성병으로 임질균을 보균하고 있는 상대와의 성적 접촉에 의해 감염된다. 임질균에 감염되면 3~5일이 지나 증상이 나타나는데 요도가 가렵고 따끔거리며 요도구가 발갛게 붓고 요도에서 농(고름)이 나온다. 빨리 치료하지 않으면 피부나 점막 내부조직으로까지 균이 퍼져 농양을 형성하거나 농양이 전신으로 퍼진다.

2 매독

나선균에 속하는 매독균이 침입하여 생기는 성병이다. 매독은 1차적으로 매독균이 침투한 곳에 피부가 허는 궤양이 생긴다. 궤양은 균이 침투한 곳에 생기며 통증이 없는 것이 특징이다. 궤양은 얼마 후에 저절로 아물지만 병이 다 나았다고 생각하면 오산이다. 또한 궤양이 발생한 지 7~10일 후에 양쪽 사타구니에 몽우리가 혹같이 만져지게 된다. 이것도 통증은 없고 치료하지 않더라도 2~6 주 후에 저절로 없어진다. 하지만 매독균은 혈액을 타고 전신으로 퍼지는 2차적 단계에 들어서게 되고 결국 전신으로 퍼지고 잠복기를 거쳐 사망할 수도 있다. 치료는 비교적 간단하지만 추적관찰이 필요하며 치료 받지 않으면 본인은 물론 자식에게도 전염시킬 수 있으므로 철저한 치료를 받아야 한다.

3 에이즈

무서운 질병 에이즈(AIDS)는 후천성 면역 결핍증(Acquired Immune Deficiency Syndrome)의 약자이다. 인간면역결핍 바이러스(Human Immunodeficiency Virus, HIV)라고 하는 바이러스 감염에 의해 발병한다. 이성간, 동성간의 성접촉으로 감염될 수 있으며 HIV에 감염된 혈액을 수혈 받거나 다른 사람이 사용하는 주사기를 사용하여 감염되기도 한다. 태반을 통해 태아를 감염시키고 모유를 통해 유아에게 감염될 수 있다.

다음과 같은 경우라면 에이즈에 감염되어 있는 지를 검사받아 보아야 한다.

1. 모르는 사람과 성관계를 가졌다.
2. 성적으로 문란한 사람과 성관계를 가졌다.
3. 성병으로 치료를 받고 있거나 받은 적이 있는 사람
4, 마약을 주사한 사람과 성관계를 가진 사람
5. 에이즈(HIV) 감염자와 주사바늘을 같이 사용한 사람

콘돔이야기

고대 이집트 벽화에 콘돔을 찬 남성이 그려진 것을 보면 콘돔의 역사는 굉장히 오래되었다. 물론 당시의 콘돔의 목적은 곤충 등으로부터 성기를 보호하고 출산을 늘리는 목적이었다. 성병을 예방하기 위해 만들어진 콘돔은 16세기 이르러서 비롯되었다.

이탈리아 해부학교수 팔로피우스는 당시에 창궐하던 매독을 예방하기 위해 린넨천으로 주머니 모양의 기구를 만들었으니 이것이 콘돔의 시초이기도 하다. 그러나 이것은 즐거움이 사라지고 매독예방 효과도 미미했기 때문에 인기가 없었다.

최초로 그럴듯한 콘돔이 만들어진 것은 17세기 중반 영국의 찰스 2세 때 무렵이다.

50 여명이나 되는 애인을 둔 바람둥이 왕 찰스 2세는 매독을 무척 두려워하였다. 그의 주치의 콘돈 박사가 왕을 위해 어린 양의 맹장으로 '콘돔' 이라 불리는 것을 만들었다. 그러나 양 1마리로 겨우 몇 개밖에 만들지 못하다 보니 콘돔의 가격은 비쌀 수밖에 없었다. 때문에 사용한 콘돔을 깨끗이 씻어 다시 사용하는 경우가 많았다.

콘돈 박사의 이름을 따서 그 물건은 그 이후부터 콘돔으로 불리우게 되었다.

1930년대 들어 고무산업이 발달하면서 고무제품으로 만들게 되면서 큰 인기를 누리게 되었다. 콘돔은 인류역사상 성병예방과 무분별한 낙태를 줄이는데 큰 공헌을 하고 있다. 특히 20세기의 흑사병으로 불리우는 에이즈를 예방하는 일등공신으로 손꼽히고 있다. 우리나라에서도 콘돔이라는 이름 외에도 '고추장갑' '고깔모자' '똘똘이 코트' '안심이' '지킴이' 등 재미있는 애칭으로 불리우고 있다

Episode 26 · 염산강의 헬리코박터

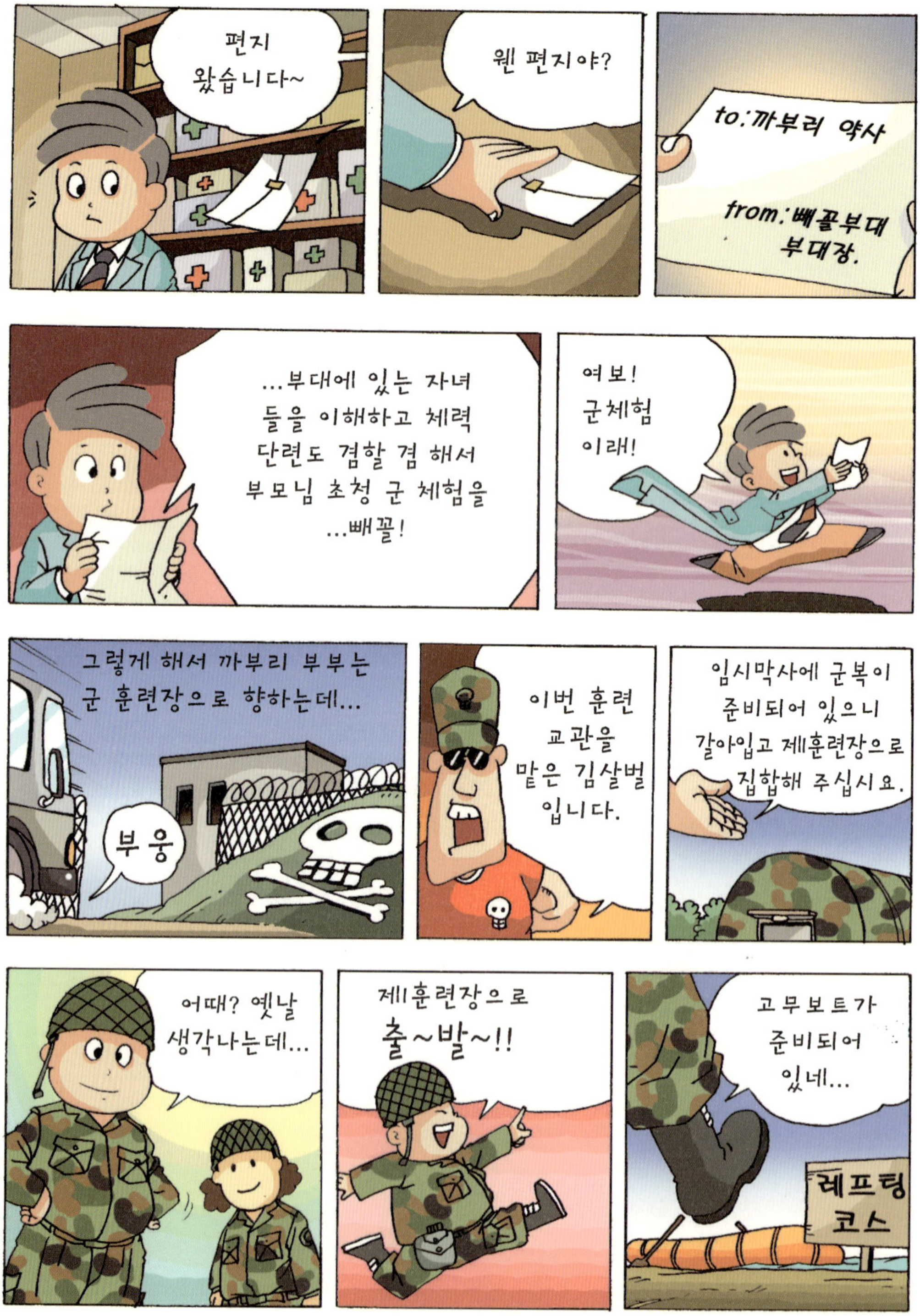

편지 왔습니다~
웬 편지야?
to:까부리 약사
from:빼꼴부대 부대장.
...부대에 있는 자녀들을 이해하고 체력 단련도 겸할 겸 해서 부모님 초청 군 체험을 ...빼꼴!
여보! 군체험 이래!
그렇게 해서 까부리 부부는 군 훈련장으로 향하는데...
부웅
이번 훈련 교관을 맡은 김살벌 입니다.
임시막사에 군복이 준비되어 있으니 갈아입고 제1훈련장으로 집합해 주십시요.
어때? 옛날 생각나는데...
제1훈련장으로 출~발~!!
고무보트가 준비되어 있네...
레프팅 코스

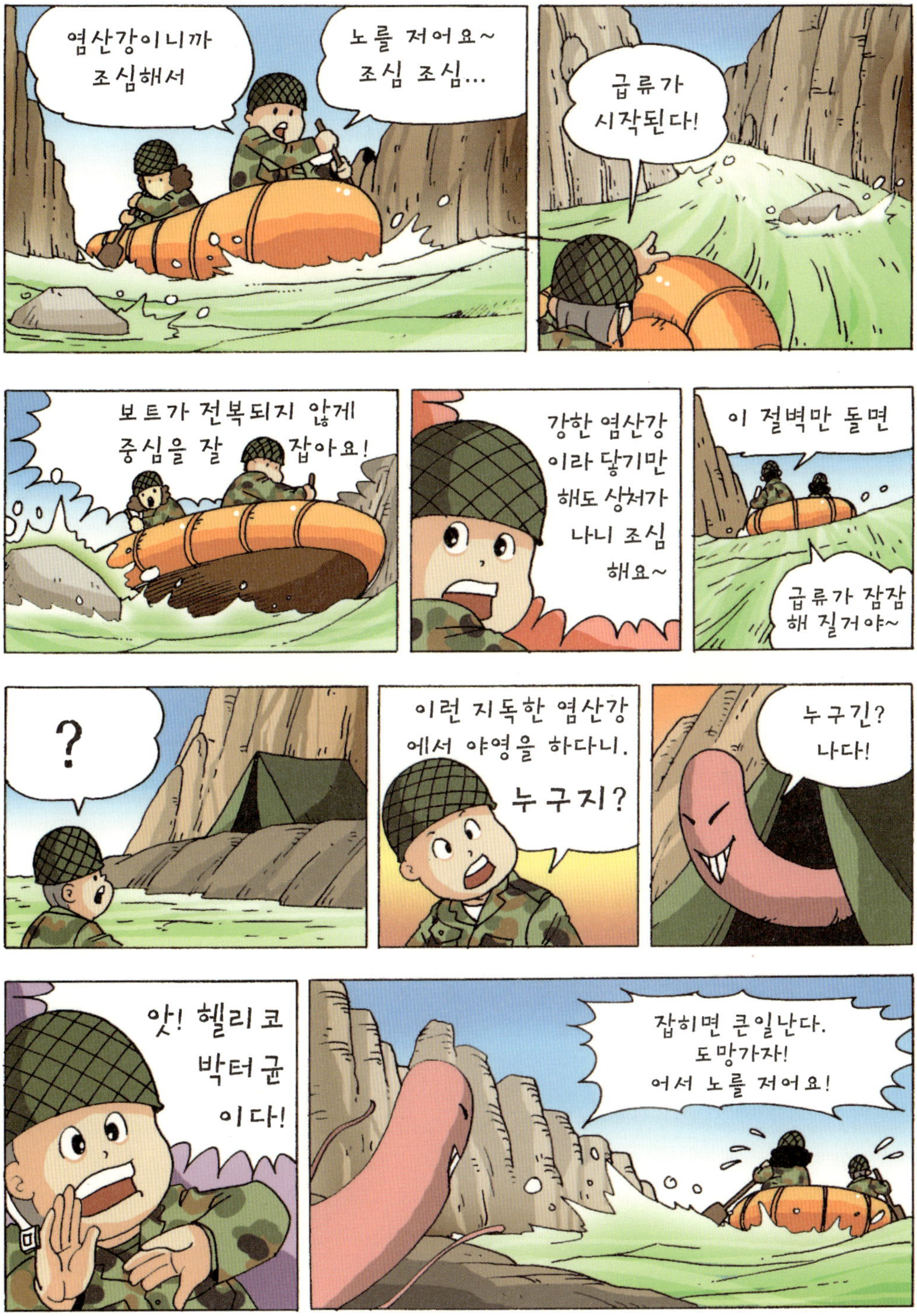

염산강이니까 조심해서
노를 저어요~ 조심 조심...
급류가 시작된다!
보트가 전복되지 않게 중심을 잘 잡아요!
강한 염산강이라 닿기만 해도 상처가 나니 조심해요~
이 절벽만 돌면
급류가 잠잠해 질거야~
?
이런 지독한 염산강에서 야영을 하다니.
누구지?
누구긴? 나다!
앗! 헬리코박터균이다!
잡히면 큰일난다. 도망가자! 어서 노를 저어요!

Episode 26

헬리코박터

음식이 위에 들어오면 염산이 분비되어 소화효소 펩신을 활성화시켜 단백질을 부순다. 강한 염산 때문에 음식물은 살균되고 소화하기 좋도록 부서지고 부드러워진다. 염산에 위벽이 다치지 않는 것은 끈끈한 뮤신이 미리 위점막을 덮어주기 때문이다.

그러한 강한 염산이 흐르는 위벽에 살고 있는 녀석이 꼬리가 달린 헬리코박터균이다. 헬리코의 뜻은 빙글빙글 돌아가는 나선형이고 박터는 박테리아 즉 세균이라는 뜻이다

헬리코박터균은 꼬리처럼 생긴 편모를 사용해 점막을 뚫고 위벽에 침투한다. 세계보건기구 WHO는 헬리코박터 파이로리 균을 위암을 일으키는 범인으로 지목했지만 우리나라 사람의 60-70%가 이 세균에 감염되어 있는 걸 보면 헬리코박터균이 감염되었다고 모두가 위암이 발생하는 것은 아니다.

헬리코박터균이 강산 염산에서 견디고 살 수 있는 이유는 자기 주변에 있는 요소를 분해시켜 암모니아를 만들어내고 산성과 반대되는 염기성 환경을 구축해 자신을 산으로 부터 지키기 때문이다.

헬리코박터균과 노벨상

호주 과학자 베리 마셜은 헬리코박터균에 쏙 빠져있었다. 그는 헬리코박터균을 직접 마시고 그 균과 위염과의 연관성을 발표하였다. 그 당시 의학계에서는 그의 주장을 받아들이지 않았다. 그러나 2005년 노벨상 수상위원회는 마셜박사와 워렌 박사 두 사람의 공로를 인정해 많은 사람들에게 위장질환 치료에 새로운 길을 제시해 주었다고 여겨 노벨의학상을 주었다.

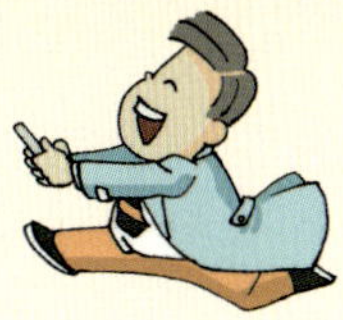

헬리코박터균 감염을 줄이는 방법

1. 비타민 C를 많이 섭취한다.

비타민C가 헬리코박터 감염자의 위암 발생률을 낮추어준다. 헬리코박터 세균이 위장의 점막세포를 파괴할 때 생기는 유해산소를 비타민C가 차단하여 위암 발생을 낮추기 때문으로 추정된다.그러므로 위암 예방차원에서 헬리코박터 감염자는 비타민C를 많이 먹는 것이 좋다.

2. 스트레스 방지

헬리코박터균에 감염이 되었더라도 우리 몸은 방어기전에 의해 건강을 유지하게 된다. 그러나 스트레스는 면역력을 떨어뜨려 헬리코박터에 의한 위염과 위암 발생률을 높인다.

3. 식생활 습관 변화

헬리코박터균의 감염경로는 입에서 입으로 감염된다. 그러므로 술잔을 돌리거나 한 그릇에 담아 음식을 함께 먹는 것은 삼간다. 어린아이에게 엄마가 음식물을 씹어서 입에 넣어 주는 일은 절대로 피한다.

헬리코박터균을 없애는 데 쓰이는 항생제로는 메트로니다졸, 클래리스로마이신, 테트라싸이클린 등이다.

헬리코박터균을 없애준다고 광고하는 유산균 음료는 약간 억제시켜주는 효과는 있지만 완전히 박멸시키지는 못한다. 그러므로 유산균으로 헬리코박터균을 없앨 수 있다고 맹신해서는 안된다.

Episode 27 · 유산균

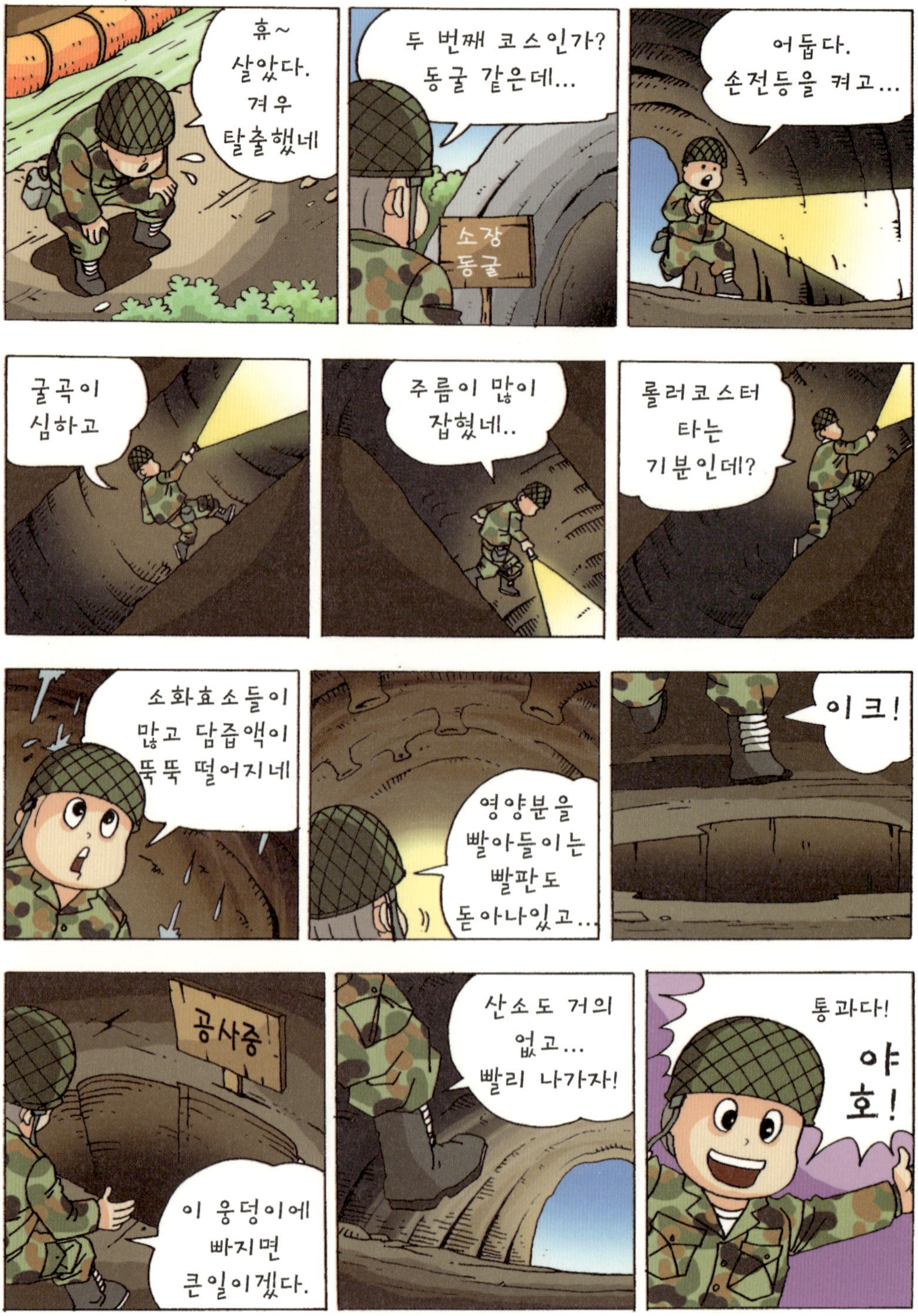

휴~ 살았다. 겨우 탈출했네
두 번째 코스인가? 동굴 같은데...
소장 동굴
어둡다. 손전등을 켜고...
굴곡이 심하고
주름이 많이 잡혔네..
롤러코스터 타는 기분인데?
소화효소들이 많고 담즙액이 뚝뚝 떨어지네
영양분을 빨아들이는 빨판도 돋아나있고...
이크!
공사중
이 웅덩이에 빠지면 큰일이겠다.
산소도 거의 없고... 빨리 나가자!
통과다!
야호!

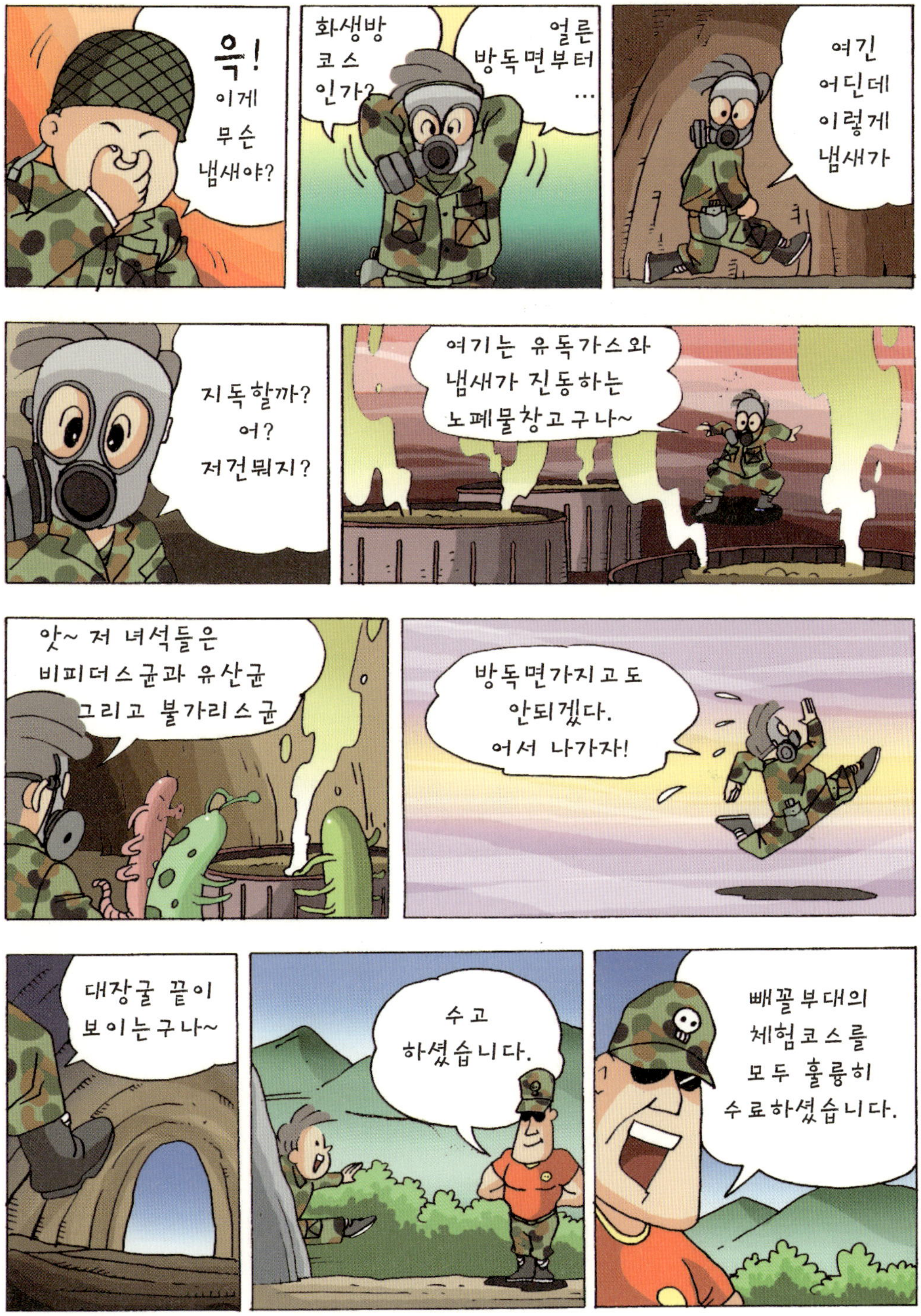
윽! 이게 무슨 냄새야?
화생방 코스 인가?
얼른 방독면부터 …
여긴 어딘데 이렇게 냄새가
지독할까? 어? 저건뭐지?
여기는 유독가스와 냄새가 진동하는 노폐물창고구나~
앗~ 저 녀석들은 비피더스균과 유산균 그리고 불가리스균
방독면가지고도 안되겠다. 어서 나가자!
대장굴 끝이 보이는구나~
수고 하셨습니다.
빼꼴부대의 체험코스를 모두 훌륭히 수료하셨습니다.

유산균

우리 몸의 장에는 500종 이상 100조 마리 이상의 균들이 살고 있다.
이 균들은 유익한 균들과 해로운 균들로 나눌 수 있다.
유익한 균이 좋다고 해서 해로운 균은 없고 유익한 균만 있어서는 안된다.
장이 건강하기 위해서는 유익한 균이 더 우세하게 균형을 이루어야 한다.
그 중에서도 유산균들은 유산을 만들어 장을 산성화시켜 유해한 균들의 활동을 막아 준다.

대표적인 유익한 유산균들 중에는 다음 같은 것들이 있다.

1. 아시도필러스균(락토바실러스 아시도필러스)
2. 람노수스균(락토바실러스 람노수스)
3. 불가리스균(락토바실러스 불가리쿠스)
4. 비피더스균(비피도박테리움 비피덤)

이런 균들은 위액의 강산성에도 견디어 내는 유산균이다. 특히 비피더스균은 대장에 없어서는 안되는 균으로 비타민도 만들어 주고 유해물질을 해독시키는 역할을 해준다.

웰치균은 대장의 내용물을 부패시키고 발암물질과 유해물질을 만들어 내는 대표적인 유해균이다. 대장균은 다른 나쁜 균이 얼마나 있을까 짐작케 해주는 지표균이다. 대장균 자체는 아주 나쁘지 않지만 식품에 대장균이 검출되면 같은 장내세균과에 속하며 병원성이 있는 살모넬라균, 시겔라균 등 병원성 있는 균들이 있다고 단정할 수 있기 때문에 대장균의 존재는 중요한 의미를 지닌다. 또 대장균은 대장에 있을 때는 병원성 대장균이 아닌 한 병을 일으키지 않지만 장이 아닌 곳에서는 방광염, 복막염, 신우염, 패혈증 등 질병을 일으킨다.

유익한 네가지 유산균과 그 기능

1. 아시도필루스(락토바실러스 아시도필루스)

   비타민 B 그룹을 만들어 준다.

   음식물을 분해해주고 흡수를 돕는다.

   장조절 능력을 도와준다.

   유당내성을 경감시킨다.

2. 람노수스(락토바실러스 람노수스)

   위산에 강하다.

   병을 일으키는 미생물을 제거한다.

3. 비피더스(피피도박테리움 비피둠)

   모유를 먹이는 아이의 장에 많다.

   초산과 유산을 생성해 장내환경을 약산성으로 만들어 유해균 증식을 막는다.

4. 불가리스(락토바실러스 불가리스)

   대장내의 대변찌꺼기를 분해한다.

   칸디다균을 억제한다.

   요구르트 제조에 사용된다.

김치유산균

우리나라 김치에서 발견되는 토종 유산균이다. 그래서 이름에도 김치 혹은 코리아라는 말이 들어갔다. 류코노스톡 김치아이, 락토바실러스 김치아이, 바이젤라 코리엔시스 등이 김치를 발효시키는 중요한 균들로 정장효과, 항균작용을 할 뿐 아니라 몸에 필요한 비타민 B 그룹을 만들어 준다. 특히 류코노스톡 김치아이는 에탄올과 유산만을 생성시켜 김치맛을 좋게하고 일정량의 류코스톡 김치아이를 유지시키면 김치가 시지 않고 맛을 유지한다.

Episode 28 · 드림시계

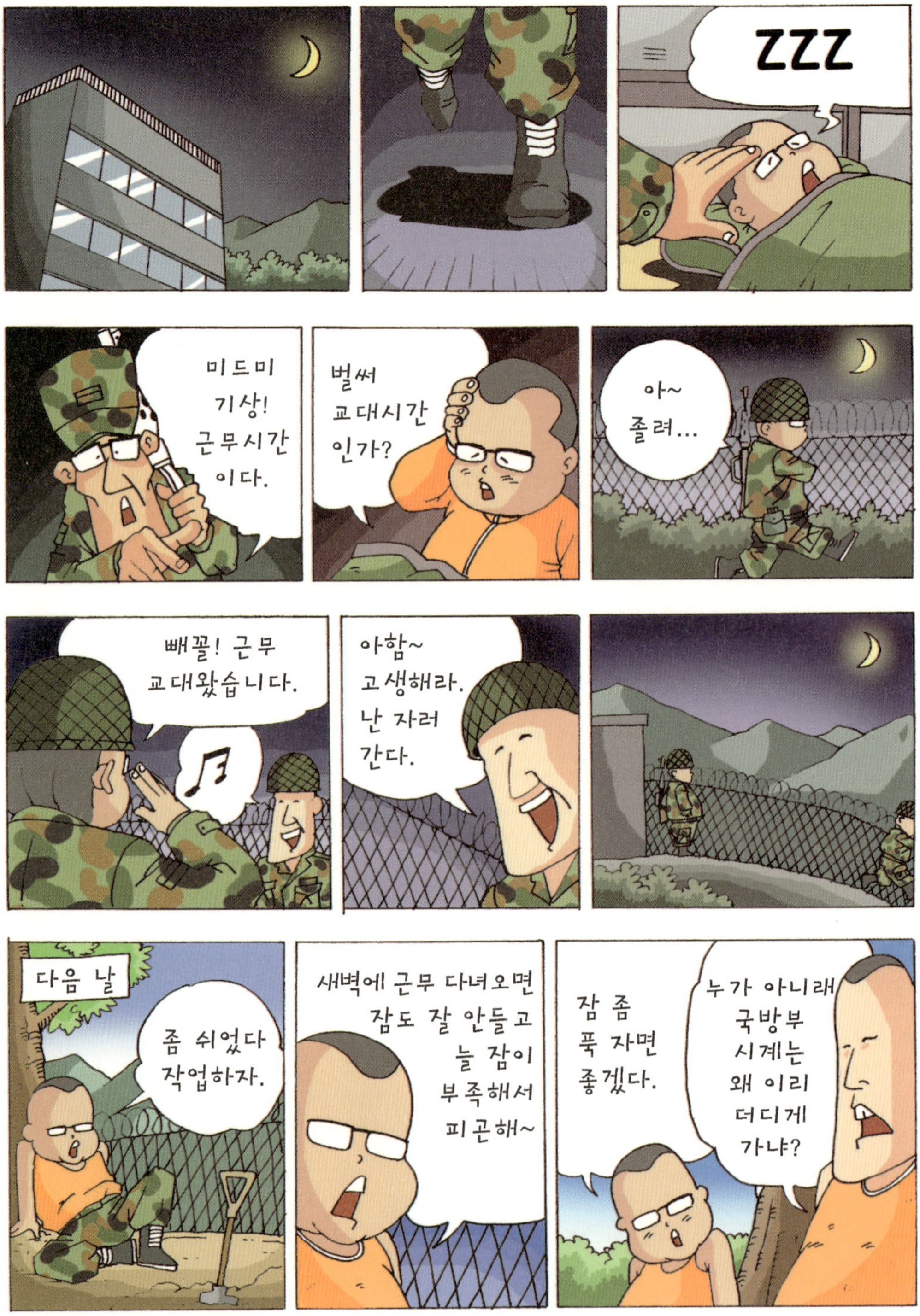

ZZZ
미드미 기상! 근무시간 이다.
벌써 교대시간 인가?
아~ 졸려...
빼꼴! 근무 교대왔습니다.
아함~ 고생해라. 난 자러 간다.
다음 날
좀 쉬었다 작업하자.
새벽에 근무 다녀오면 잠도 잘 안들고 늘 잠이 부족해서 피곤해~
잠 좀 푹 자면 좋겠다.
누가 아니래 국방부 시계는 왜 이리 더디게 가냐?

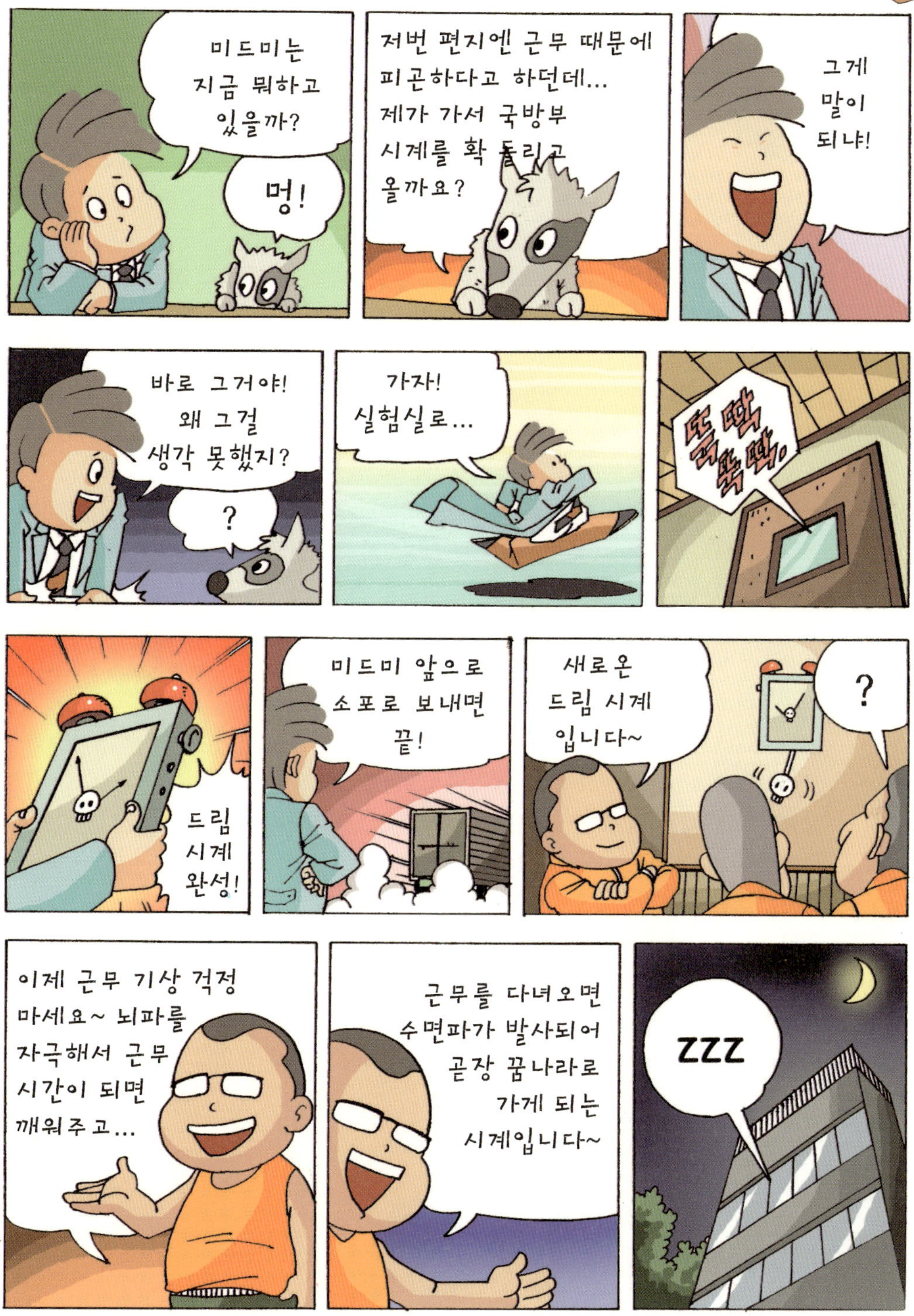
미드미는 지금 뭐하고 있을까?
멍!
저번 편지엔 근무 때문에 피곤하다고 하던데… 제가 가서 국방부 시계를 확 돌리고 올까요?
그게 말이 되냐!
바로 그거야! 왜 그걸 생각 못했지?
?
가자! 실험실로…
똑딱 똑딱
드림 시계 완성!
미드미 앞으로 소포로 보내면 끝!
새로온 드림 시계 입니다~
?
이제 근무 기상 걱정 마세요~ 뇌파를 자극해서 근무 시간이 되면 깨워주고…
근무를 다녀오면 수면파가 발사되어 곧장 꿈나라로 가게 되는 시계입니다~
ZZZ

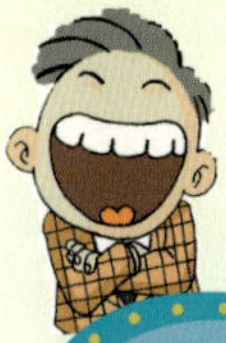

Episode 28 수면제

밤에 잘 자는 것이야 말로 그 다음날의 왕성한 활동을 위한 가장 중요한 요소이다. 잠은 무조건 잔다고 좋은 것은 아니다. 알맞게 숙면을 취해야 건강해 질 수 있다. 너무 적게 자도 안되고 너무 많이 자도 안된다. 하루 7시간의 수면이 가장 알맞다. 아무튼 하루 수면 시간이 6시간 이하로 계속되면 신체는 이상반응을 나타낸다. 인지기능, 판단력, 업무수행능력, 기억력, 집중력이 떨어지게 되고 두통, 눈흐림, 가려움증, 짜증, 우울증 등의 증상이 나타난다.

최근에 요절한 브로크백마운틴에서 열연한 할리우드 스타 히스레저는 수면제를 과용해 사망했다. 진통제, 진정제, 수면제 등 6가지 처방약을 우발적으로 과용(accidental drug overdose)하였다. 그가 복용한 약물은 하이드로코돈, 옥시코돈, 다이아제팜, 테마제팜, 알프라졸람, 독시라민이다.

모든 수면제류는 복용 시 주의할 점이 있다.
첫째, 술(알코올)과 함께 복용하는 것은 금물이다.
둘째, 우울증 치료제와 함께 복용하는 것을 삼가야 한다.
셋째, 호흡기(폐렴 등) · 신장 · 간 질환자는 약을 반으로 쪼개 복용한다.
넷째, 몽유병 · 수면 중 이상 행동 등 부작용도 우려된다.

잠을 자는 데 수면제에만 의존하지 말고 다른 방법을 택해 보자.
밀린 잠을 자는 늦잠이나 낮잠 모두 불면증을 일으킬 수 있다. 밤에 늦게 자는 일이 있더라도 기상시간은 규칙적으로 지키자. 수면제는 잠 못이루는 이들을 위해 단잠을 자게 해주는 좋은 약물이지 결코 소중한 생명을 해치거나 영원히 잠드는데 사용하는 약이 아니다.

수면제의 역사

제일 처음 등장한 수면제는 바비츄레이트 제제였다. 이 약물은 마취작용도 있고 수면작용이 강할 뿐 아니라 습관성도 강하여 금단증상을 일으키므로 지금은 수면제로는 사용되지 않고 약물대사 실험용으로 사용되고 있다.
페노바르비탈, 세코날이 대표약물이다.
그 이후 등장한 수면제가 벤조디아제핀 계열 약물이었다. 바비츄레이트제제보다 효과도 좋고 안전하기 때문에 다양한 약물들이 개발되었다. 대표약물이 바리움, 아티반 등이다. 그러나 습관성이 있어 늘 조심스런 약물이다. 그 후 벤조디아제핀 계열 약물의 단점을 보안해 탄생한 수면제가 비벤조디아제핀 계열 약물이다. 약효성분은 졸피뎀이라고 불리우고 스틸녹스 등 상품명으로 처방되고 있다.
졸피뎀은 기존 수면제보다 수면효과도 좋고 습관성도 약하고 약을 복용하다 끊어도 잠효과가 영향을 받지 않는다. 그러나 이 계열의 수면제는 다른 일반약 보다 부작용이 심해 조심스럽게 취급되어야 할 약물이다.

수면유도제

수면유도제는 엄밀히 말하면 수면제가 아니고 항히스타민제에 속한다. 주성분은 독실아민이다. 수면제의 부작용과 약물남용을 막으려고 나온 일종의 짝퉁 수면제인데 수면효과가 약하지만 안전하다. 항히스타민제인데 부가적인 작용으로 졸림 현상이 있어서 그 졸림현상을 약한 수면효과로 이용하였다. 수면유도제는 처방전 없이도 약국에서 구입이 가능하다. 이 약물로 수면이 조절되지 않는 불면증환자는 의사의 처방을 받아 전문 수면제를 복용하여야 한다.

수면 호르몬 멜라토닌

젊은이들은 노인들 보다 잠을 잘잔다.그 이유는 멜라토닌이 많이 만들어지기 때문이다.
멜라토닌은 빛에 반응하는 물질로 밤에는 나오고 낮에는 나오지 않는 호르몬이다.
뇌에서 세로토닌은 두 단계 과정을 거쳐서 만들어진다. 멜라토닌은 잠을 자게하는 작용 뿐 아니라 뇌의 성숙이나 면역기능 항진 등의 좋은 역할을 한다. 그러나 멜라토닌이 너무 많거나 너무 적으면 자폐증이 될 우려가 있다. 멜라토닌을 너무 과량을 섭취하면 간질발작, 방향감각상실, 혈액응고 장애 등의 부작용이 나타난다고 보고되었다. 그러므로 수면제로 적용하기에는 무리가 따른다.

Episode 29 · 티라노 훌라후프

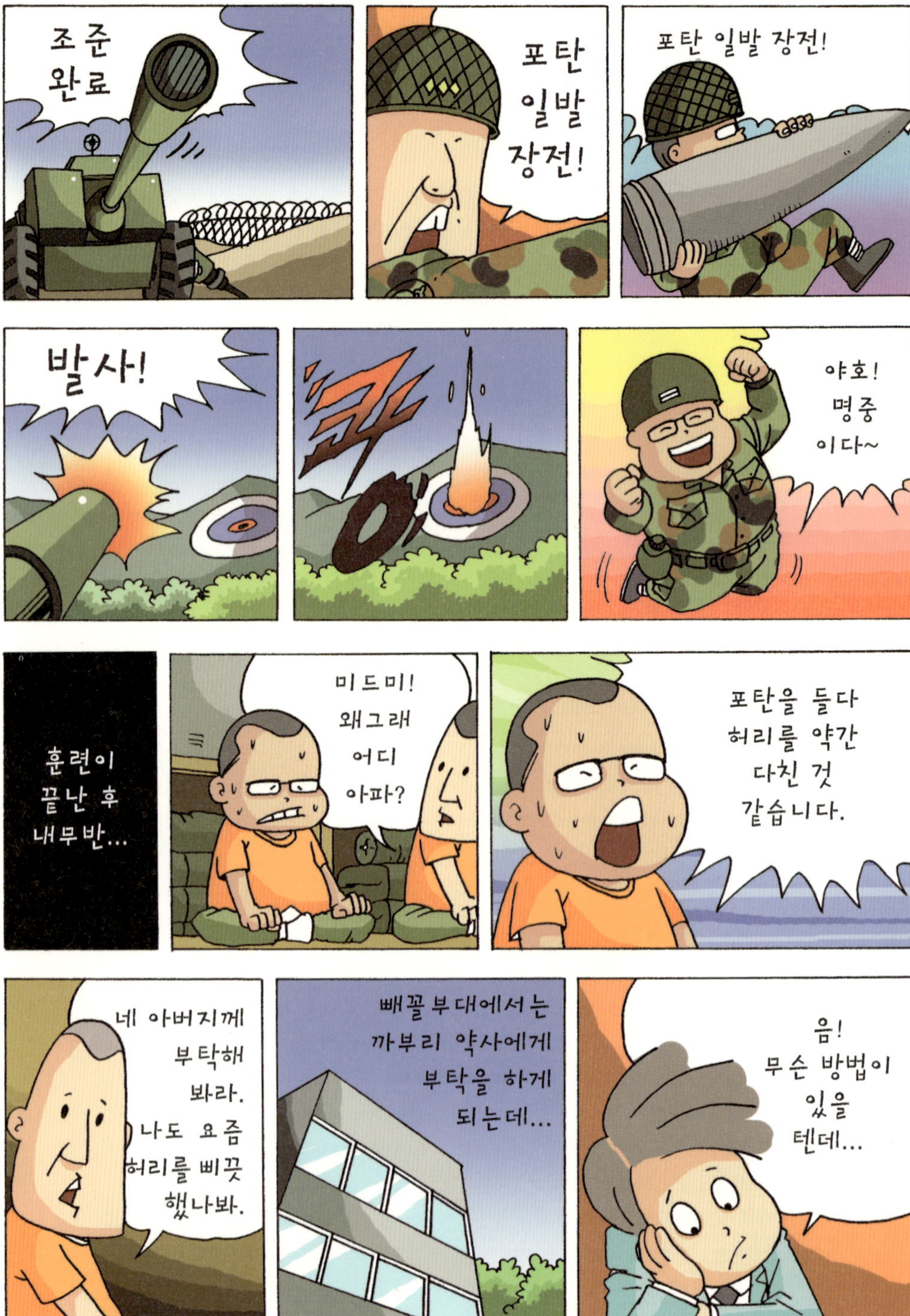

조준 완료
포탄 일발 장전!
포탄 일발 장전!
발사!
콰
야호! 명중이다~
훈련이 끝난 후 내무반…
미드미! 왜그래 어디 아파?
포탄을 들다 허리를 약간 다친 것 같습니다.
네 아버지께 부탁해 봐라. 나도 요즘 허리를 삐끗 했나봐.
빼꼴부대에서는 까부리 약사에게 부탁을 하게 되는데…
음! 무슨 방법이 있을 텐데…

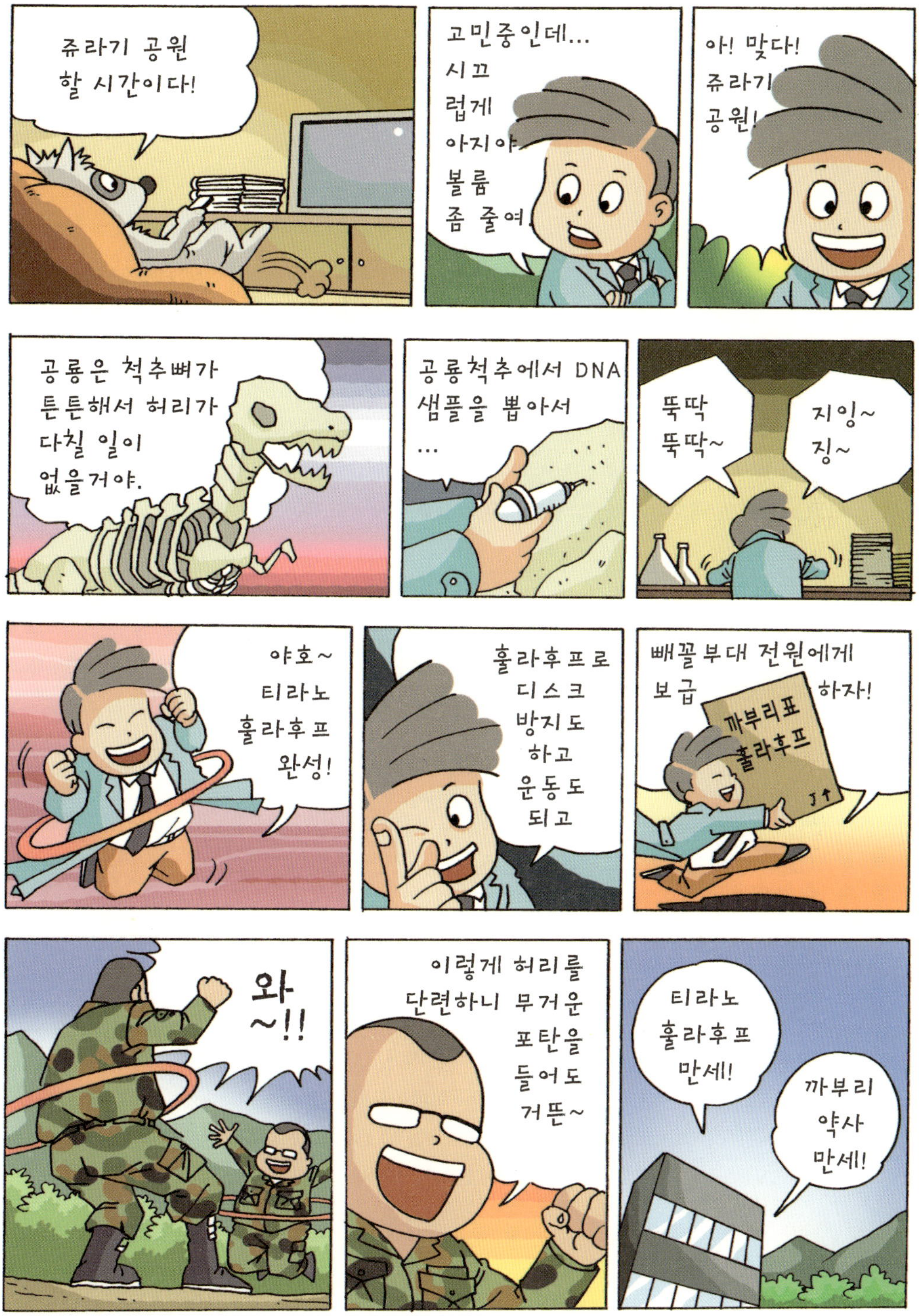
쥬라기 공원
할 시간이다!
고민중인데...
시끄
럽게
아지야
볼륨
좀 줄여!
아! 맞다!
쥬라기
공원!
공룡은 척추뼈가
튼튼해서 허리가
다칠 일이
없을거야.
공룡척추에서 DNA
샘플을 뽑아서
...
뚝딱
뚝딱~
지잉~
징~
야호~
티라노
훌라후프
완성!
훌라후프로
디스크
방지도
하고
운동도
되고
빼꼴부대 전원에게
보급
하자!
까부리표
훌라후프
와~!!
이렇게 허리를
단련하니 무거운
포탄을
들어도
거뜬~
티라노
훌라후프
만세!
까부리
약사
만세!

Episode 29

척추

척추는 우리 몸을 지탱시켜 주는 가장 중요한 대들보이다. 목에서 허리까지는 24개의 척추뼈가 사슬처럼 이어져 있고 두개의 척추뼈 사이에는 말랑한 디스크가 있어 완충작용을 해준다.

디스크라고 불리우는 요추간판 탈출증은 척추뼈의 몸통과 몸통 사이에서 쿠션 역할을 하던 원반 모양으로 생긴 요추간판이 외상이나 변성에 의해 섬유테가 찢겨 그 사이로 수핵이 빠져 나오게 된 증상이다. 이런 증상은 주로 요추 4-5번간 혹은 요추5번과 천추1번 사이에서 발생한다.

척추는 크게 척추뼈, 디스크, 인대, 근육, 신경의 다섯 가지로 이뤄져 있다. 이 다섯 가지 요소가 모두 튼튼해야 강한 허리가 될 수 있다. 어느날 우연히 삐끗해서 디스크가 생겼다는 것은 잘못 알고 있는 것이다. 사실 그 이전부터 허리의 근육이 약해 있었기 때문에 사소한 충격에도 병을 일으킨다.

손이 찌릿찌릿 저리고 목이 뻣뻣해지고 뒷목이 아프며 어깨가 저리는 증상이 있으면 목디스크를 의심해 볼만 하다.

척추측만증

척추측만증이란 척추가 어느 한쪽으로 C자형 혹은 S자형으로 휘어진 것을 말한다.

중 · 고등학생 등 유년기 청소년들과 사무직 종사자들이 장기간 움츠리는 등의 나쁜 자세로 공부, 컴퓨터 작업, TV시청을 함으로 인한 요통 및 경통 또는 척추자세 이상이 생긴다. 측만증을 그대로 방치하면 디스크 및 퇴행성 변화로 진행될 수 있다.

척추를 지키는 생활 방식

1. 무거운 물건을 들 때 허리와 머리는 굽히지 말고 무릎을 굽혀 일어난다.
2. 잠잘 때 무릎 사이에 베개를 넣고 무릎을 살짝 구부리고 잔다.
3. 오랫동안 한가지 자세로 있지말고 20-30 분 마다 자세를 바꾼다.
4. 굽이 4센티 이상 되는 하이힐은 허리에 부담을 주므로 허리건강을 위해 피한다.
5. 숄더백은 한쪽으로만 매지 말고 짐이 많을 때는 백팩을 사용한다.
6. 지갑이나 휴대폰을 뒷주머니에 넣고 다니면 골반이 틀어지기 쉽다.
7. 운전할 경우에는 무릎을 엉치보다 높게 하고 운전대에 가까이 앉는다.
8. 걸을 때는 턱을 가슴쪽으로 당기고 엉덩이에 힘을 주어 똑바로 걷는다.
9. 허리에 나쁜 운동은 볼링, 골프이고 좋은 운동은 수영, 체조, 걷기이다.
10. 세탁기에 빨래를 넣거나 꺼낼 때 허리를 구부리지 말고 집게를 사용한다.
11. 아기를 안거나 업어 줄 때 아기띠나 캐리어를 사용한다.
12. 앉아서 다림질 할 때는 허리를 바로 세우고 하고 서서 다림질 할 때는 무릎을 약간 구부리거나 한쪽 발을 올려 놓고 한다.

허리를 튼튼하게 하는 운동

1. 손은 목 뒤로 깍지끼고 다리를 벌리고 선 자세에서 허리를 앞 뒤로 젖혔다 폈다 한다
2. 무릎을 꿇고 먼저 머리를 가슴 쪽으로 숙이며 등을 굽혀 7초동안 유지 후 반대로 머리를 젖히면서 허리를 내린다
3. 무릎과 양팔을 벌리고 의자에 앉아 5초동안 허리를 굽혀서 바닥에 닿게 한 후 다시 허리를 편다

Episode 30 · 헤어젠 스프레이

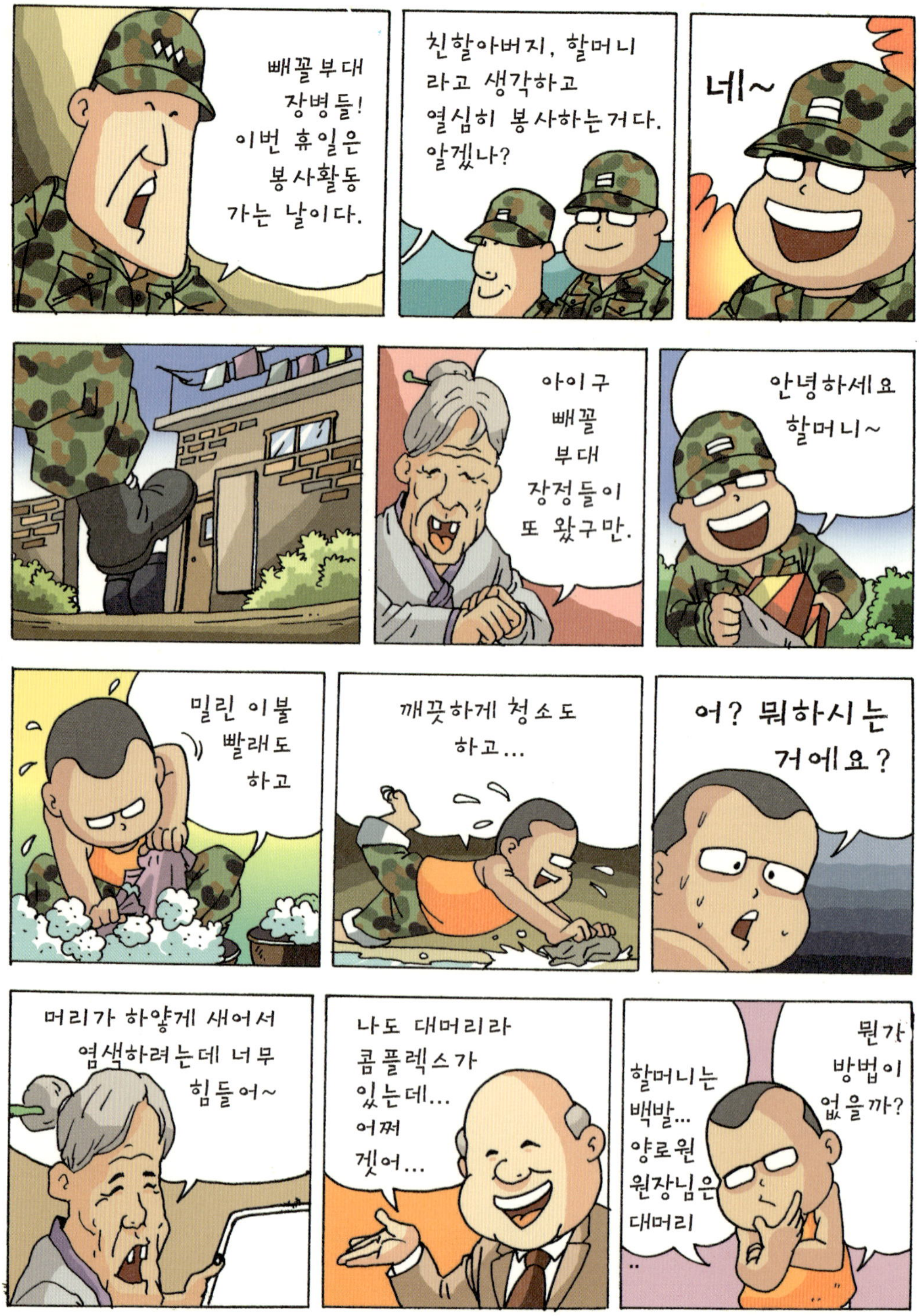
빼꼴부대
장병들!
이번 휴일은
봉사활동
가는 날이다.
친할아버지, 할머니
라고 생각하고
열심히 봉사하는거다.
알겠나?
네~
아이구
빼꼴
부대
장정들이
또 왔구만.
안녕하세요
할머니~
밀린 이불
빨래도
하고
깨끗하게 청소도
하고...
어? 뭐하시는
거에요?
머리가 하얗게 새어서
염색하려는데 너무
힘들어~
나도 대머리라
콤플렉스가
있는데...
어쩌
겠어...
할머니는
백발...
양로원
원장님은
대머리
..
뭔가
방법이
없을까?

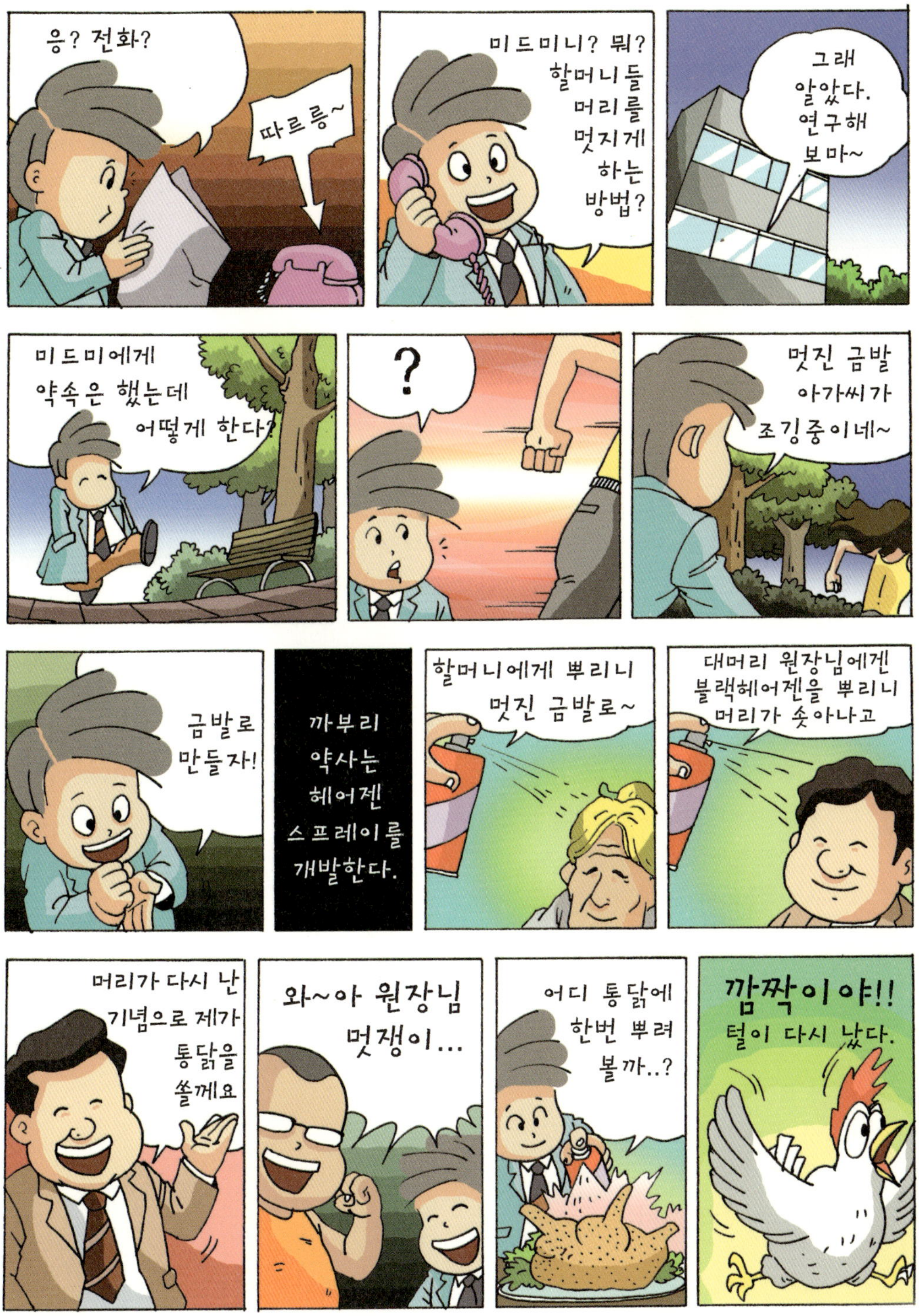
응? 전화?
따르릉~
미드미니? 뭐? 할머니들 머리를 멋지게 하는 방법?
그래 알았다. 연구해 보마~
미드미에게 약속은 했는데 어떻게 한다?
?
멋진 금발 아가씨가 조깅중이네~
금발로 만들자!
까부리 약사는 헤어젠 스프레이를 개발한다.
할머니에게 뿌리니 멋진 금발로~
대머리 원장님에겐 블랙헤어젠을 뿌리니 머리가 솟아나고
머리가 다시 난 기념으로 제가 통닭을 쏠께요
와~아 원장님 멋쟁이…
어디 통닭에 한번 뿌려 볼까..?
깜짝이야!! 털이 다시 났다.

Episode 30 탈모

사막에는 물기도 없고 건조해져서 풀이 자라지 않듯이 우리 몸도 열이 많아져서 위로 상승하면 머리가 빠지게 된다.

탈모에 현저하게 효과가 있는 약은 개발과정이 재미있다. 미녹시딜이라는 약은 고혈압 치료제로 개발을 시작하였는데 부작용으로 머리가 나는 것을 보고 치료목표를 바꾸어 탈모증 외용약으로 만들어지게 되었다.

피나스테리드가 주성분인 프로페시아란 약도 원래는 전립선비대증의 치료제로 개발되었는데 이 약을 사용한 사람들에게서 발모현상이 나타나는 것을 알고는 탈모증 전용약과 전립선비대증 치료제로 이용되고 있다. 그런데 이 약은 여성이나 어린이가 복용해서는 절대로 안되고 심지어 임신한 여성이나 임신할 가능성 있는 여성이라면 이 약의 부서진 조각이라도 절대 만져서는 안된다. 태아에게 심각한 영향을 줄 수 있기 때문이다.

탈모를 일으키는 약

1. 로아큐탄-비타민A가 과해져 탈모를 일으킨다.
2. 무좀약-테르비나핀제제 장기간 복용하면 탈모을 일으킨다.
3. 소염진통제-아나푸록스, 이부프로펜
4. 정신과계열약-푸로작, 팍실, 졸로푸트, 암페타민
5. 스테로이드제제-안드로겐함유피임약, 아나볼릭스테로이드(몸짱스테로이드)
6. 혈압약-베타차단제 테놀민, 인데랄
7. 소화용궤양약-시메티딘, 라니티딘
8. 혈전용해제-와파린

탈모를 방지하는 식품류

검은콩,두부,고등어, 참치 등은 모근을 재생시켜주고 모발형성에 도움을 준다.
오메가-3 도 탈모를 막아주고 지연시키는 좋은 성분의 건강보조식품류이다.

탈모와 발모에 도움 되는 정보

1. 단백질과 비타민, 해조류를 충분히 섭취한다.
   머리카락을 구성하는 성분이 콩, 두부에 많이 들어 있다
2. 하루 7~8시간 이상 충분한 수면을 취한다
   수면시간이 부족하면 숱이 정상인 사람도 탈모가 생길 수 있다.
3. 스트레스가 쌓이지 않도록 해소한다
   스트레스는 아드레날린을 계속 분비해 혈관이 수축되고 탈모를 일으킨다
4. 커피, 흡연은 피한다
   니코틴은 혈관을 수축시켜 혈액의 흐름을 방해하므로 모발성장에 나쁘다
5. 샴푸를 사용한 후엔 맑은 물이 나오도록 깨끗이 헹군다
   샴푸 세제나 비누가루는 모공을 막아 머리카락의 성장을 방해한다
6. 머리결을 부드럽게 유지한다
   젖은 머리카락을 말리지 않고 수건으로 세게 털면 머릿결이 손상된다
7. 겨울에는 머리카락이 젖은 상태로 외출하지 않는다
   머릿결이 손상되어 모피에 영양공급이 잘 이뤄질 수 없게 된다.
8. 브러시로 하루 20회 이상씩 두피를 두들겨 준다
   두피 마사지는 혈행이 모근까지 원활하게 움직이게 하여 발모에 도움을 준다.

원형탈모증

머리 부분에 운동장 처럼 둥그렇게 머리가 집중적으로 빠지는 질병이다. 정확한 원인이 밝혀지지 않았으나 대부분 자가면역질환으로 추정된다. 주로 머리에 발생하는데 드물게 수염, 눈썹이나 속눈썹에도 생길 수 있다. 병변이 커지거나 여러 개의 원형이 뭉쳐 큰 탈모가 이루어 질 수 있다. 경우에 따라서는 치료 없이도 저절로 모발이 다시 나기도 한다. 일반적으로 재발이 흔하며 치료에 잘 반응하지 않는 경우가 많다. 특히 사춘기 이전에 생겼거나, 병변이 큰 경우, 아토피 피부염 환자, 탈모가 오랫동안 지속된 경우 쉽게 재발하고 치료가 어려운 편이다.

Episode 31 · 영생약

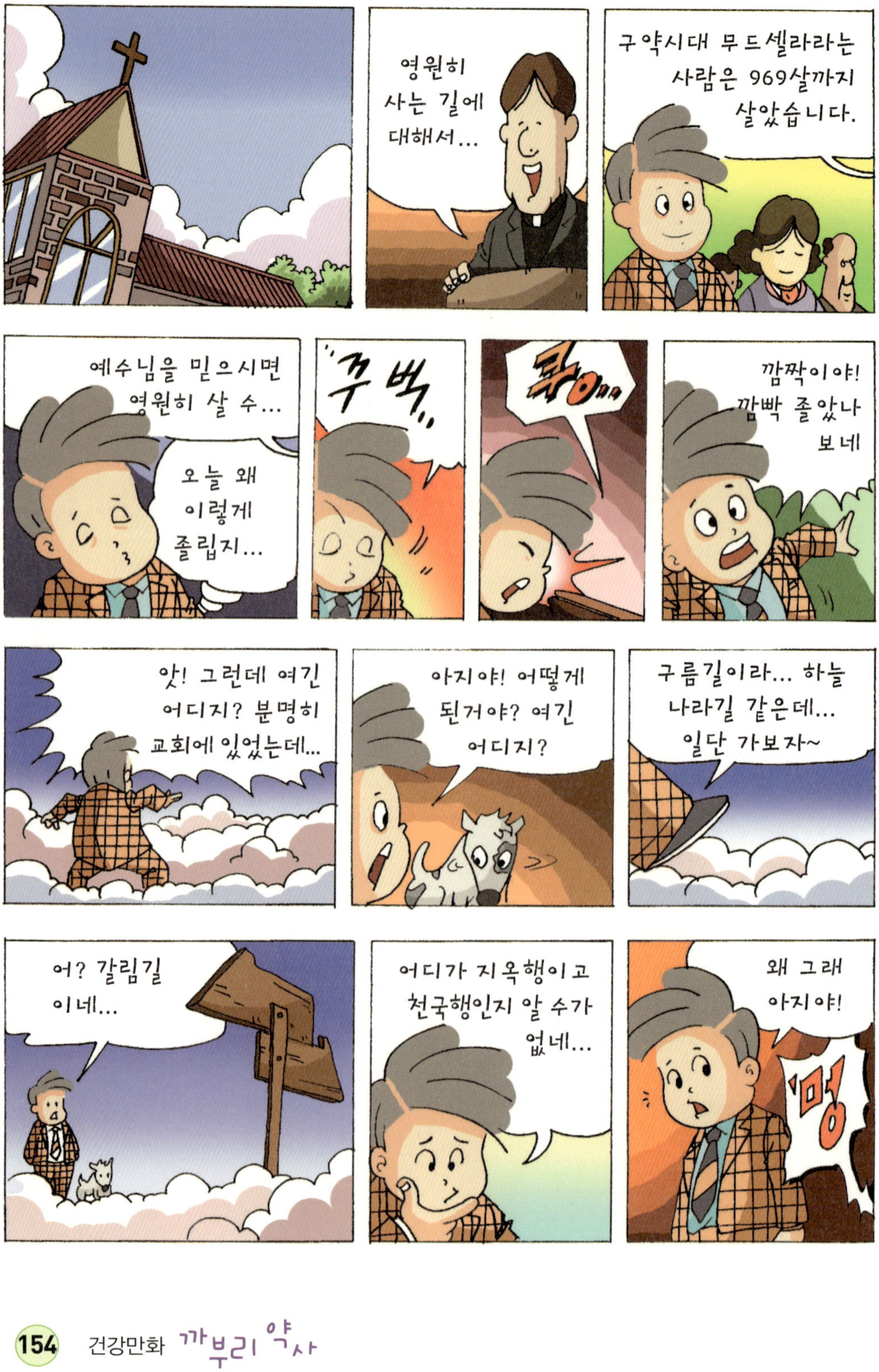

영원히 사는 길에 대해서...
구약시대 무드셀라라는 사람은 969살까지 살았습니다.
예수님을 믿으시면 영원히 살 수...
오늘 왜 이렇게 졸립지...
구벅
쿵...
깜짝이야! 깜빡 졸았나 보네
앗! 그런데 여긴 어디지? 분명히 교회에 있었는데...
아지야! 어떻게 된거야? 여긴 어디지?
구름길이라... 하늘나라길 같은데... 일단 가보자~
어? 갈림길이네...
어디가 지옥행이고 천국행인지 알 수가 없네...
왜 그래 아지야!
멍

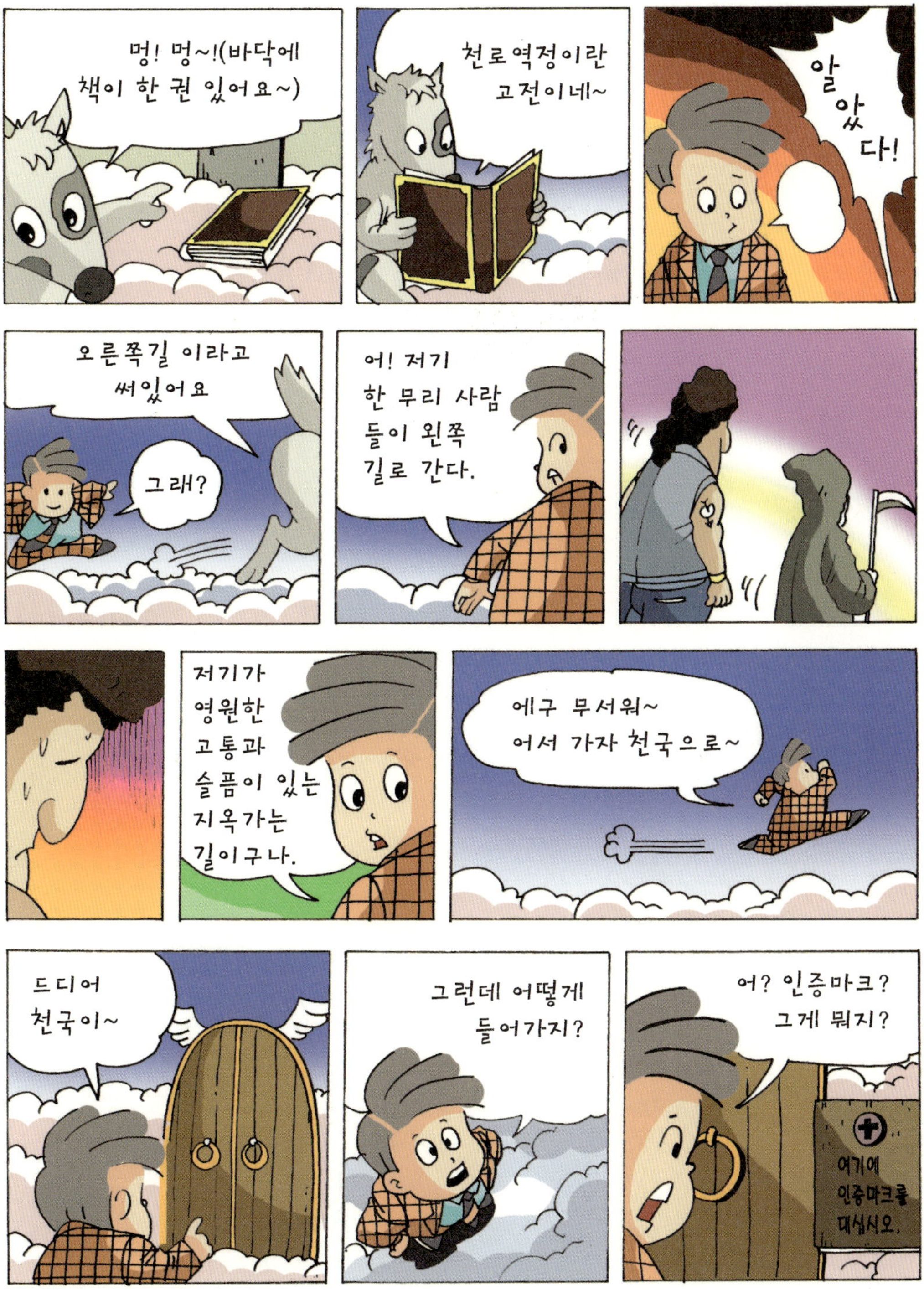
멍! 멍~!(바닥에 책이 한 권 있어요~)
천로역정이란 고전이네~
알았다!
오른쪽길 이라고 써있어요
그래?
어! 저기 한 무리 사람들이 왼쪽 길로 간다.
저기가 영원한 고통과 슬픔이 있는 지옥가는 길이구나.
에구 무서워~ 어서 가자 천국으로~
드디어 천국이~
그런데 어떻게 들어가지?
어? 인증마크? 그게 뭐지?
여기에 인증마크를 대십시오.

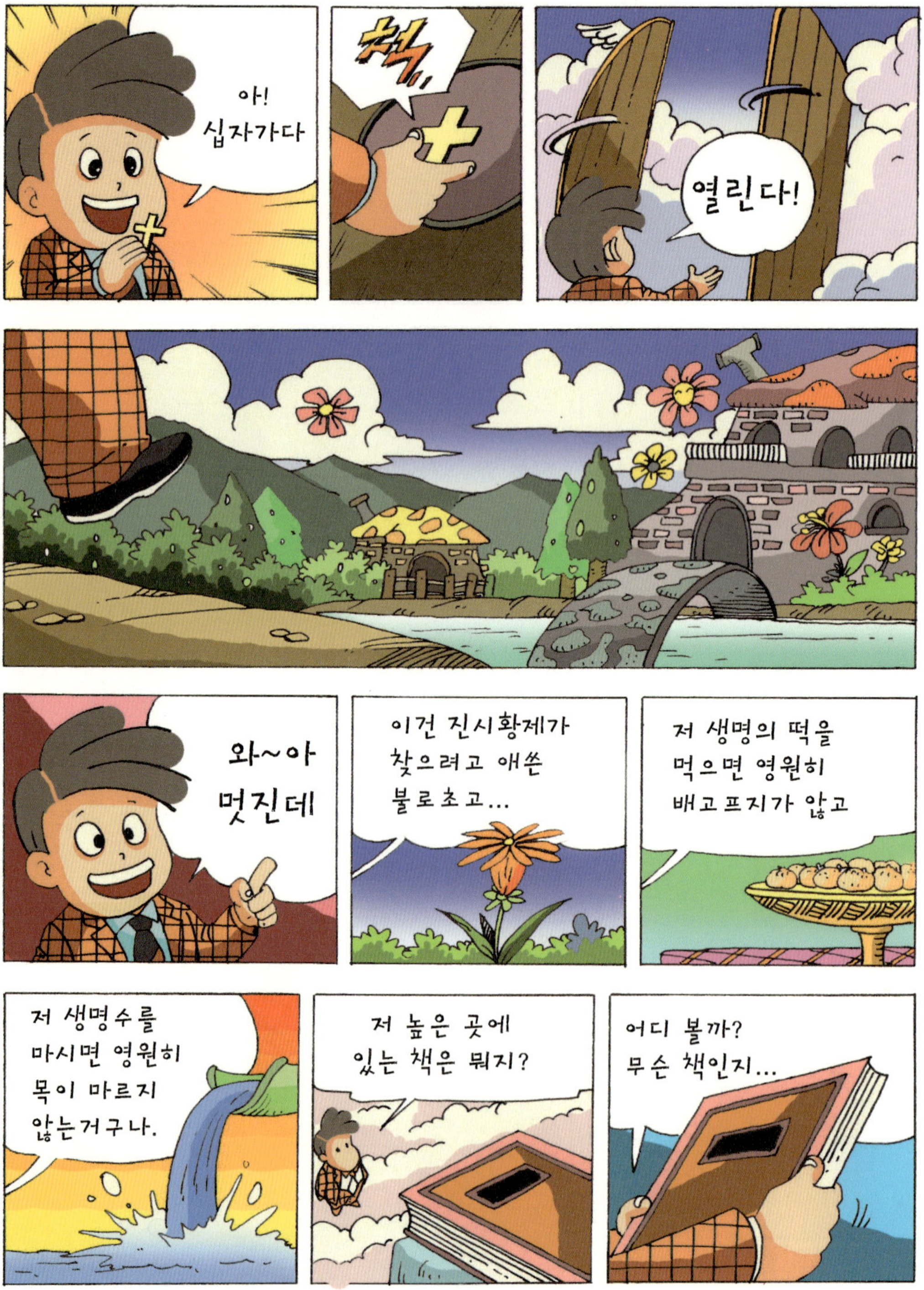
아!
십자가다
척,
열린다!
와~아
멋진데
이건 진시황제가
찾으려고 애쓴
불로초고...
저 생명의 떡을
먹으면 영원히
배고프지가 않고
저 생명수를
마시면 영원히
목이 마르지
않는거구나.
저 높은 곳에
있는 책은 뭐지?
어디 볼까?
무슨 책인지...

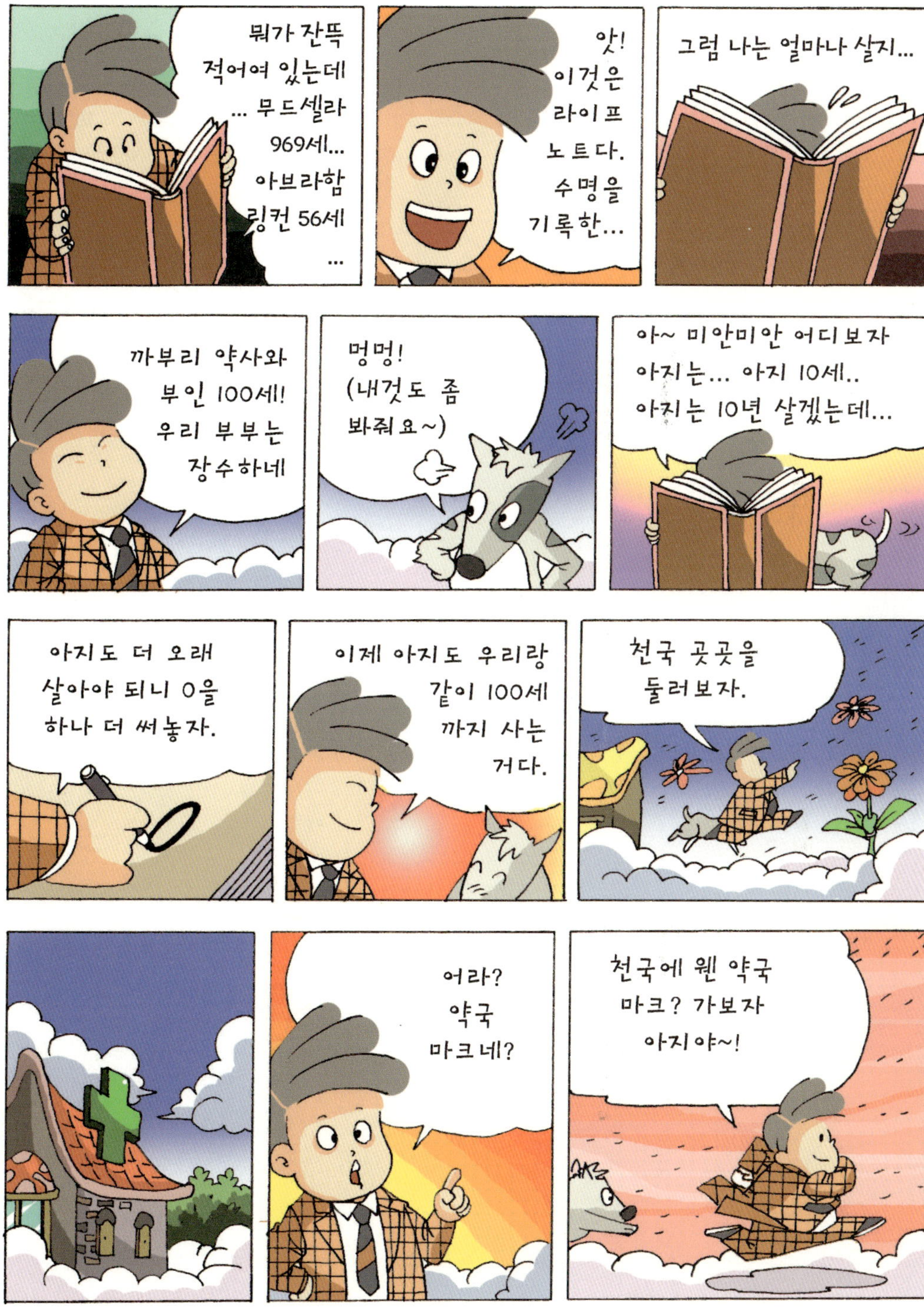
뭐가 잔뜩 적어여 있는데 ... 무드셀라 969세... 아브라함 링컨 56세 ...
앗! 이것은 라이프 노트다. 수명을 기록한...
그럼 나는 얼마나 살지...
까부리 약사와 부인 100세! 우리 부부는 장수하네
멍멍! (내것도 좀 봐줘요~)
아~ 미안미안 어디보자 아지는... 아지 10세.. 아지는 10년 살겠는데...
아지도 더 오래 살아야 되니 0을 하나 더 써놓자.
이제 아지도 우리랑 같이 100세 까지 사는 거다.
천국 곳곳을 둘러보자.
어라? 약국 마크네?
천국에 웬 약국 마크? 가보자 아지야~!

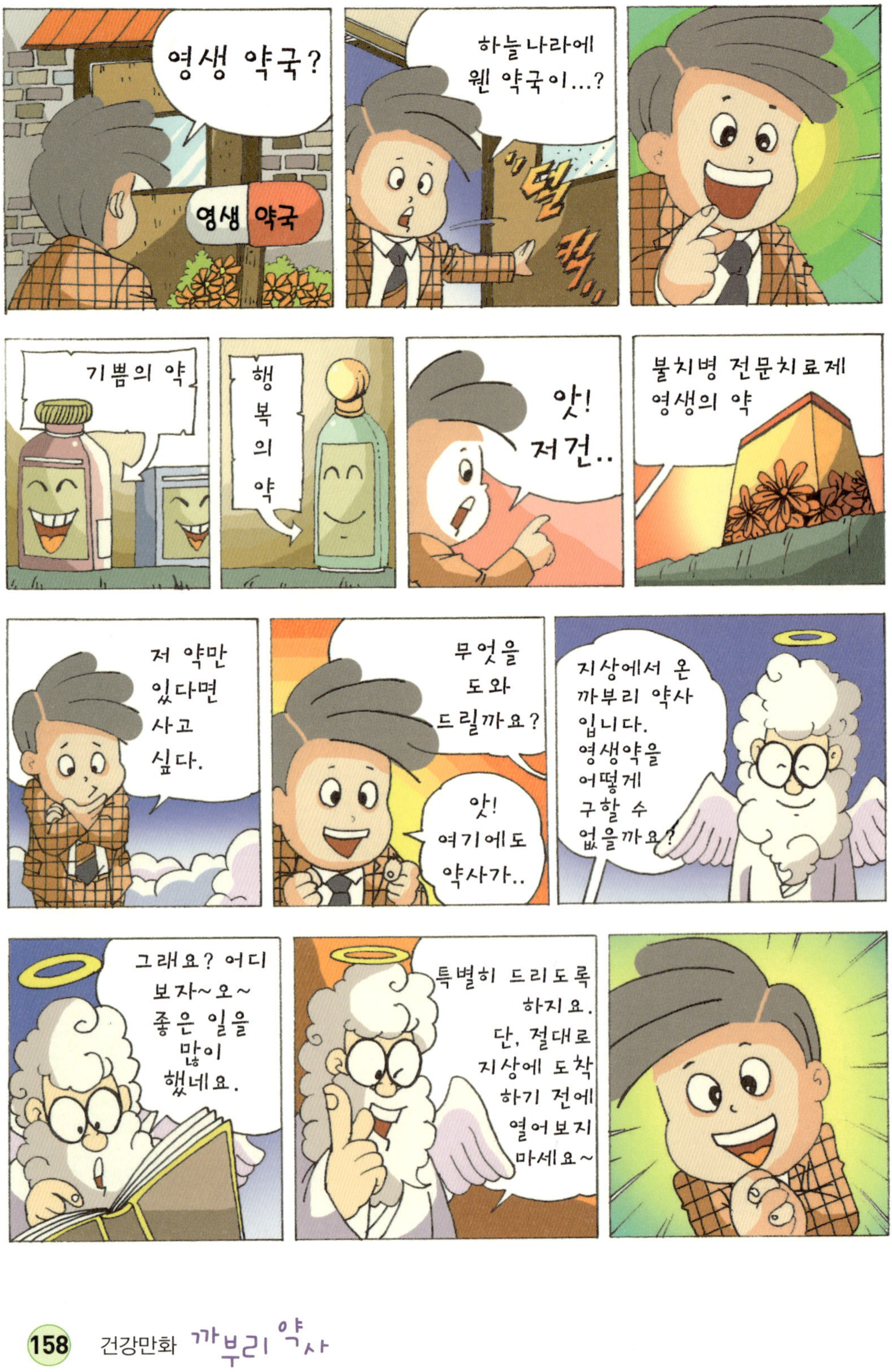
영생 약국?
영생 약국
하늘나라에 웬 약국이...?
덜컥
기쁨의 약
행복의 약
앗! 저건..
불치병 전문치료제 영생의 약
저 약만 있다면 사고 싶다.
무엇을 도와 드릴까요?
앗! 여기에도 약사가..
지상에서 온 까부리 약사 입니다. 영생약을 어떻게 구할 수 없을까요?
그래요? 어디 보자~오~ 좋은 일을 많이 했네요.
특별히 드리도록 하지요. 단, 절대로 지상에 도착하기 전에 열어보지 마세요~

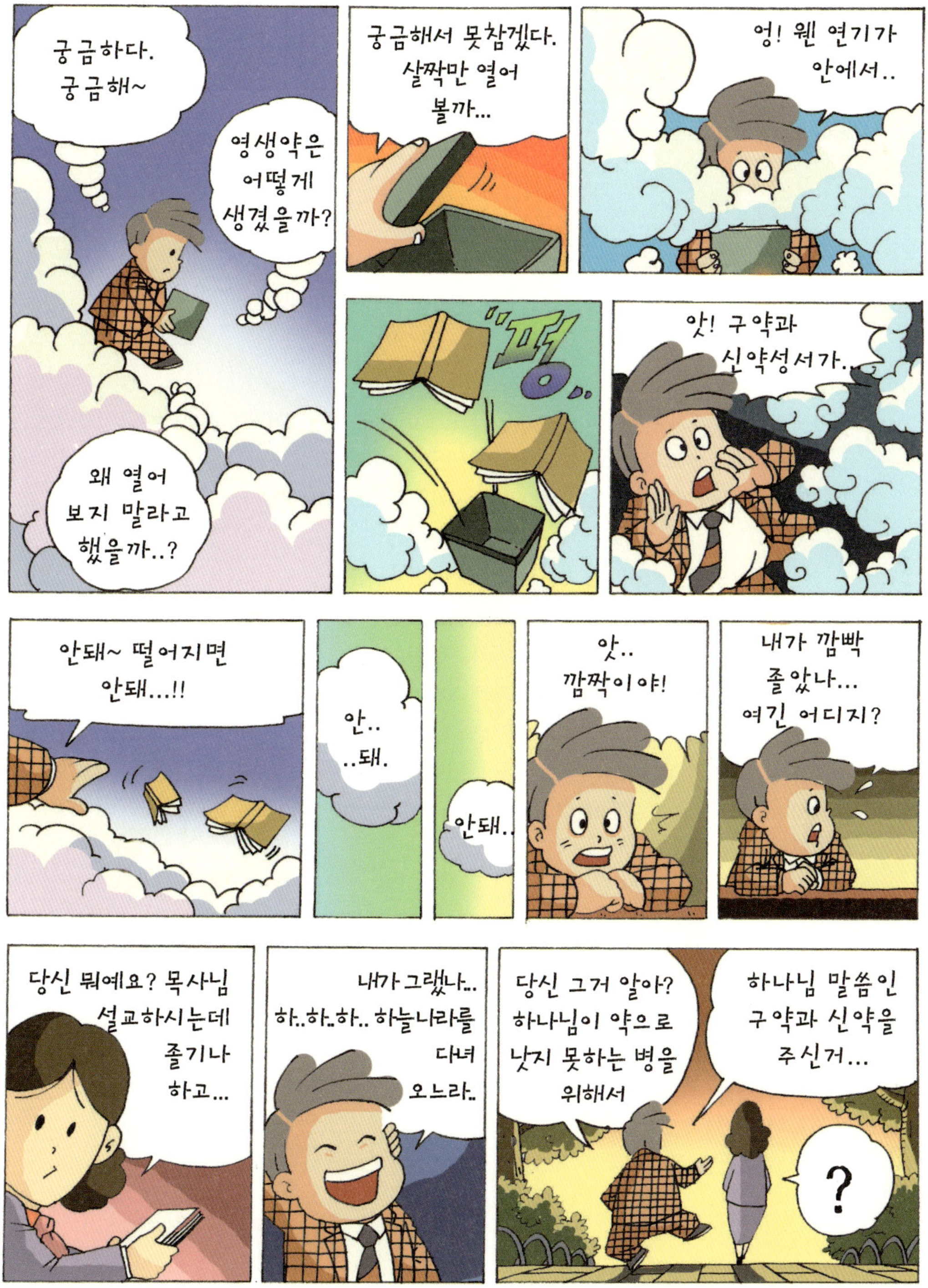

궁금하다. 궁금해~
영생약은 어떻게 생겼을까?
왜 열어 보지 말라고 했을까..?
궁금해서 못참겠다. 살짝만 열어 볼까...
엉! 웬 연기가 안에서..
펑
앗! 구약과 신약성서가..
안돼~ 떨어지면 안돼...!!
안.. ..돼.
안돼..
앗.. 깜짝이야!
내가 깜빡 졸았나... 여긴 어디지?
당신 뭐예요? 목사님 설교하시는데 졸기나 하고...
내가 그랬나.. 하..하..하.. 하늘나라를 다녀 오느라..
당신 그거 알아? 하나님이 약으로 낫지 못하는 병을 위해서
하나님 말씀인 구약과 신약을 주신거...
?

불치병

구약성서에 등장하는 인물을 보면 그들은 참 오래 살았다.

구백살이 넘도록 살았으니 도대체 어떤 생활을 했기에 가능했을까?

오늘날도 인간이 늙지 않고 장수하는 길을 찾기 위해 몰두하고 있다. 아프지 않고 건강하게 오래 살 수 있기를 누구나 바라고 있다. 심지어 언젠가 의학기술이 노화와 죽음의 문제를 해결했을 미래에 희망을 의지하며 엄청난 비용을 들이며 자기의 시신을 냉동보관한다. 그러나 불로장생은 아직까지는 인간이 영원히 해결하지 못한 숙제이다.

전세계에서 가장 오래 사는 사람들이 있는 곳은 어딜까?

일본의 오끼나와섬, 파키스탄의 훈자마을, 코카사스지방의 그루지아공화국, 에쿠아도르의 빌카밤바마을 등이 장수마을로 알려지고 있다. 특히 오끼나와는 인구 10만명당 100세 이상 노인이 28명으로 세계 최고이다. 오키나와에 사는 사람들에게는 심장병이나 암, 전립선암 등이 거의 없다. 그들이 오래 살게 되는 요인에는 식생활이 영향을 미치고 있다. 채식 위주의 식사를 즐기고 해초와 생강, 심황, 자스민 차 등을 먹는다. 낙천적인 마음을 갖고 긍적적인 생각으로 유산소운동을 하고 있다. 전통춤과 태극권, 정원 손질과 빨리 걷기 등 적절한 운동을 즐긴다.

나날이 질병치료를 위한 현대의학은 발전하였지만 아직도 정복되지 못한 병들이 많다. 이러한 불치병으로 인해 상심하는 환자들에게 비양심적으로 접근하는 사람들도 있다. 과대, 허위선전 등으로 불치병에 특효임을 내세우며 근거도 없는 이상한 것을 팔려고 한다.

현대의학으로 낫지 못하는 불치병들이 하나님의 은총으로 낫는 경우가 있다. 신약, 구약 성경이야 말로 불치병으로 고통당하는 사람들에게 가장 희망적인 약이다.

질병으로 힘들어하는 사람에게 힘이 되는 성경 말씀

행3:16

그 이름을 믿으므로 그 이름이 너희 보고 아는 이 사람을 성하게 하였나니
예수로 말미암아 난 믿음이 너희 모든 사람 앞에서 이같이 완전히 낫게 하였느니라

막5:34

예수께서 가라사대 딸아 네 믿음이 너를 구원하였으니
평안히 가라 네 병에서 놓여 건강할지어다

시39:13

주는 나를 용서하사 내가 떠나 없어지기 전에 나의 건강을 회복시키소서

시41:3

여호와께서 쇠약한 병상에서 저를 붙드시고
저의 병중 그 자리를 다 고쳐 펴시나이다

아2:5

너희는 건포도로 내 힘을 돕고 사과로 나를 시원케 하라
내가 사랑하므로 병이 났음이니라

마12:13

이에 그 사람에게 이르시되 손을 내밀라 하시니
저가 내밀매 다른 손과 같이 회복되어 성하더라

눅4:18

주의 성령이 내게 임하셨으니 이는 가난한 자에게 복음을 전하게 하시려고
내게 기름을 부으시고 나를 보내사 포로된 자에게 자유를 눈먼 자에게
다시 보게 함을 전파하며 눌린 자를 자유케 하고

마14:36

다만 예수의 옷가에라도 손을 대게 하시기를 간구하니
손을 대는 자는 다 나음을 얻으니라

Episode 32 · 아폴로 눈병

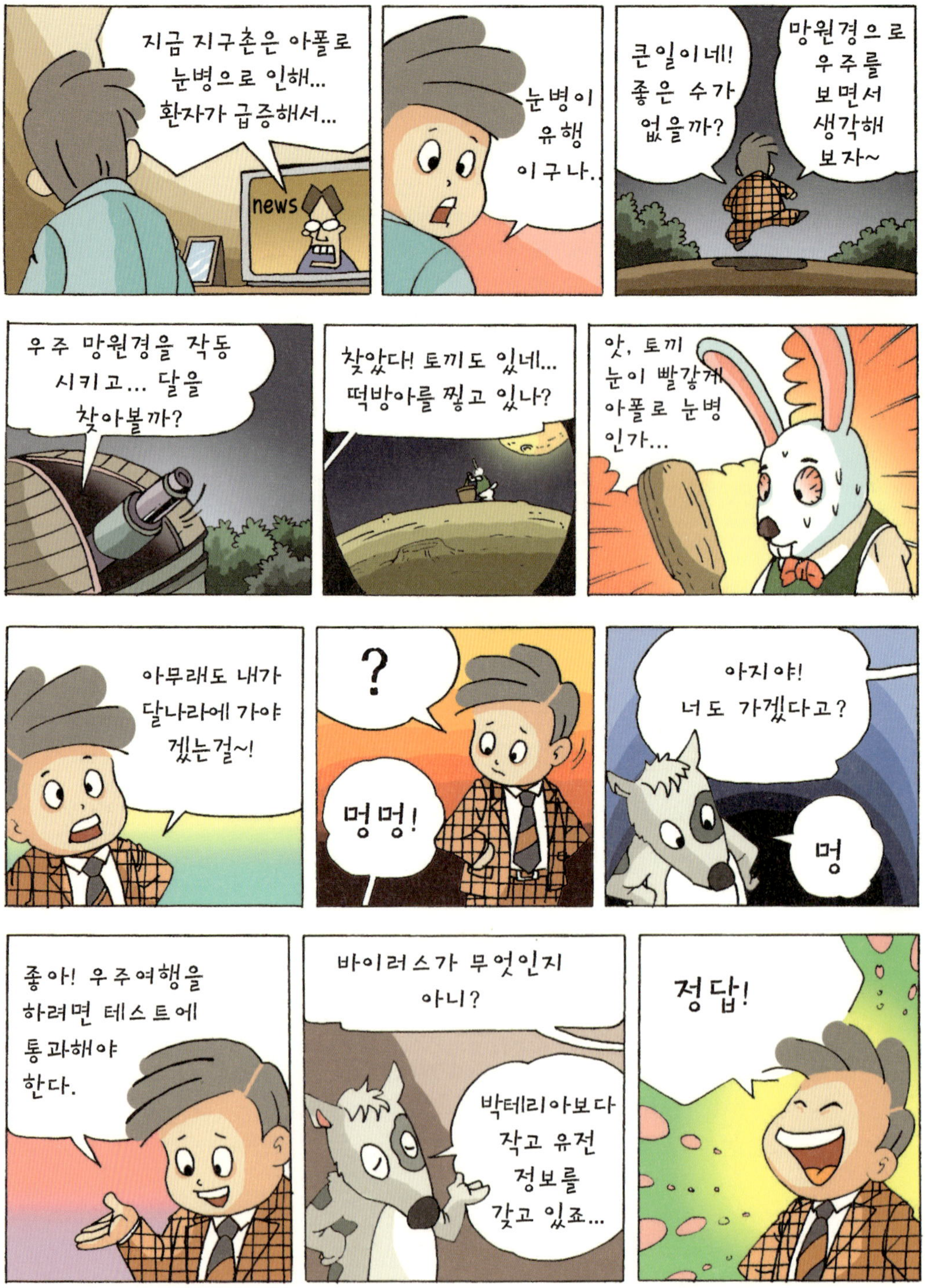

지금 지구촌은 아폴로 눈병으로 인해... 환자가 급증해서...
news
눈병이 유행이구나..
큰일이네! 좋은 수가 없을까?
망원경으로 우주를 보면서 생각해 보자~
우주 망원경을 작동시키고... 달을 찾아볼까?
찾았다! 토끼도 있네... 떡방아를 찧고 있나?
앗, 토끼 눈이 빨갛게 아폴로 눈병인가...
아무래도 내가 달나라에 가야겠는걸~!
?
멍멍!
아지야! 너도 가겠다고?
멍
좋아! 우주여행을 하려면 테스트에 통과해야 한다.
바이러스가 무엇인지 아니?
박테리아보다 작고 유전 정보를 갖고 있죠...
정답!

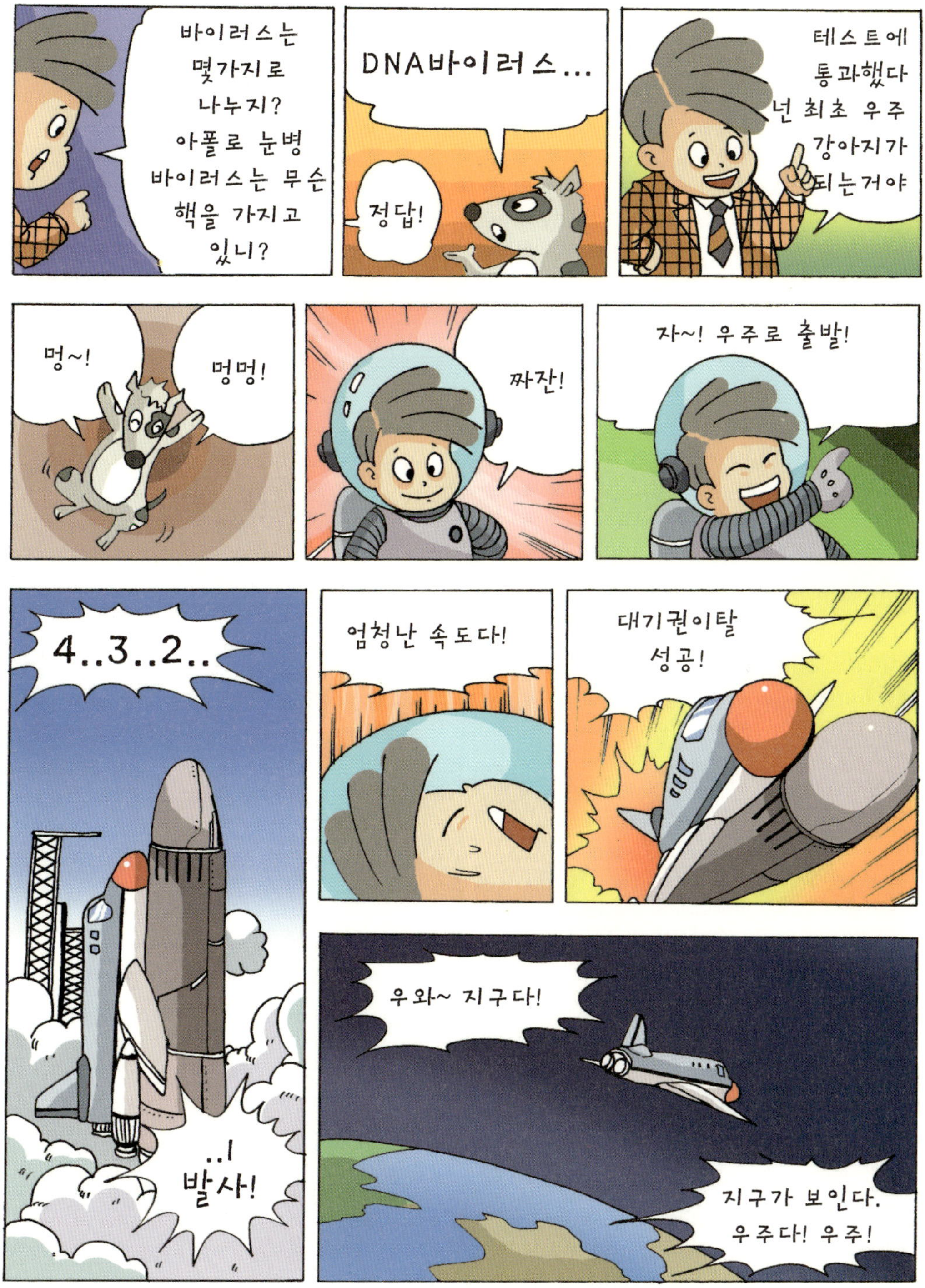
바이러스는 몇가지로 나누지? 아폴로 눈병 바이러스는 무슨 핵을 가지고 있니?
DNA바이러스...
정답!
테스트에 통과했다 넌 최초 우주 강아지가 되는거야
멍~!
멍멍!
짜잔!
자~! 우주로 출발!
4..3..2..
..1 발사!
엄청난 속도다!
대기권이탈 성공!
우와~ 지구다!
지구가 보인다. 우주다! 우주!

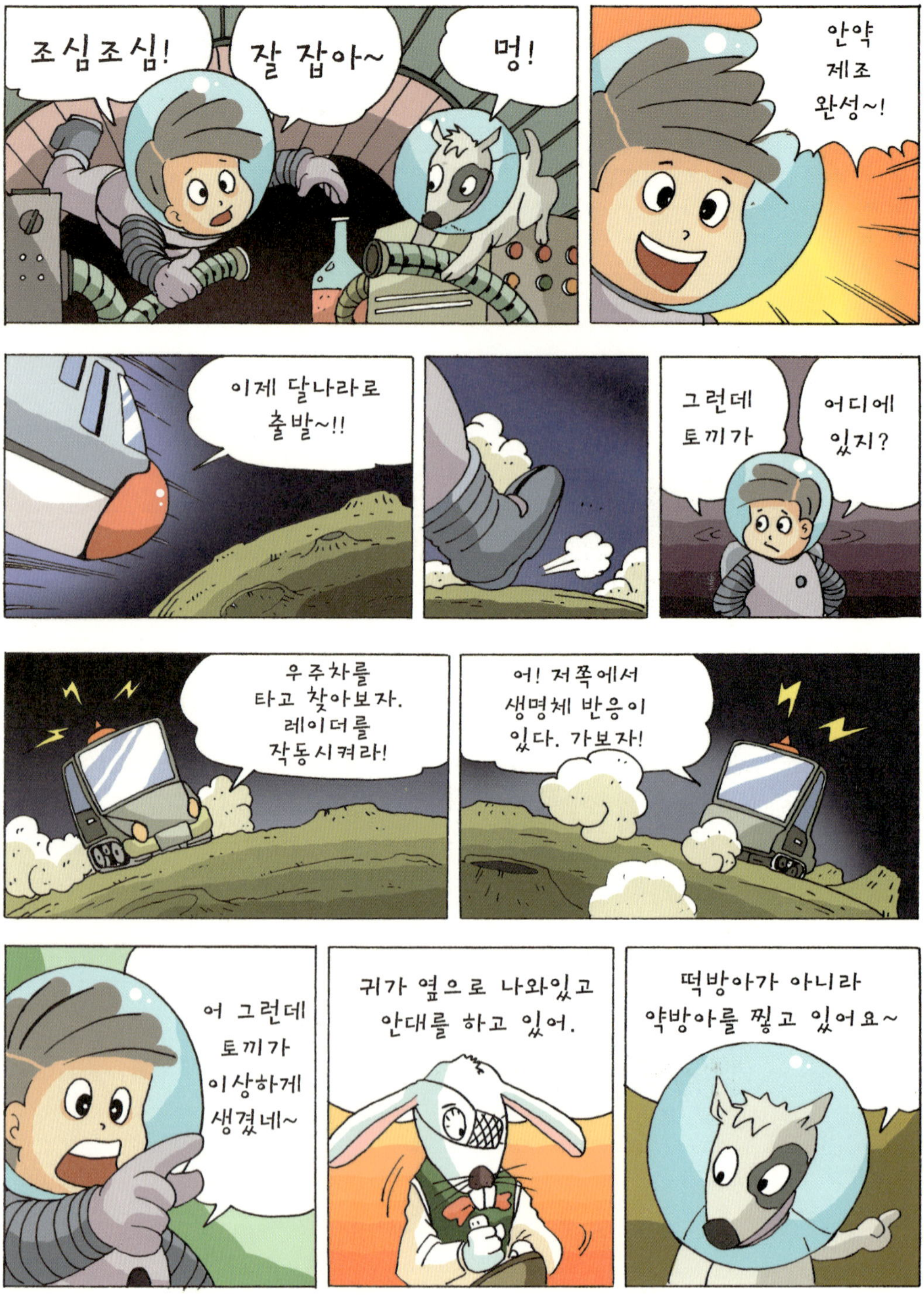
조심조심!
잘 잡아~
멍!
안약 제조 완성~!
이제 달나라로 출발~!!
그런데 토끼가
어디에 있지?
우주차를 타고 찾아보자. 레이더를 작동시켜라!
어! 저쪽에서 생명체 반응이 있다. 가보자!
어 그런데 토끼가 이상하게 생겼네~
귀가 옆으로 나와있고 안대를 하고 있어.
떡방아가 아니라 약방아를 찧고 있어요~

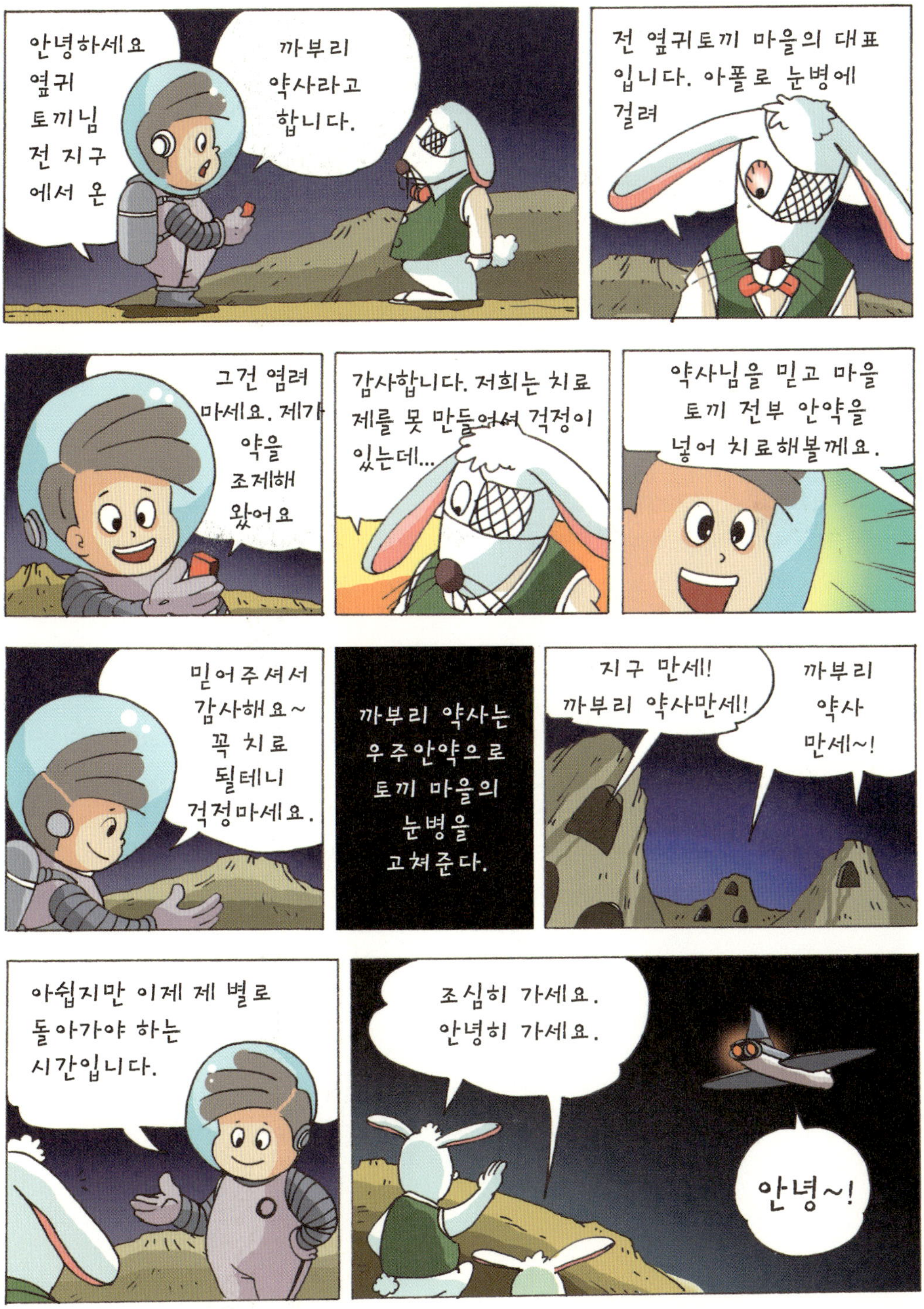
안녕하세요 옆귀 토끼님 전 지구에서 온
까부리 약사라고 합니다.
전 옆귀토끼 마을의 대표입니다. 아폴로 눈병에 걸려
그건 염려 마세요. 제가 약을 조제해 왔어요
감사합니다. 저희는 치료제를 못 만들어서 걱정이 있는데...
약사님을 믿고 마을 토끼 전부 안약을 넣어 치료해볼께요.
믿어주셔서 감사해요~ 꼭 치료 될테니 걱정마세요.
까부리 약사는 우주안약으로 토끼 마을의 눈병을 고쳐준다.
지구 만세! 까부리 약사만세!
까부리 약사 만세~!
아쉽지만 이제 제 별로 돌아가야 하는 시간입니다.
조심히 가세요. 안녕히 가세요.
안녕~!

아폴로 눈병

1969년 아폴로 우주선이 달에 착륙할 즈음 지구촌 아프리카 지역 사람들의 눈을 빨갛게 물들인 이상한 눈병이 기승을 부렸다. 그래서 그 눈병을 아폴로 눈병이라고 부르게 되었다.아폴로 눈병을 일으키는 원인 바이러스는 엔테로바이러스이다. 구결막에 출혈을 일으키므로 유난히도 눈을 빨갛게 충혈시키고 통증을 일으키며 눈곱도 끼고 심하면 임파선도 붓는다. 아폴로 눈병의 정확한 의학적 병명은 급성출혈성 결막염이다.

바이러스란 세균보다 더 작고 유전정보가 담긴 DNA 혹은 RNA중 하나를 갖고 있다. 아폴로 눈병 바이러스는 DNA를 가진 바이러스이다. 대개 바이러스는 스스로 단백질을 합성할 수 없고 에너지도 만들어 낼 수 없으므로 다른 세포에 기생하여 증식을 한다. 바이러스는 구조적으로 알맹이(core)가 있고 껍데기(capsid)라 불리우는 단백질로 둘러 싸여 있어 달탐사선 만큼이나 아름답고 화려한 외형적인 모습을 띄고 있다.

현재 치료방법은 증상을 완화시키고 이차감염을 막아주기 위해 항생제 안약을 점안한다. 대표적인 안약으로는 클로람페니콜점안액, 오플록사신점안액, 토브라마이신점안액 등이다. 가려움증이 있을 경우에는 항히스타민제를 투약하고 충혈이 심하면 냉찜질하여 준다. 대부분의 유행성 결막염은 2-3주 이내에 특별한 합병증 없이 낫지만 2주 동안은 전염성이 무척 강하므로 타인과 수건을 같이 사용하지 않고 수영장 출입은 절대로 피해야 한다.

아폴로 눈병을 아주 심하게 앓고 나면 더러 후유증으로 각막에 각막상피하혼탁이라는 약한 증상이 남는 수가 있다. 이런 후유증은 치료하는데 수개월이 걸리게 된다. 안약을 사용할 때 주의할 사항은 한두 방울을 눈에 떨어뜨리고 살짝 눈을 감고 있어야 약의 효과를 제대로 낼 수 있다. 안약을 넣고 너무 많이 깜박이거나 너무 꼭 감으면, 눈물관을 통해 안약이 콧속으로 빠져나간다. 안약은 눈에 직접 넣는 약이므로 유효기간이 지난 오래된 안약은 절대로 사용하지 말아야 한다.

안약 사용법

1. 비누와 물로 손을 깨끗이 씻는다.
2. 눈을 위로 향하고, 눈꺼풀을 가볍게 당겨서 지시된 용량을 떨어뜨린다.
3. 용기가 눈이나 다른 것에 닿지 않도록 주의한다.
4. 손가락으로 눈 안쪽 끝부위(누낭부위)를 1분 정도 눌러준다.
5. 점적 후 2 ~ 3분간 눈을 감고 있는다.
6. 다시 점안하거나 두 가지 이상의 안약을 사용할 경우, 5분 이상의 간격을 둔다.
7. 점안액은 오염되기 쉬우므로 최대한 청결을 유지해야 한다.
   (개봉된 점안액은 1개월 이내에 사용하는 것이 바람직하다.)

안연고 사용법

1. 비누와 물로 손을 깨끗이 한다.
2. 거울을 사용하거나 다른 사람에게 연고를 발라 주도록 하면 점안하기 쉽다.
3. 연고를 항상 청결히 보관하고 튜브의 끝이 눈 또는 다른 것에 닿지 않도록 한다.
4. 하안검을 따라 연고가 미끄러지지 않도록 한다.
5. 한쪽 손의 엄지와 집게손가락으로 튜브를 잡고 눈꺼풀에 닿지 않도록 눈꺼풀 에 접근시킨다.
6. 나머지 세 손가락을 볼이나 코에 대고 받쳐준다.
7. 아래쪽 눈꺼풀에 안연고를 바른 후 가볍게 깜박인다.
8. 안연고는 점안액보다 흡수가 늦으므로, 2개 이상 사용시 최소 10분 이상의 간격을 둔다.
9. 안연고와 점안액을 동시에 투여할 경우 점안액을 먼저 투여하고 최소 5분 후 안연고를 사용한다.
10. 안연고는 점안액보다 불편한 점이 있으나, 각막 상처 등 안조직 상처시 더 유용하다.

Episode 33 · 건강진단 페이퍼

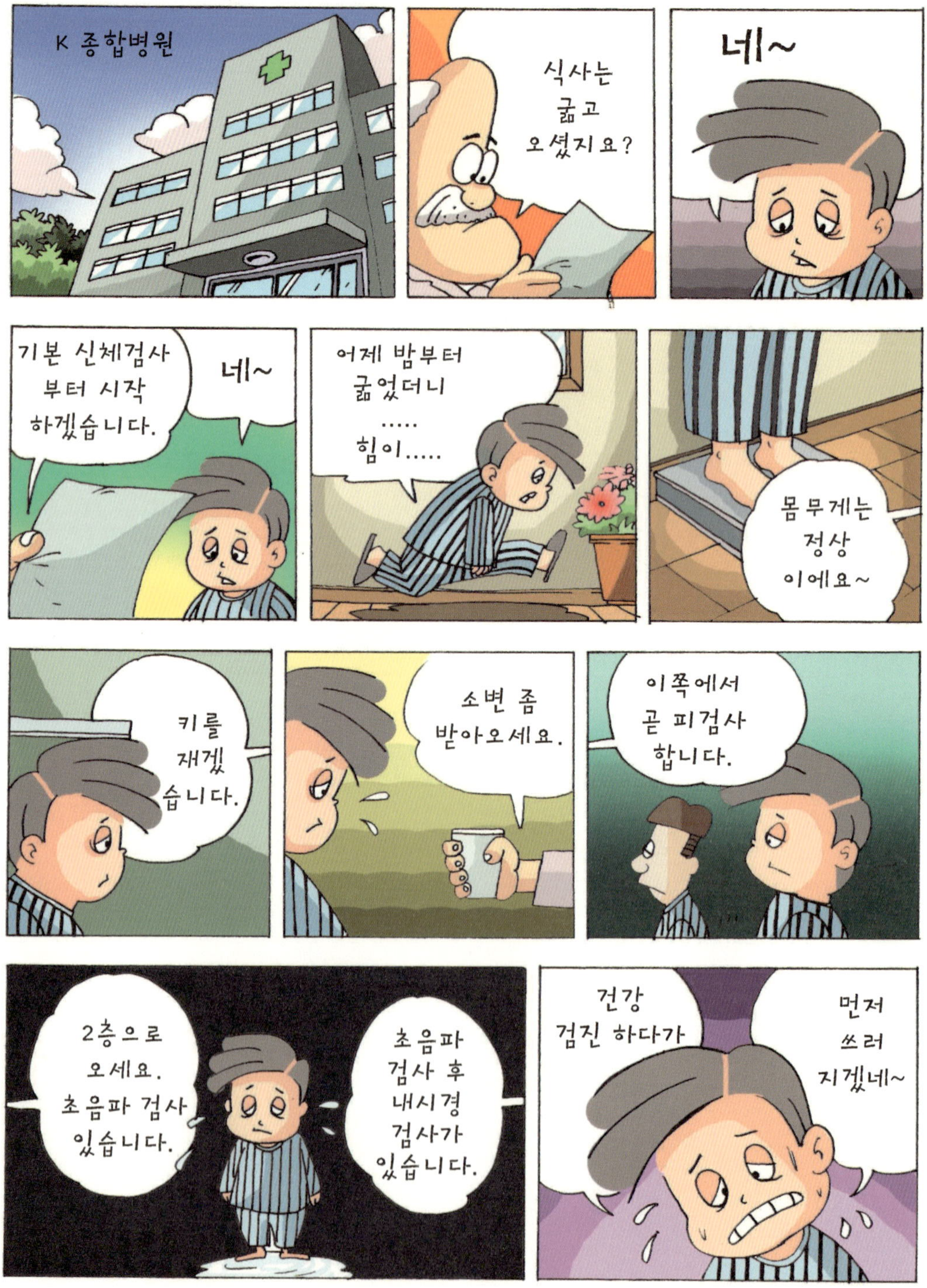
K 종합병원
식사는 굶고 오셨지요?
네~
기본 신체검사부터 시작하겠습니다.
네~
어제 밤부터 굶었더니 ..... 힘이.....
몸무게는 정상이에요~
키를 재겠습니다.
소변 좀 받아오세요.
이쪽에서 곧 피검사 합니다.
2층으로 오세요. 초음파 검사 있습니다.
초음파 검사 후 내시경 검사가 있습니다.
건강 검진 하다가
먼저 쓰러지겠네~

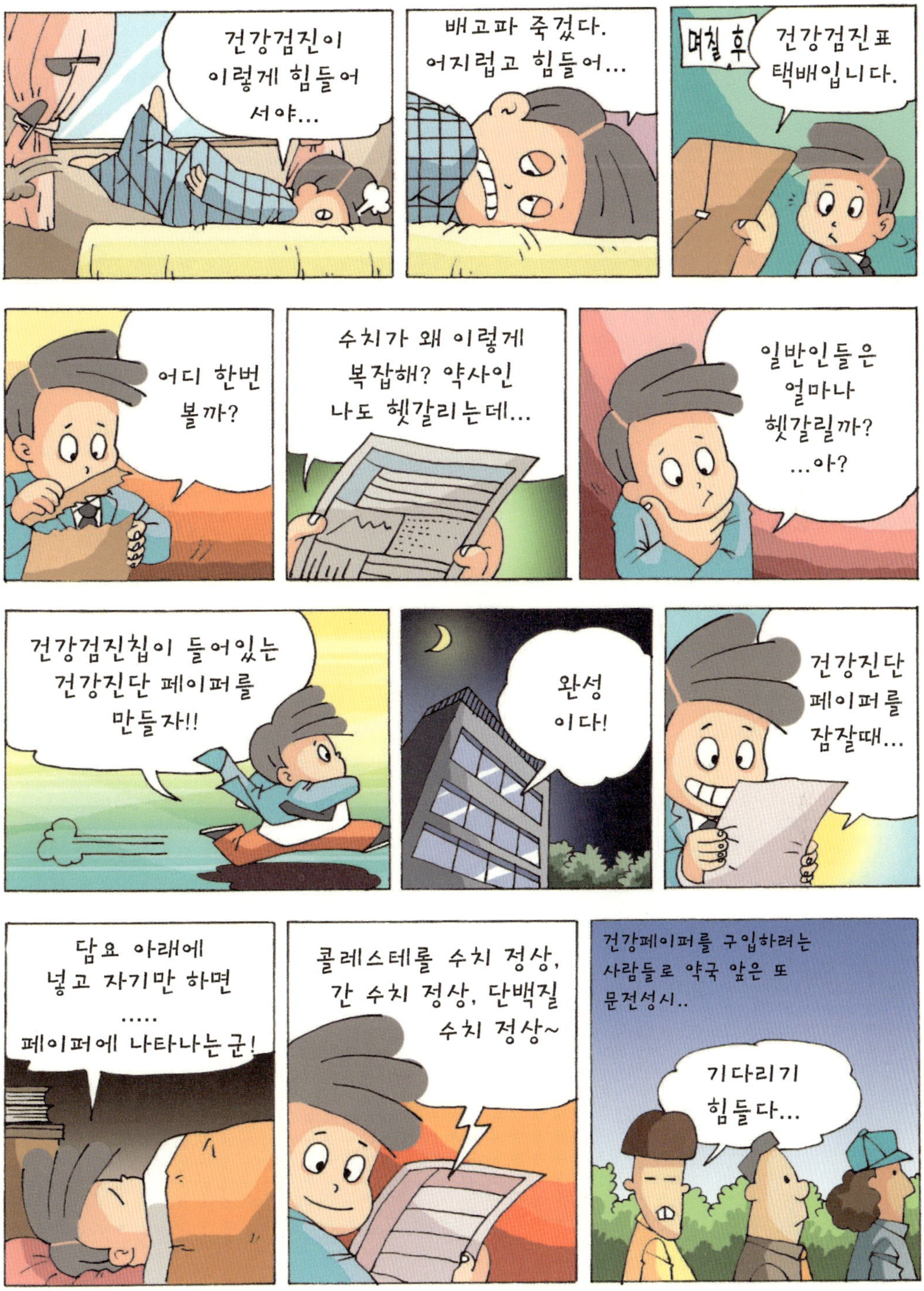
건강검진이 이렇게 힘들어서야...
배고파 죽겠다. 어지럽고 힘들어...
며칠 후
건강검진표 택배입니다.
어디 한번 볼까?
수치가 왜 이렇게 복잡해? 약사인 나도 헷갈리는데...
일반인들은 얼마나 헷갈릴까? ...아?
건강검진칩이 들어있는 건강진단 페이퍼를 만들자!!
완성이다!
건강진단 페이퍼를 잠잘때...
담요 아래에 넣고 자기만 하면 ..... 페이퍼에 나타나는 군!
콜레스테롤 수치 정상, 간 수치 정상, 단백질 수치 정상~
건강페이퍼를 구입하려는 사람들로 약국 앞은 또 문전성시..
기다리기 힘들다...

건강검진

중국 위나라 왕은 어느 날 명성이 높은 편작을 불러 놓고 누가 최고의 의술을 가졌는지를 물었다. 백성들이 하나같이 편작을 최고의 의술을 가졌다고 하지만 편작은 다음과 같이 말한다.

"큰형님이 최고이고 둘째 형님이 그 다음이고 저는 의술이 꼴찌입니다. 그 이유는 큰 형님은 환자가 아픔을 느끼기 전에 얼굴빛을 보고 병이 올 것을 미리 알고 병의 원인을 미리 고쳐 주었기 때문에 환자들이 큰 형님이 고쳐 주었다는 것을 모르고 있습니다."

"둘째 형님은 병이 미미할 때 그 병을 알고 고쳐주었기 때문에 환자들은 자기 병이 큰 병이 아니라 미미한 대수롭지 않았던 병으로 알고 있었기 때문에 둘째 형님 실력을 몰라보았지요."

"하지만 저는 사람의 병이 악화되고 심해지고 고통이 심해진 다음에야 병의 정체를 알았습니다. 그래서 그 병을 고치기 위하여 진기한 약을 먹이고 살을 도려내는 수술을 해 주었습니다. 그러다보니 사람들은 오히려 형님들 보다 제가 가장 명의라고 알게 되었답니다."

편작의 말은 얼마나 겸손하고 기특한 대답인가?

물론 편작도 형님들 보다 더 미리 병을 알아내었고 뛰어난 의술을 가졌다. 편작의 말은 병을 미리 알아내어 병이 걸리지 않게하는 것이 가장 훌륭한 의술임을 시사한다. 현대 의학에서도 병을 미리 알아내어 예방하는 것이 가장 훌륭한 의술이다

누구나 한평생 동안 아프지 않고 건강하게 오래 살기를 바란다. 의학기술의 눈부신 발달 덕분에 숨겨진 질병을 미리 감지하여 인간의 고통은 사라지고 수명은 날로 늘어나게 되었다. 질병의 시그날을 찾아내주고 질병치료를 앞 당겨주는 건강검진이 그 역할을 했다.

그처럼 유익한 건강검진이지만 아직 건강검진에 대한 우리의 생각은 막연하고 두렵다. 만만치 않은 비용과 어떤 검진을 받아야 하는지 또 번거롭고 복잡한 과정이 늘 부담스럽다. 검사항목이 많고 비싸다고 좋은 건강검진이 아니다.

자신의 건강상태, 연령, 가족병력 등을 고려해 가장 적합한 검진을 받아야 한다.

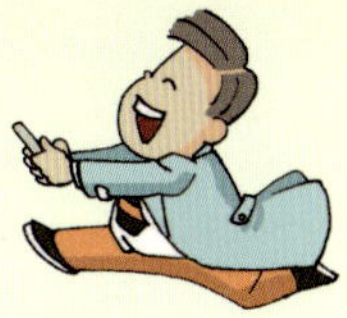

<표준 건강 진단 수치>

(1) 신체 계측

체중(kg)÷(신장(m)x신장)=BMI
기준치. 남성 – 20~25. 여성 – 19~24
BMI는 22가 적정수치. 남녀 모두 25를 초과하면 비만

(2) 혈압

최대(수축기)혈압 – 120.㎜ 미만
최소(확장기)혈압 – 80.㎜ 미만.
최대 및 최소 혈압의 수치가 초과하면 고혈압

(3) 지질 대사

총"코레스테롤" – 140~219㎎
HDL(高)"코레스테롤" – 40~99㎎
LDL(低)"코레스테롤" – 80~139㎎
중성지방 – 150㎎ 미만
동맥경화의 판정에 쓰이며, HDL 수치가 낮고, LDL 수치가 높을수록 동맥 경화가 진행되기 쉽다.

(4) 혈액

*적혈구 – 표준보다 적으면 빈혈
남성 : 410만~530 만개(個).
여성 : 380만~480 만개.
*헤모그로빈 – 표준보다 낮으면 빈혈
남성 : 14~18g
여성 : 12~16g
*백혈구 – 4.000~9.000개.
백혈구는 면역을 담당하는 혈액성분. 수치가 높으면(白血球) 염증, 감염증 또는 백혈병의 의심이 됨을 암시
*혈소판 – 15만~40만개
혈소판은 출혈을 막는 역할을 한다. 적을 때에는 혈액 질환. 암, 간경변이 의심된다.

(5) 당 대사

정상적인 혈당시 – 60~109㎎
식전 – 120㎎이하
식후 한 시간 후 – 140㎎이하
식후 두 시간 후 – 120㎎이하

(6) 뇨산, 신 뇨로계

뇨산(UA) – 남성 : 4.0~7.0.㎎ 높을 때에는 통풍이 의심되며 동맥경화가 악화한다.
– 여성 : 3.0~5.5.㎎ 신장장애가 있을 때에도 수치가 상승한다.
뇨단백 – 음성. 음성의 경우 신염(腎炎). "네푸로–제"증후군 등의 신장 장애와 요로계의 이상(異常)이 의심된다.
뇨잠혈 – 음성. 양성의 경우 신염. 신우염. 방광염 등의 요로의 염증과 결석이 의심된다.
크레아치닌 – 0.7~1.2㎎ 요를 통하여 배출되는 노폐물. 많을 경우에는 신기능이 저하하고 있음

(7) 간, 췌장 기능

AST(GOT) – 40단위.
수치가 높으면 간에 염증이 있음
ALT(GPT) – 35단위.
정상수치보다 2배이상 높으면 염증이 있음.
알부민 – 4.1~5.1g
알부민은 혈청 단백질의 한 성분. 기준치보다 높을때에는 간장병, 심장병, 암, 등이 의심된다.
HBs항원(抗原) – 음성.
B형 간염 바이러스의 감염을 알려준다.
HBs항체(抗體) – 음성.
C형 간염 바이러스 감염을 알려준다.

Episode 34 · 약물궁합

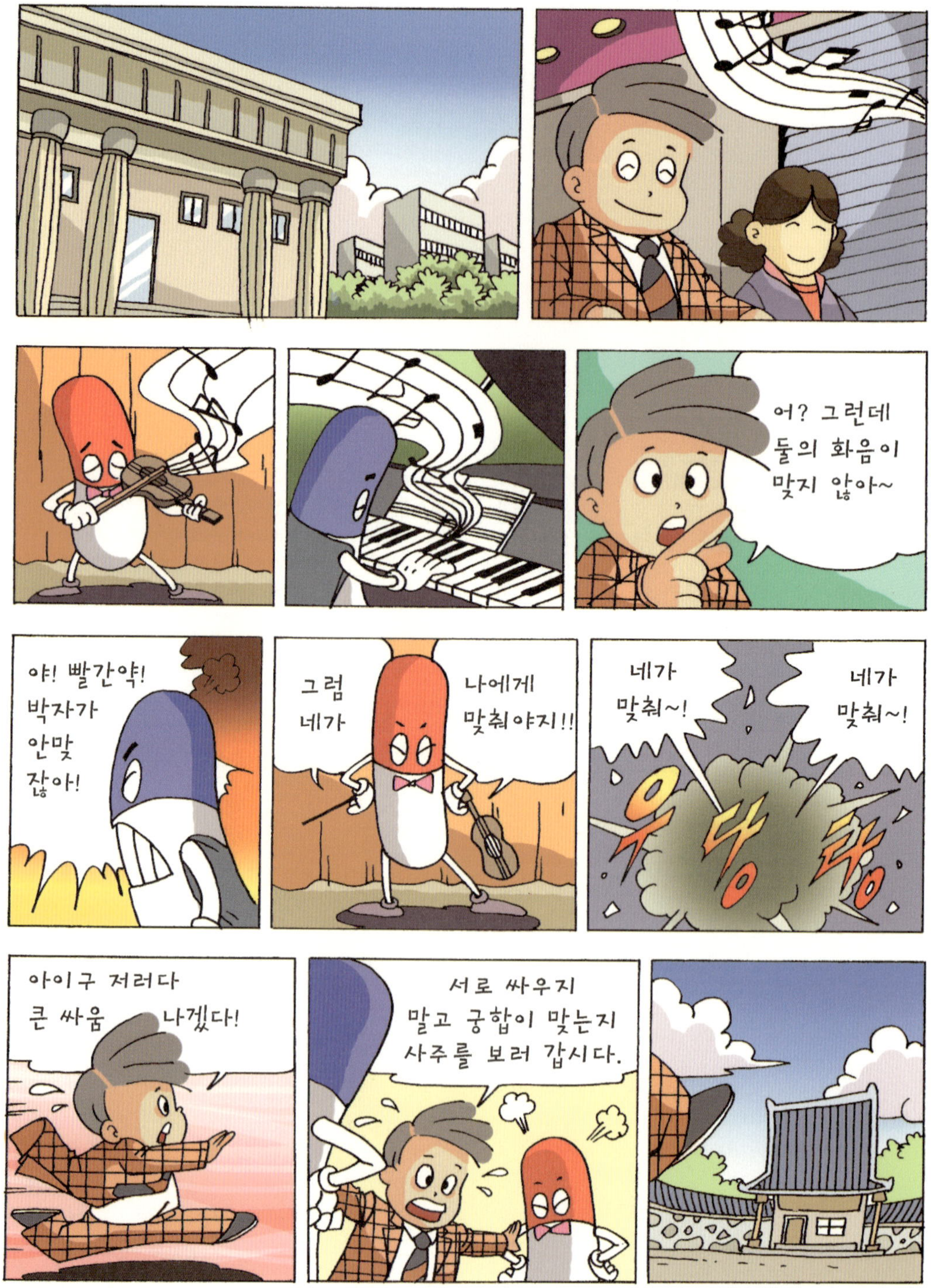
어? 그런데
둘의 화음이
맞지 않아~
야! 빨간약!
박자가
안맞
잖아!
그럼
네가
나에게
맞춰야지!!
네가
맞춰~!
네가
맞춰~!
우당탕
아이구 저러다
큰 싸움 나겠다!
서로 싸우지
말고 궁합이 맞는지
사주를 보러 갑시다.

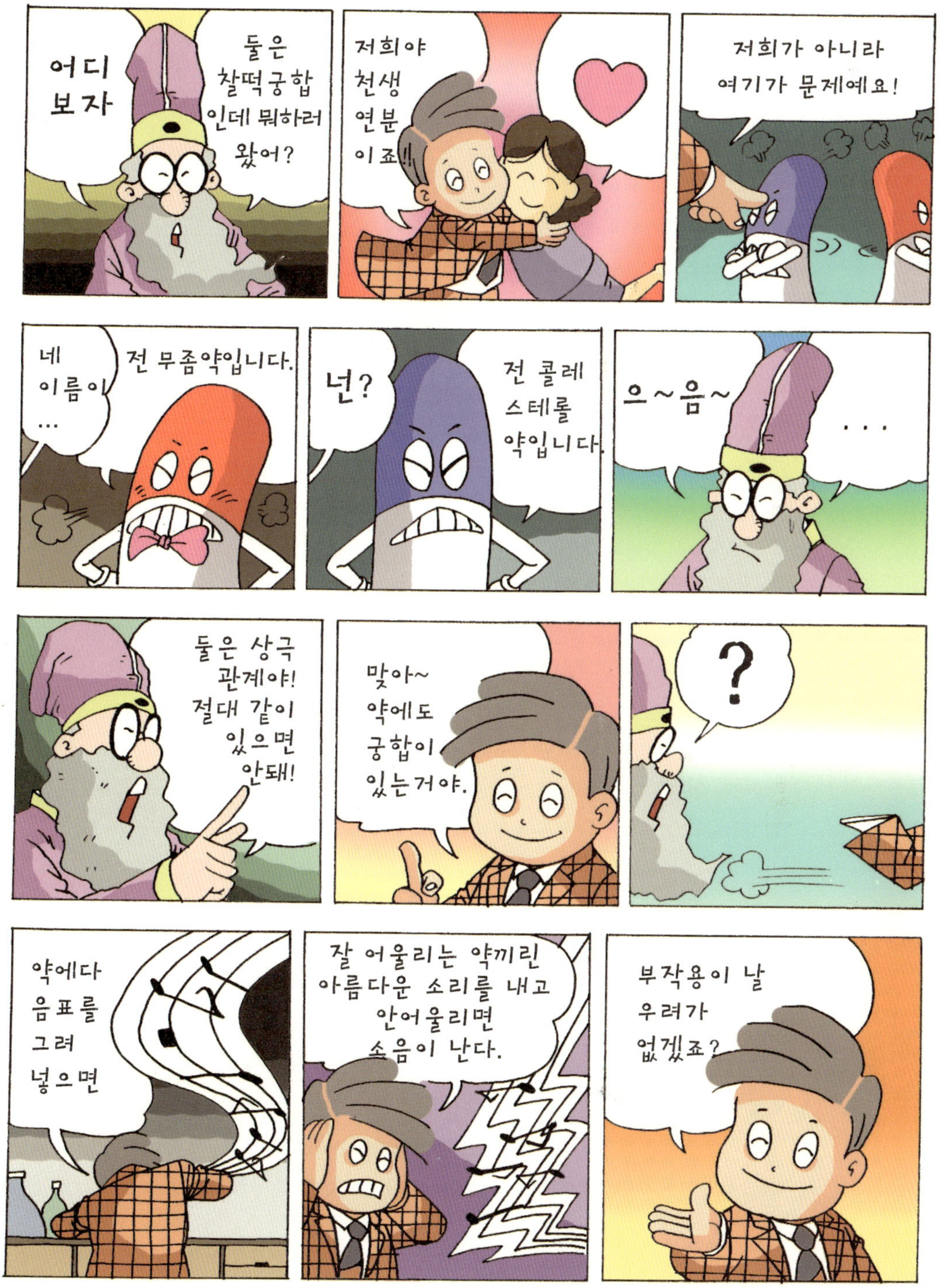

어디 보자
둘은 찰떡궁합 인데 뭐하러 왔어?
저희야 천생 연분 이죠!!
저희가 아니라 여기가 문제예요!
네 이름이 …
전 무좀약입니다.
넌?
전 콜레스테롤 약입니다.
으~음~
...
둘은 상극 관계야! 절대 같이 있으면 안돼!
맞아~ 약에도 궁합이 있는거야.
?
약에다 음표를 그려 넣으면
잘 어울리는 약끼린 아름다운 소리를 내고 안어울리면 소음이 난다.
부작용이 날 우려가 없겠죠?

Episode 34

약물궁합

남녀에게만 궁합이 있는 것이 아니라 약에도 궁합이 있다. 약물끼리 혹은 약과 식품과는 서로 돕는 것과 서로 억제하는 것이 있다.

1. 변비약과 우유

대부분의 정제로 된 변비약은 장에서 녹게 설계되었는데 우유를 먹으면 변비약이 위에서 녹아 위를 자극하게 되므로 복통을 일으키게 된다.

2. 항생제와 커피

항생제 중 퀴놀론계 항생제는 카페인 배설을 억제하기 때문에 커피와 같이 복용하면 심장이 두근거리게 되고 신경을 예민하게 하므로 불면증의 원인이 되기도 한다.

3. 항생제와 우유

테트라싸이클린 항생제를 복용하면서 우유를 함께 마시면 우유의 칼슘과 테트라싸이클린이 킬레이트라는 착염을 형성해 체내흡수를 방해하므로 같이 마시지 않는다.

4. 빈혈약과 녹차

철분제제가 들어있는 빈혈약을 녹차나 커피, 홍차와 같이 복용하면 차 속에 들어 있는 탄닌이라는 성분이 철분과 덩어리를 이루게 되어 철분의 흡수를 떨어뜨리게 되므로 같은 시간대에 복용하면 안된다.

5. 혈압약과 자몽쥬스

암로디핀(고혈압 치료제)은 자몽주스와 함께 복용하면 주스에 든 특정 성분이 간에서 약이 분해되는 것을 방해하여 혈압이 너무 떨어져 심한 저혈압이 유발될 수 있다.

6. 항응고제와 클로렐라

와파린과 같은 항응고제 약물을 복용하는 사람은 피의 응고를 돕는 비타민 K가 많이 들어있는 녹색채소, 양배추, 아스파라가스, 케일 등을 많이 먹으면 와파린의 작용이 떨어지게 되므로 유의해야 한다. 클로렐라제품 중에는 비타민 K가 포함되어 있는 제품들이 있으므로 살펴보아야 한다

7. 제산제와 오렌지쥬스

속쓰림으로 위장약으로 먹는 제산제를 오렌지 쥬스와 함께 먹으면 위액의 산도를 높여 오히려 위장병을 악화시키므로같이 복용하지 않는다.

약물궁합

두가지 이상의 약물을 동시에 또는 짧은 간격을 두고 병용할 경우
어떤 약물들은 서로 약리작용을 강하게 하기도 하고 약화시키기도 한다. 약리작용이 증대시키게 되는 것을 약물 끼리의 상승작용이 있다고 하고 약효를 감소시키거나 소실하게 되면 서로 길항작용이 있다고 부른다. 이러한 약물간 상호작용을 적절히 이용하면 효과를 높일 수 도 있지만 잘못 사용하면 약효가 없어지거나 부작용이 강하게 나타날 수 있다. 의사와 약사 등 전문가들은 이런 점을 미리 숙지하고 DUR이라는 컴퓨터 시스템을 통하여 사전에 검토한다.

함께 쓰면 안되는 약물

1. 먹는 무좀약과 고지혈증에 쓰이는 스타틴 계열의 약물을 같이 쓰면 근육용해증을 일으킨다.
2. 철분제와 항생제 중 테라마이신계 약물은 서로 결합하여 약효가 떨어진다.
3. 여드름약 로아큐탄과 테라마이신계 약물은 함께 사용하면 두개내압을 상승시킨다.
4. 비아그라 등 발기부전치료제와 협심증약을 함께 투약하지 않는다.
5. 아세클로페낙 진통제와 NSAID 소염진통제를 병용투약하지 않는다.
6. 저용량 아스피린과 소염진통제(NSAID)는 함께 쓰면 속쓰림, 위출혈 위험이 있다.
7. 당뇨약과 종합비타민제를 같이 쓰면 비타민인 니코틴산이 혈당치를 높인다.
8. 골다공증치료제(알렌드로네이트)와 칼슘제를 같이 쓰면 흡수율이 떨어진다.

Episode 35 · 덴탈악어새

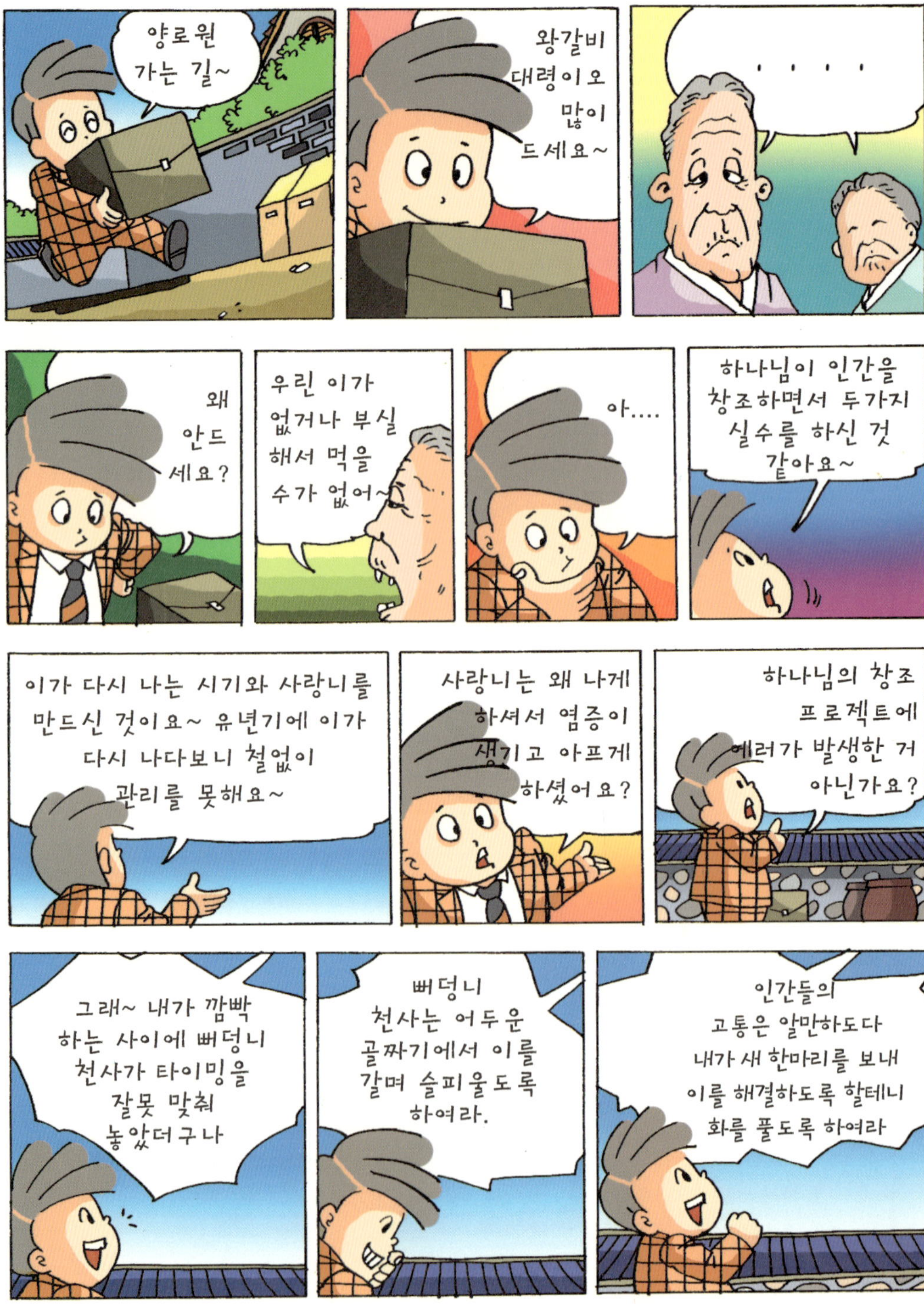

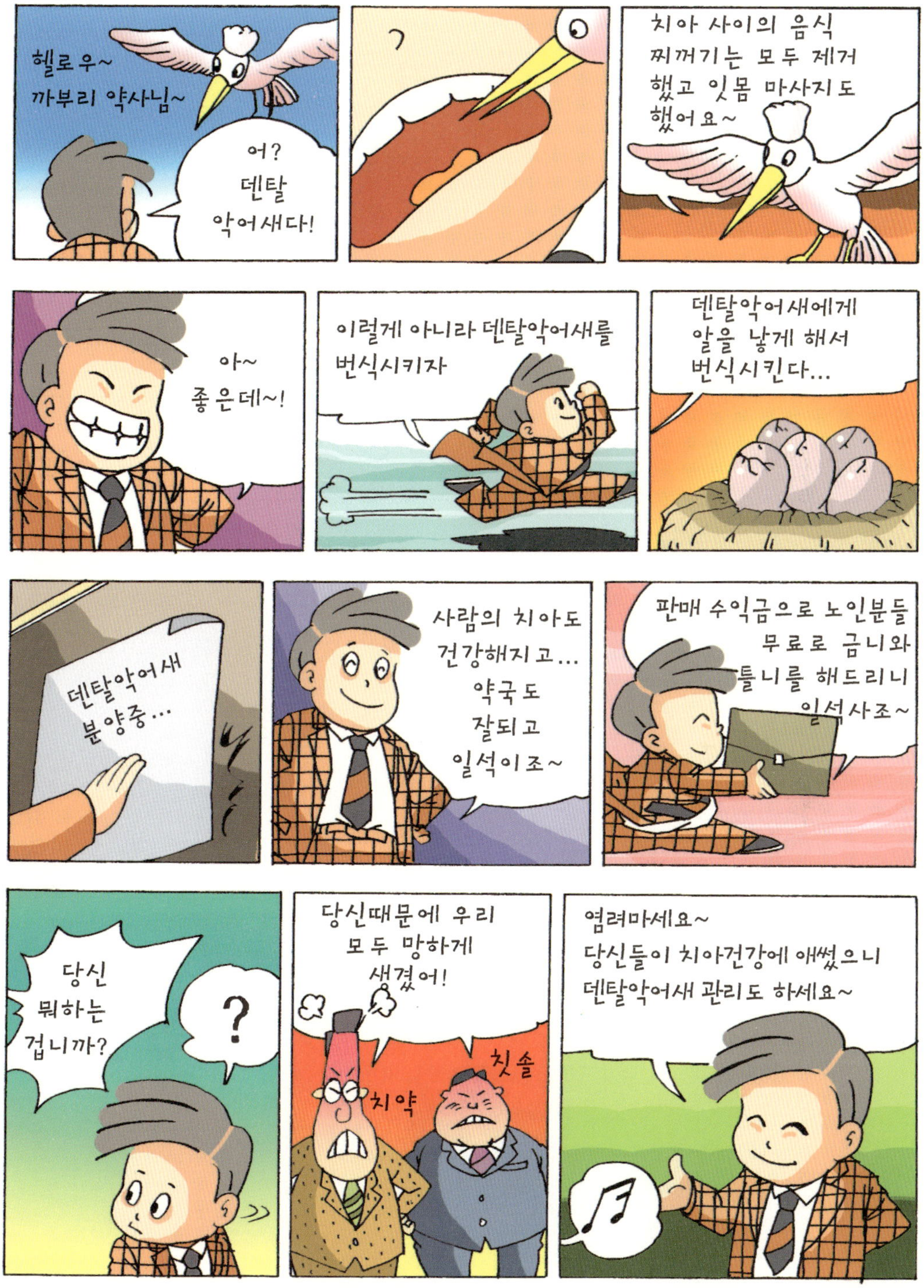

헬로우~ 까부리 약사님~
어? 덴탈 악어새다!
치아 사이의 음식 찌꺼기는 모두 제거 했고 잇몸 마사지도 했어요~
아~ 좋은데~!
이렇게 아니라 덴탈악어새를 번식시키자
덴탈악어새에게 알을 낳게 해서 번식시킨다…
덴탈악어새 분양중…
사람의 치아도 건강해지고… 약국도 잘되고 일석이조~
판매 수익금으로 노인분들 무료로 금니와 틀니를 해드리니 일석사조~
당신 뭐하는 겁니까?
?
당신때문에 우리 모두 망하게 생겼어!
칫솔
치약
염려마세요~ 당신들이 치아건강에 애썼으니 덴탈악어새 관리도 하세요~

치아건강

요즘 자이리톨제품이 인기를 얻고 있다.

치과협회에서는 왜 자이리톨 껌이 치아에 좋다고 말할까? 결론적으로 자이리톨은 구강내에서 플라그생성을 막아줄 뿐 아니라 치아를 상하게 하는 산을 만들어내는 충치균인 뮤탄스균을 영양실조로 죽게 한다.

잇몸질환에 사용되는 약품으로는 인사돌, 이가탄 등이 있다.

1. 인사돌에 들어있는 옥수수(Zea mays L.)의 불검화 정량추출물의 주성분인 sitosterol은 잇몸의 조골세포의 소포체를 활성화시키고 치조골을 재생시켜주며 치조골을 치밀하게 하는 작용을 한다.
2. 이가탄의 주성분인 염화리소짐은 소염작용과 조직재생작용이 있다. 카르바조크롬은 혈관수축과 지혈작용이 있고 토코페롤은 항산화작용으로 조직을 튼튼하게 한다.
   아스코르빈산은 항산화작용과 지혈작용이 있다

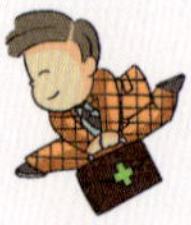

치약

치아의 건강을 위해서는 치약도 중대한 역할을 한다. 하얀 이를 강조하는 치약은 치아를 과다하게 마모시켜 이를 약하게 하므로 치약선택에도 신경을 써야 한다.

1. 불화나트륨-구강내 충치균 등을 감소시키고 플라그 형성을 억제한다.
2. 자이리톨-충치균을 멸균하고 플라그 형성을 억제한다.
3. 피로인산나트륨-치아를 하얗게 하고 연마시킨다.
4. 소금, 죽염-풍치를 예방하고 잇몸을 튼튼하게 한다.
5. 알란토인-치은염, 치주염을 예방한다.

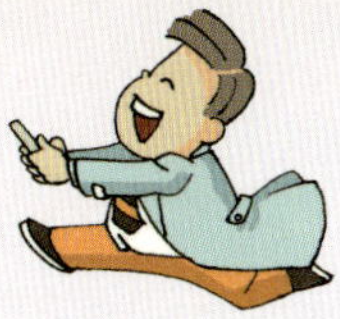

6. 아미노카프론산-잇몸출혈을 예방한다.
7. 트리클로산-항균작용과 항플라그작용을 한다.

치과치료

세계 어느 나라든 치아치료는 의료보험 적용에서 제외되거나 제한적으로만 적용되고 있다. 특히 미국이나 캐나다에서 치과 치료를 받으려면 개별 사보험을 들지 않는 한 막대한 비용이 소요된다.

잇몸에 생기는 염증은 아주 잘 치료해 주어야 한다. 만약 잇몸의 염증을 방치하면 잇몸의 세균이 두뇌에서 좌우 턱 쪽을 통해 내려가는 큰 혈관을 통해 심장이나 다른 기관으로 이동하여 각종 감염으로 생명까지 위협할 수 있다.

치실이야기

칫솔질을 아무리 열심히 해도 닦이지 않는 곳을 해결해 주는 것이 치실이다.
사용법은 치실을 50센티 정도 길게 끊은 후에 양쪽 끝에서 부터 양손 중지 손가락으로 둘둘둘 말아서 약 5센티 남긴 후 남은 부분을 검지로 잡고 잇몸과 이 사이를 왕복운동시켜 닦아내면 찌거가와 플라그가 청소 된다.
치실만 잘 사용하여도 스케일 할 필요가 없을 정도로 효과가 크다.

Episode 36 · 갑상선

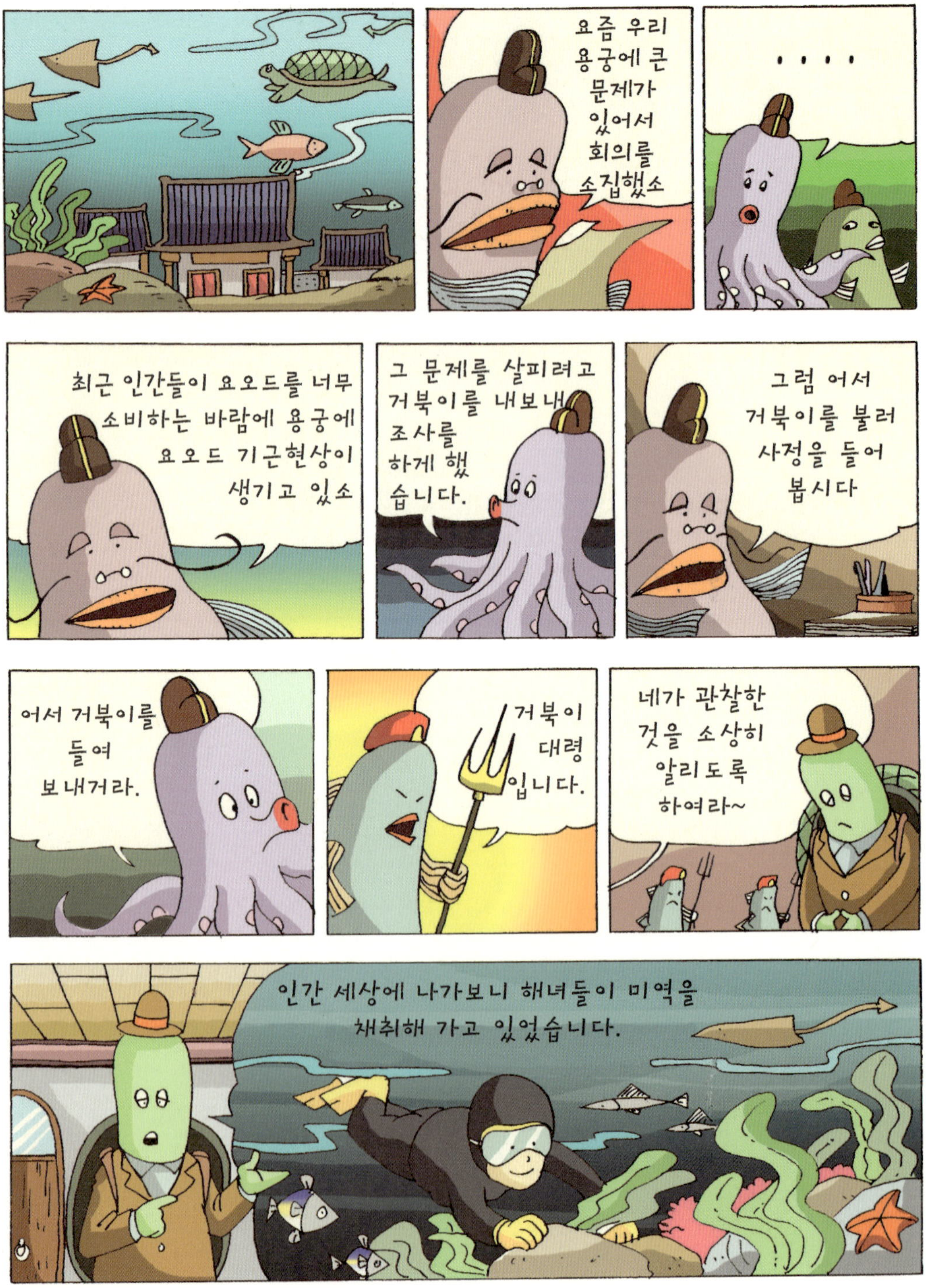

요즘 우리 용궁에 큰 문제가 있어서 회의를 소집했소
....
최근 인간들이 요오드를 너무 소비하는 바람에 용궁에 요오드 기근현상이 생기고 있소
그 문제를 살피려고 거북이를 내보내 조사를 하게 했습니다.
그럼 어서 거북이를 불러 사정을 들어 봅시다
어서 거북이를 들여 보내거라.
거북이 대령입니다.
네가 관찰한 것을 소상히 알리도록 하여라~
인간 세상에 나가보니 해녀들이 미역을 채취해 가고 있었습니다.

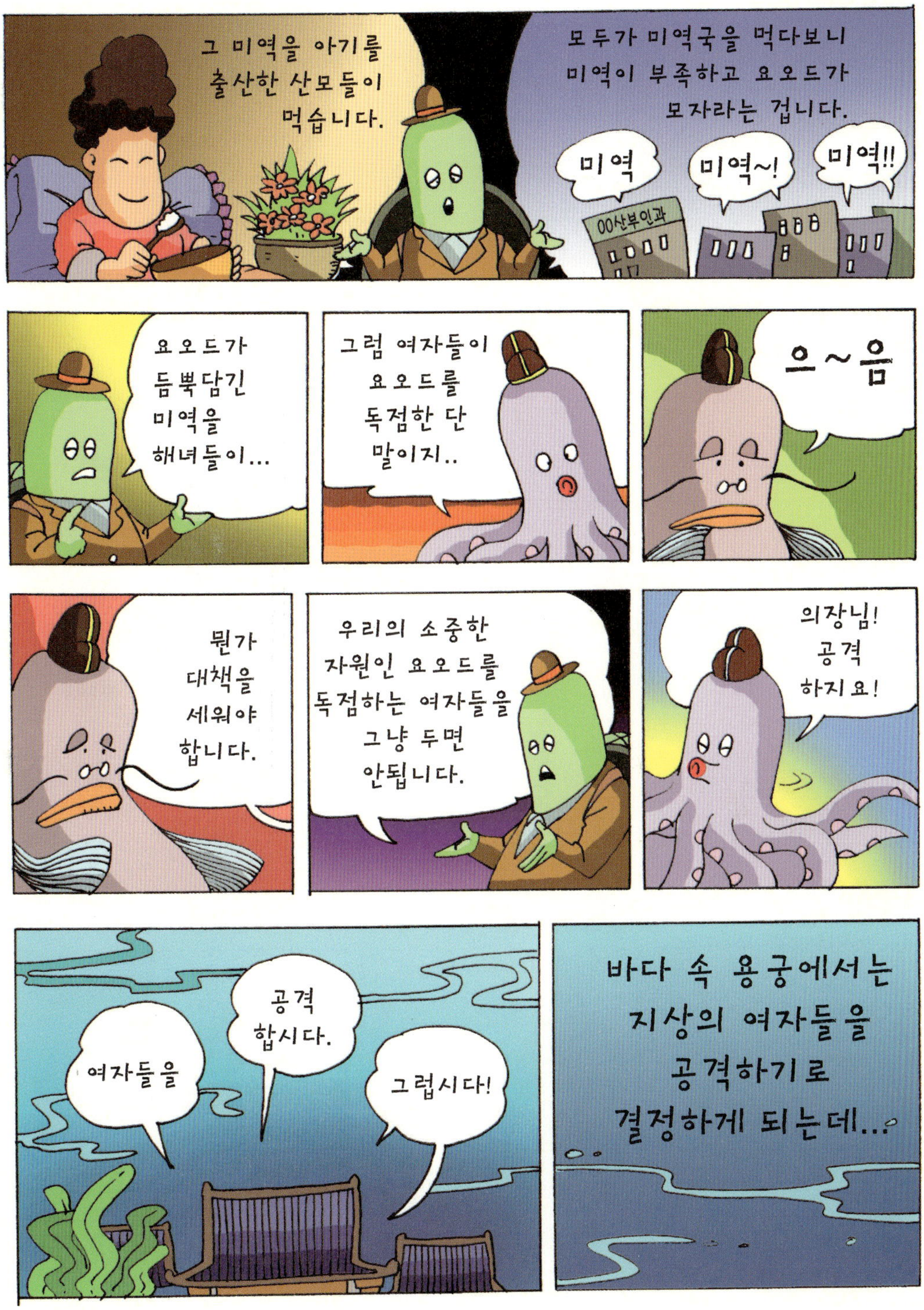
그 미역을 아기를 출산한 산모들이 먹습니다.
모두가 미역국을 먹다보니 미역이 부족하고 요오드가 모자라는 겁니다.
미역
미역~!
미역!!
OO산부인과
요오드가 듬뿍담긴 미역을 해녀들이...
그럼 여자들이 요오드를 독점한 단 말이지..
으~음
뭔가 대책을 세워야 합니다.
우리의 소중한 자원인 요오드를 독점하는 여자들을 그냥 두면 안됩니다.
의장님! 공격 하지요!
여자들을
공격 합시다.
그럽시다!
바다 속 용궁에서는 지상의 여자들을 공격하기로 결정하게 되는데...

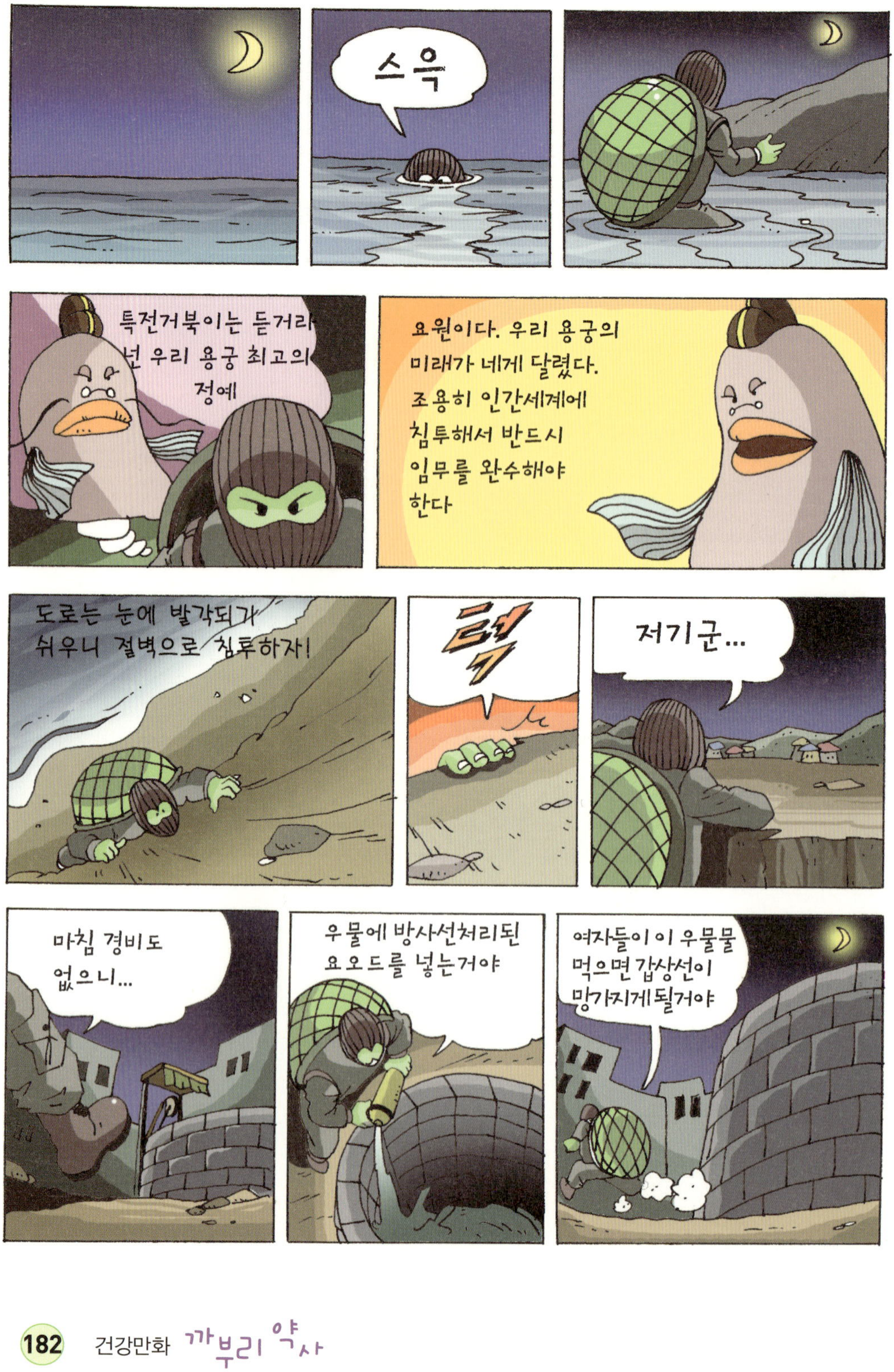
스윽
특전거북이는 듣거라 넌 우리 용궁 최고의 정예
요원이다. 우리 용궁의 미래가 네게 달렸다. 조용히 인간세계에 침투해서 반드시 임무를 완수해야 한다
도로는 눈에 발각되기 쉬우니 절벽으로 침투하자!
턱
저기군...
마침 경비도 없으니...
우물에 방사선처리된 요오드를 넣는거야
여자들이 이 우물물 먹으면 갑상선이 망가지게될거야

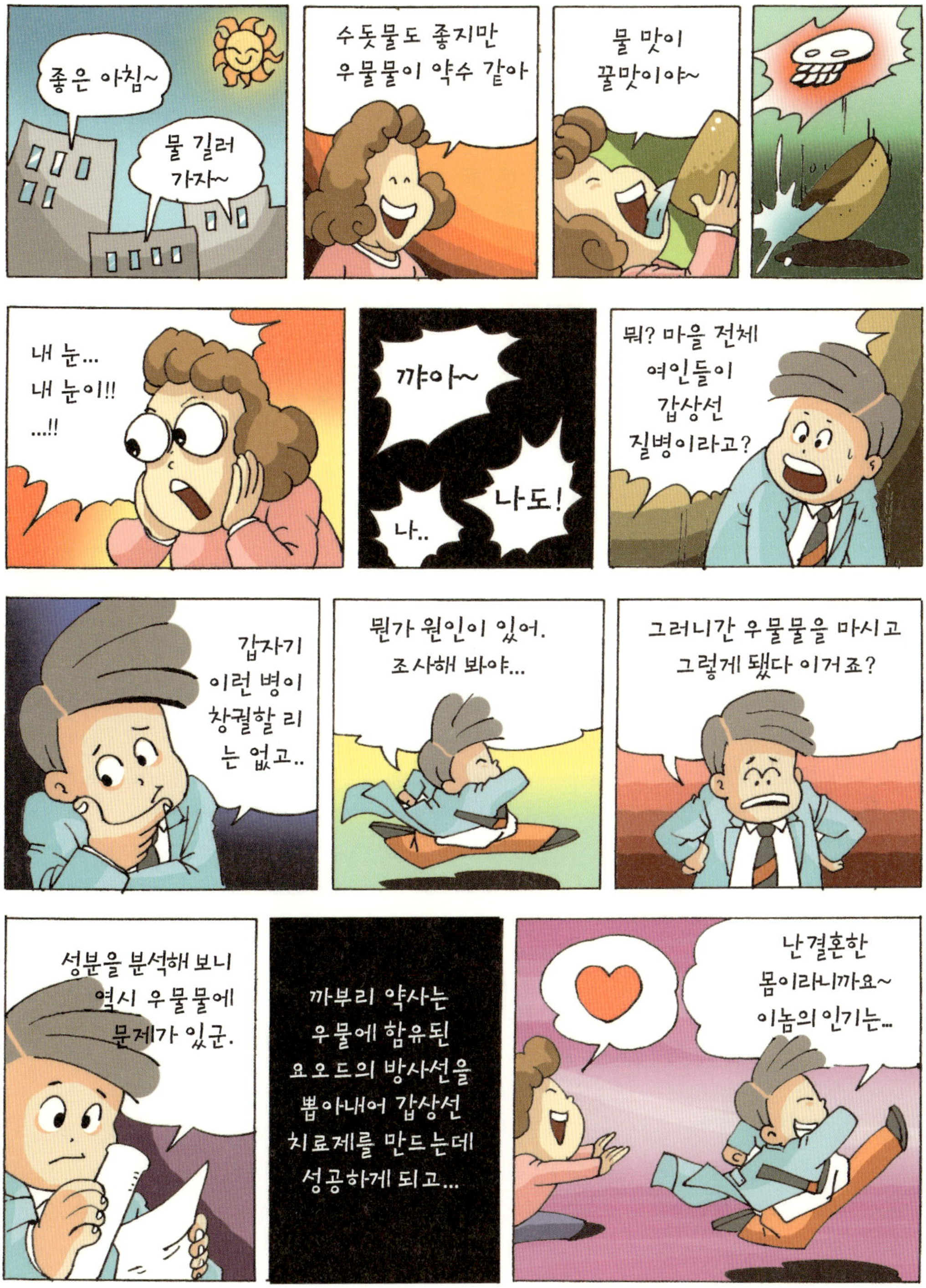
좋은 아침~
물 길러 가자~
수돗물도 좋지만 우물물이 약수 같아
물 맛이 꿀맛이야~
내 눈...
내 눈이!!
...!!
꺄아~
나..
나도!
뭐? 마을 전체 여인들이 갑상선 질병이라고?
갑자기 이런 병이 창궐할 리는 없고..
뭔가 원인이 있어. 조사해 봐야...
그러니깐 우물물을 마시고 그렇게 됐다 이거죠?
성분을 분석해 보니 역시 우물물에 문제가 있군.
까부리 약사는 우물에 함유된 요오드의 방사선을 뽑아내어 갑상선 치료제를 만드는데 성공하게 되고...
난결혼한 몸이라니까요~ 이놈의 인기는...

갑상선

목에는 볼록 튀어 나온 아담의 사과가 있다.

아담의 사과 바로 아래 갑상선이 양쪽 날개를 편 나비모양으로 자리잡고 있다.

갑상선에서는 아주 중요한 호르몬 중의 하나인 갑상선 호르몬이 분비된다.

갑상선 호르몬에는 요오드가 들어 있다. 갑상선 호르몬은 너무 많이 분비되도 너무 적게 분비되도 안된다. 너무 많이 만들지는 것이 갑상선기능 항진증이고 너무 적게 만들어지는 병이 갑상선기능저하증이다. 갑상선암은 주로 여자들에게 많이 나타나고 암도 아니라고 할 정도로 치료효과가 높지만 남자들에게 발생하면 아주 위험하다.

1 갑상선기능항진증

갑상선기능항진증은 갑상선 호르몬이 과도하게 분비되어 신진대사가 지나치게 활발해짐으로써 에너지를 많이 쓰게 되고, 신체의 모든 기관들이 너무 빨리 작동하게 된다. 밥을 먹어도 금방 소화가 되어 배가 꺼지고 살도 빠진다. 갑상선 호르몬이 많으면 엔진이 과열되듯이 많은 열이 발생하므로 더위를 참지 못하고 심장도 빨리 뛰며 땀도 많이 흘린다. 말과 행동도 빨라지고 성격도 급해지며 화도 잘내고 원기 왕성해 보인다. 외형적으로는 갑상선이 커져 목이 부어 올라 브이라인이 보이지 않고 안구 뒤에 있는 살도 왕성해져 만화영화 캐릭터인 '심슨' 처럼 눈이 튀어 나와 보인다.

2 갑상선기능저하증

갑상선기능저하증은 갑상성 호르몬이 적게 분비됨에 따라 행동이 느릿느릿하고 몸이 항상 부어있으며 추위도 잘 타게 된다. 소화가 잘 안되고 쉽게 피로하며 졸음이 자주온다. 먹는 것도 별로인데 체중은 늘고 얼굴은 무표정하고 우울해보인다. 피부엔 땀이 나지 않아 거칠어지고 혈중의 콜레스테롤도 높아진다. 여자들의 경우에는 생리가 없어지기도 하다. 그래서 임신하지 않았는데도 생리가 없으면 제일 먼저 하는 검사가 갑상선 검사와 유즙분비검사이다. 아이의 경우, 성장이 느리고 머리가 나빠진다.

3 갑상선염

갑상선염 혹은 하시모도병이라 불리우는 병이 있다. 갑상선염이라 해서 염증이 있거나 곪은 병이 아니다. 주로 중년 여자에게서 많이 발병되며 통증은 없고 고무덩어리처럼 단단해진다.

4 갑상선과 칼슘

조물주는 인간의 목에 아주 신기한 칼슘자동조절 장치를 달아주셨다. 이 곳에서 두가지 호르몬이 분비되어 혈액 중의 칼슘농도를 자동 조절해 준다. 혈중 칼슘 농도가 높아지면 갑상선에서 칼시토닌이라는 호르몬을 분비하고 혈중 칼슘 농도가 낮아지면 부갑상선에서 파라트호르몬을 분비한다. 칼시토신은 혈중 칼슘을 뼈로 보내주고 파라트호르몬은 뼈를 녹여 칼슘이 혈중으로 나오게 한다. 즉 갑상선에서 나온 칼시토신 호르몬은 뼈를 만들어주고 부갑상선에서 나온 파라트 호르몬은 뼈를 부수게 된다. 갑상선과 부갑상선이 없으면 두가지 호르몬을 만들어내지 못하므로 칼슘 혈중농도를 자동 조절할 수 없어 수동으로 처리해 주어야 한다. 즉 칼슘은 많이 먹으면 혈중 칼슘농도가 올라가고 적게 먹으면 내려간다. 칼슘을 얼마나 섭취하느냐에 따라 혈액 속의 칼슘 농도가 달라지게 된다. 혈중 칼슘의 농도는 알맞게 유지되어야 한다. 칼슘농도가 너무 낮아지면 손발이 저리고, 너무 높으면 구토와 상복부 통증 등이 나타나고 생명을 위협할 수도 있다.

5 갑상선과 요오드

요오드는 갑상선 호르몬을 만드는데 꼭 필요한 성분이다. 미역 등 요오드가 많이 든 음식을 먹으면 필요한 양만 사용되고 남은 요오드는 쌓이지 않고 신장을 통해 몸 밖으로 빠져나간다. 그러므로 정상인은 미역 등 해조류를 많이 먹는다고 걱정할 필요는 없다. 더군다나 산모들이 산후조리를 위해 미역국을 먹는 정도는 아무 문제가 없다. 단지 요오드로 방사선동위원소 치료를 받아야 하는 갑상선 암환자의 경우에는 미역, 다시마, 요오드함유 소금, 요오드함유 가그린 등의 섭취를 제한해야 한다. 그 이유는 체내에 있는 요오드를 최대한 배출해 주어야 방사선 요오드가 갑상선에 있는 암세포로 효과적으로 가서 암세포를 파괴해 주기 때문이다.

Episode 37 · 비만제국

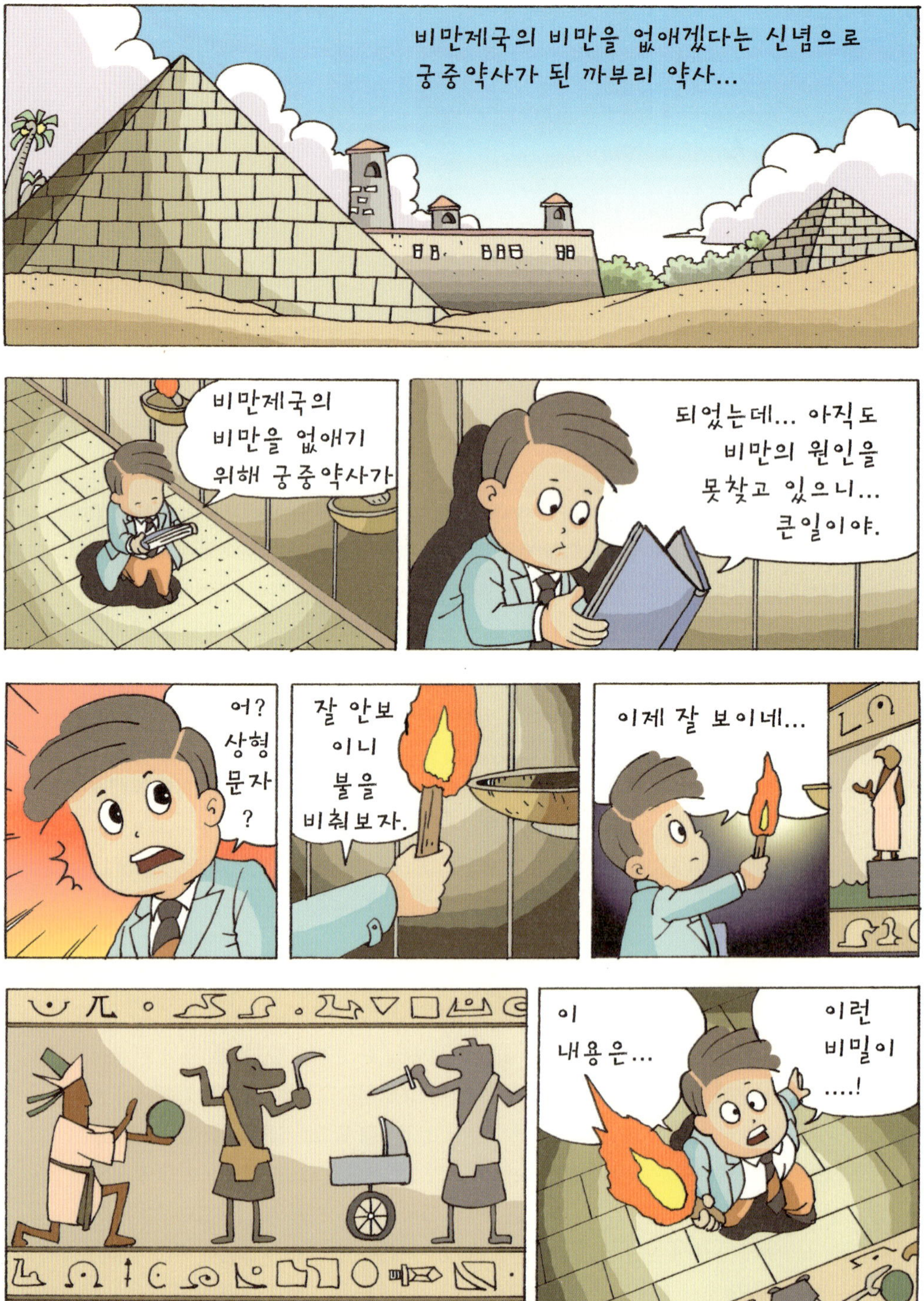

비만제국의 비만을 없애겠다는 신념으로
궁중약사가 된 까부리 약사...
비만제국의 비만을 없애기 위해 궁중약사가
되었는데... 아직도 비만의 원인을 못찾고 있으니... 큰일이야.
어? 상형문자?
잘 안보이니 불을 비춰보자.
이제 잘 보이네...
이 내용은...
이런 비밀이 ....!

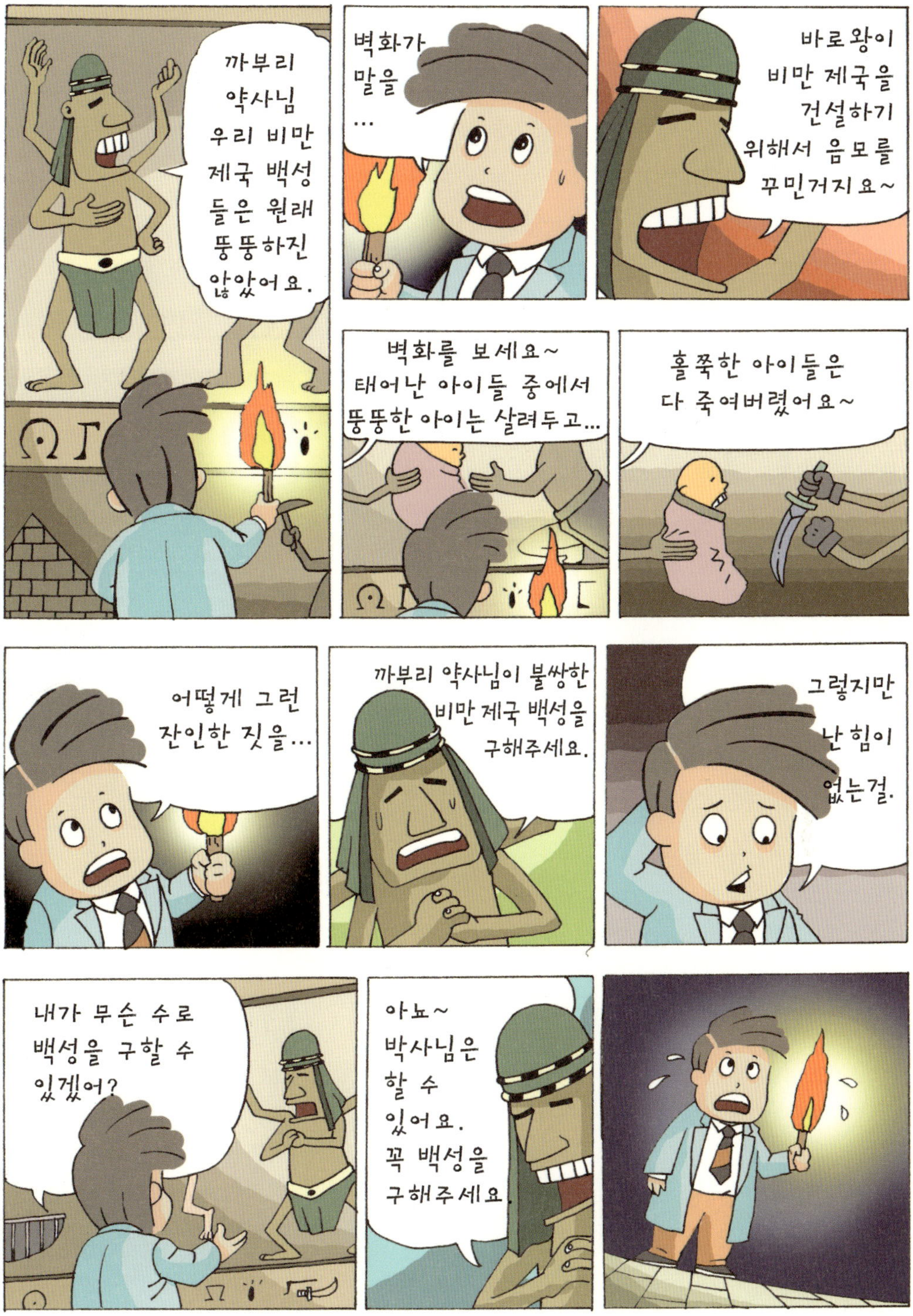
까부리 약사님 우리 비만 제국 백성들은 원래 뚱뚱하지 않았어요.
벽화가 말을…
바로 왕이 비만 제국을 건설하기 위해서 음모를 꾸민거지요~
벽화를 보세요~ 태어난 아이들 중에서 뚱뚱한 아이는 살려두고…
홀쭉한 아이들은 다 죽여버렸어요~
어떻게 그런 잔인한 짓을…
까부리 약사님이 불쌍한 비만 제국 백성을 구해주세요.
그렇지만 난 힘이 없는걸.
내가 무슨 수로 백성을 구할 수 있겠어?
아뇨~ 박사님은 할 수 있어요. 꼭 백성을 구해주세요.

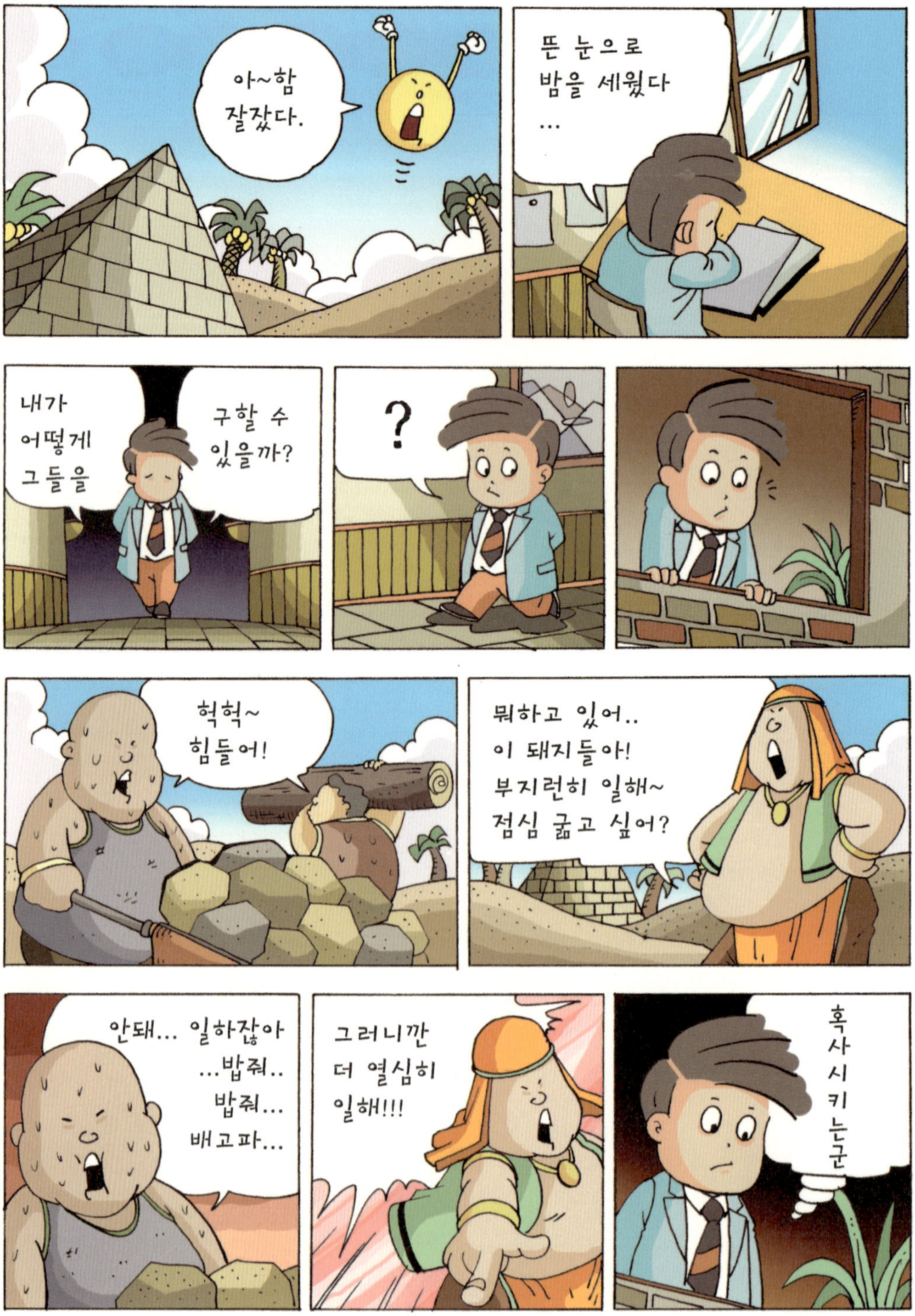
아~함
잘잤다.
뜬 눈으로
밤을 세웠다
...
내가
어떻게
그들을
구할 수
있을까?
?
헉헉~
힘들어!
뭐하고 있어..
이 돼지들아!
부지런히 일해~
점심 굶고 싶어?
안돼... 일하잖아
...밥줘..
밥줘...
배고파...
그러니깐
더 열심히
일해!!!
혹사시키는군

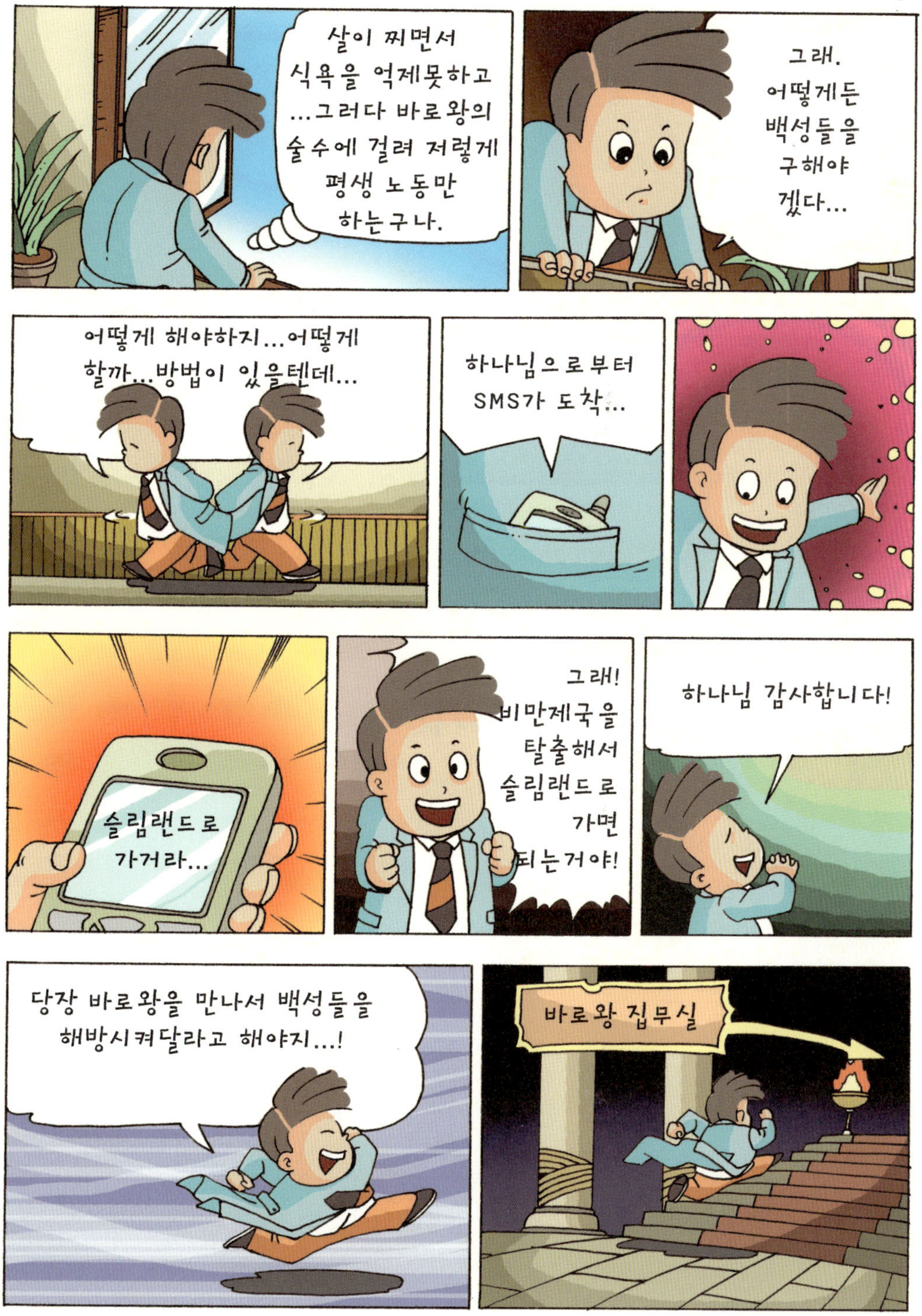
살이 찌면서
식욕을 억제못하고
...그러다 바로왕의
술수에 걸려 저렇게
평생 노동만
하는구나.
그래.
어떻게든
백성들을
구해야
겠다...
어떻게 해야하지...어떻게
할까...방법이 있을텐데...
하나님으로부터
SMS가 도착...
슬림랜드로
가거라...
그래!
비만제국을
탈출해서
슬림랜드로
가면
되는거야!
하나님 감사합니다!
당장 바로왕을 만나서 백성들을
해방시켜달라고 해야지...!
바로왕 집무실

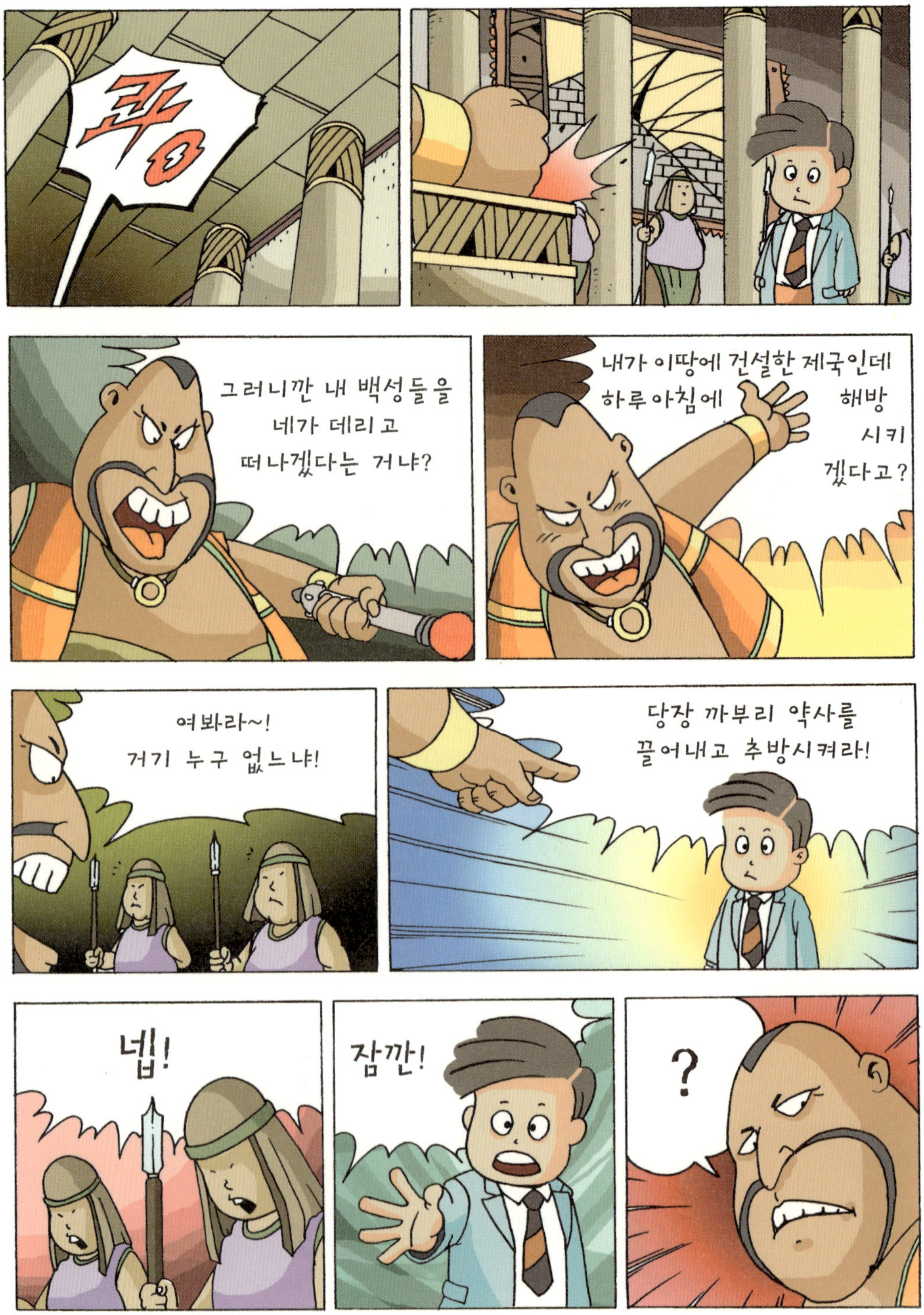
쿵
그러니깐 내 백성들을 네가 데리고 떠나겠다는 거냐?
내가 이땅에 건설한 제국인데 하루아침에 해방시키겠다고?
여봐라~! 거기 누구 없느냐!
당장 까부리 약사를 끌어내고 추방시켜라!
넵!
잠깐!
?

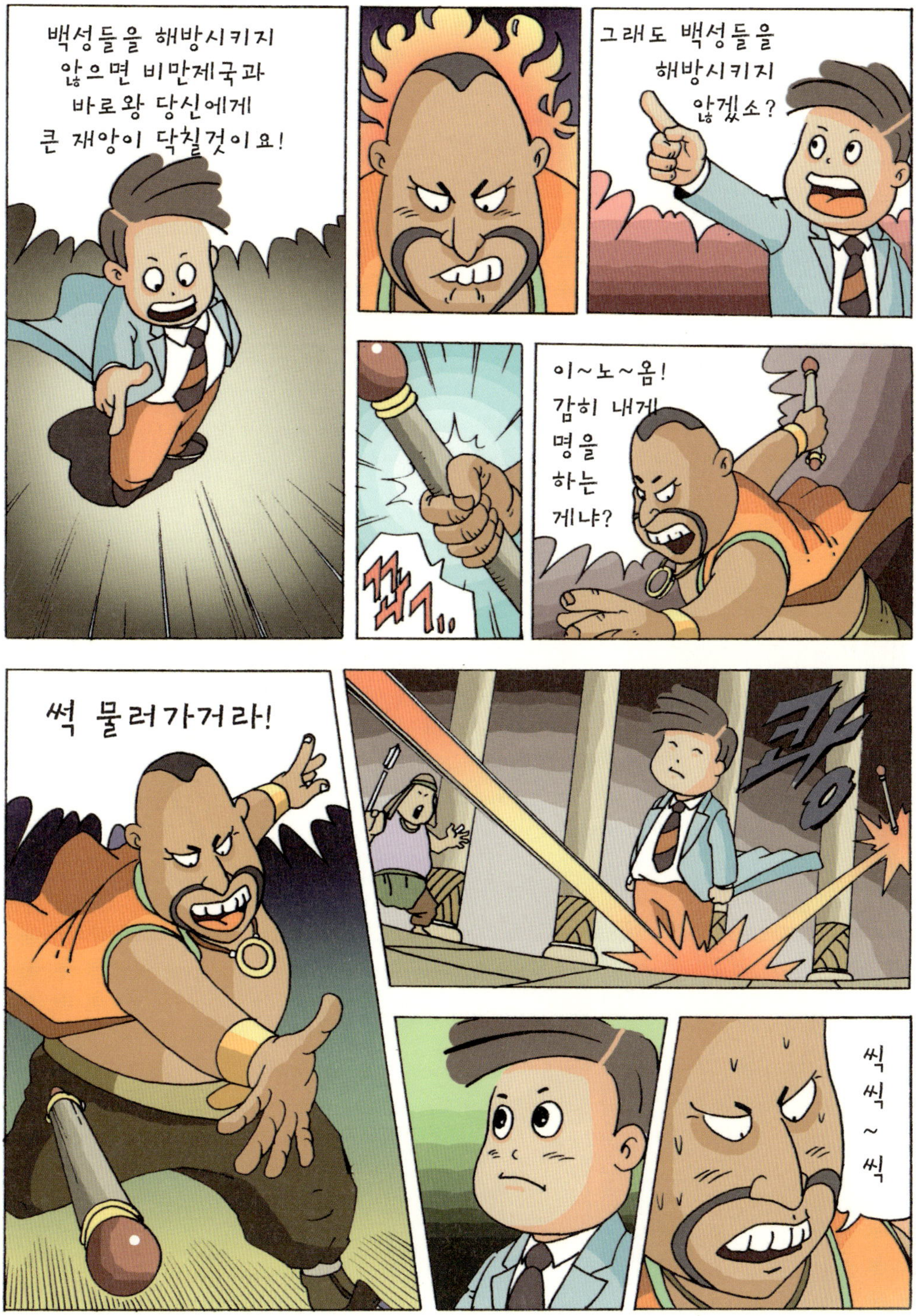
백성들을 해방시키지 않으면 비만제국과 바로왕 당신에게 큰 재앙이 닥칠것이요!
그래도 백성들을 해방시키지 않겠소?
꽈악..
이~노~옴! 감히 내게 명을 하는 게냐?
썩 물러가거라!
쾅
씩 씩 ~ 씩

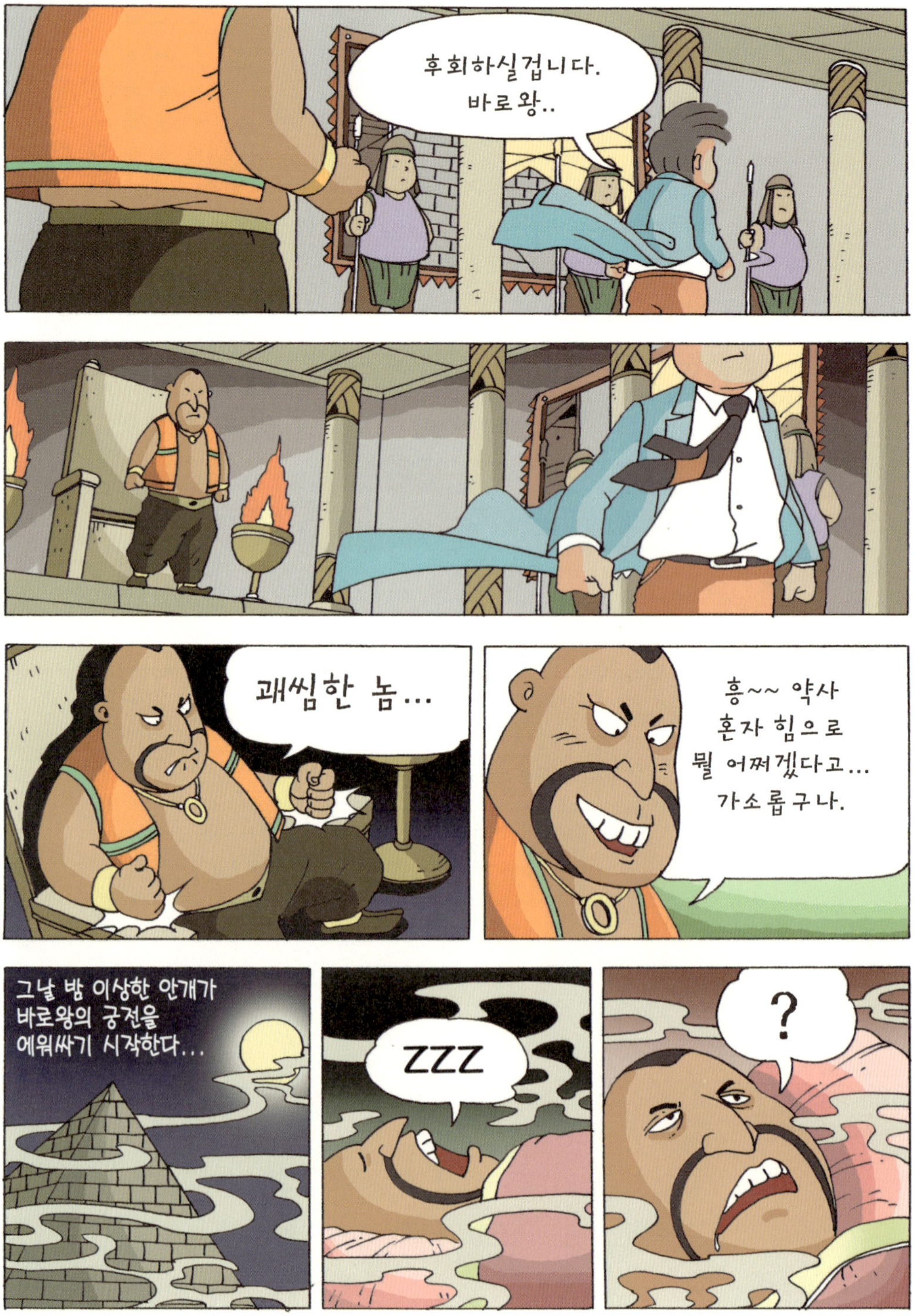
후회하실겁니다.
바로왕..
괘씸한 놈…
흥~~ 약사
혼자 힘으로
뭘 어쩌겠다고…
가소롭구나.
그날 밤 이상한 안개가
바로왕의 궁전을
에워싸기 시작한다…
ZZZ
?

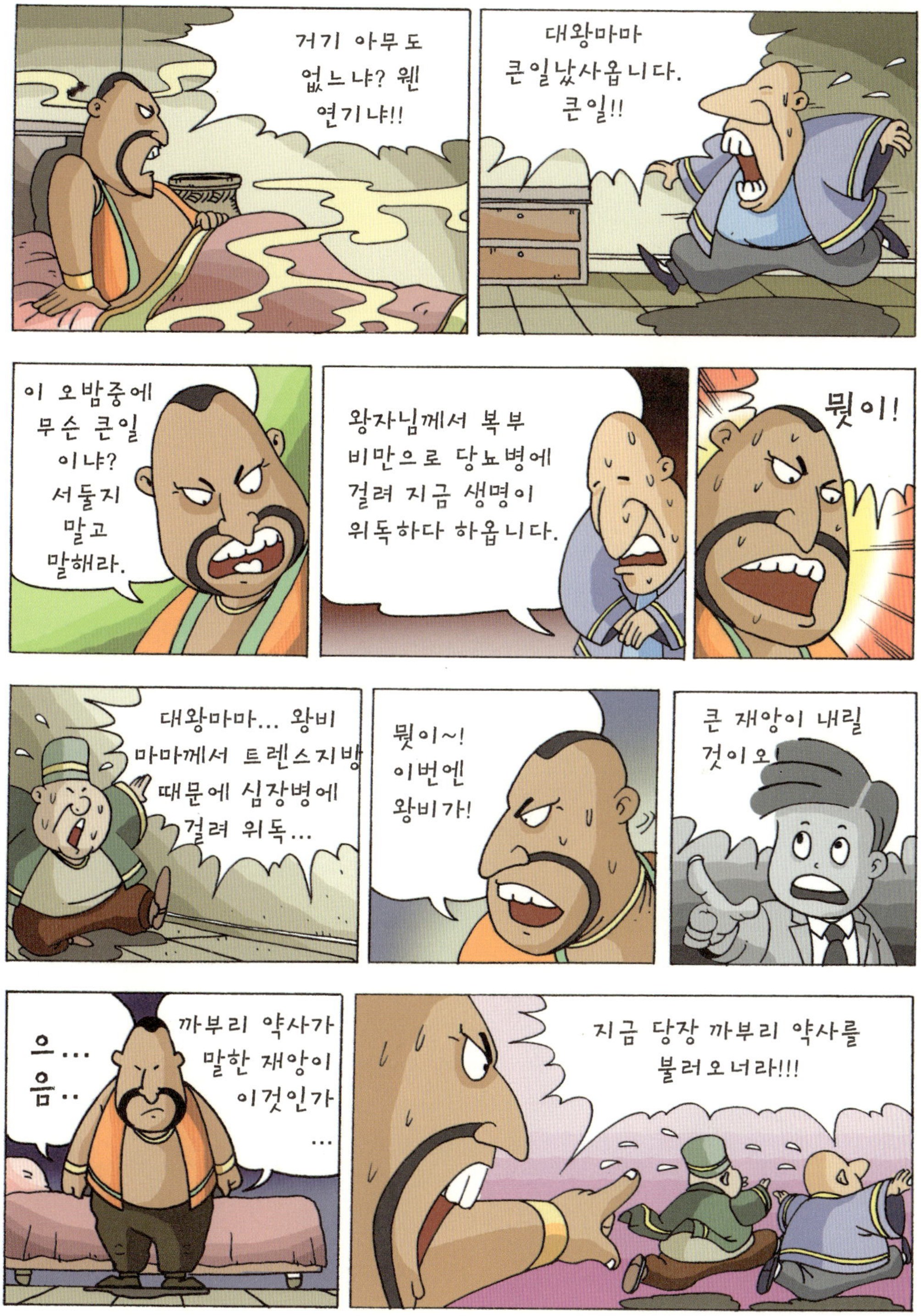
거기 아무도 없느냐? 웬 연기냐!!
대왕마마 큰일났사옵니다. 큰일!!
이 오밤중에 무슨 큰일이냐? 서둘지 말고 말해라.
왕자님께서 복부 비만으로 당뇨병에 걸려 지금 생명이 위독하다 하옵니다.
뭣이!
대왕마마... 왕비마마께서 트렌스지방 때문에 심장병에 걸려 위독...
뭣이~! 이번엔 왕비가!
큰 재앙이 내릴 것이오!
으... 음..
까부리 약사가 말한 재앙이 이것인가...
지금 당장 까부리 약사를 불러오너라!!!

Episode 37

비만제국

언젠가부터 지구상에는 뚱뚱한 사람들이 점점 넘쳐나고 있기 때문에 외계인의 눈에는 비만이라는 질병으로 재앙을 앓고 있는 별로 보인다. 지구촌이 결국 비만과의 전쟁을 선포하고 나섰다. 세계보건기구(WHO) 비만대책위원장 필립제임스는 비만은 병이며 그것도 매우 장기적인 투병이 필요한 질병이다라고 선포했다.

1 미국

뱃살과의 전쟁을 힘겹게 치르고 있는 비만제국 미국이라는 나라…

세계에서 비만으로 최고의 명성을 자랑하는 나라는 누가 뭐래도 미국이다.

미국의 경우 국민 3명 중 2명이 비만이나 과체중이라니 정말 문제가 아닐 수 없다.

그 넓은 미국 본토지역 중에서도 미시시피 주가 최고의 비만율로 악명을 떨치고 있다.

그 외 2차 세계대전 후 미국 통치령이 된 미크로네시아 섬나라들도 심각한 현실이다.

관광지로 탈바꿈된 섬나라에 미국의 햄버거, 피자, 치킨 등 패스트푸드가 확산되면서 코코넛과 물고기를 잡아 먹고 살던 소박한 원주민들의 식생활이 미국식으로 바뀌고 달고 기름진 음식에 길들여지게 되어 결국 악성 전염병처럼 비만이 퍼지게 되었다. 특히 비만의 원인을 만들고 있다고 가장 크게 비난을 받고 있는 맥도날드는 제품 중에 모듬 생과일 메뉴를 추가해 비만에 대한 이미지 변신을 추구하고 있다.

2 멕시코

멕시코는 짜고 매운 밀가루로 만든 또르띠야 소비가 늘면서 비만인구가 급증하였다.

놀기는 좋아하고 운동을 적게 하는 멕시코 사람들의 사망원인 1위는 비만으로 인한 당뇨이다.

로슈, 아보트, 애틀란타파마 등 세계적인 제약회사들이 비만약과 당뇨약을 팔기 위해 멕시코를 집중 공략하여 영업을 하고 있다.

3 영국

영국은 2001년부터 그리스를 제치고 유럽 최대의 비만 국가라는 판정을 받았다. 블레어 총리는 세계 처음으로 피트니스부를 신설하고 캐롤린 플린트를 장관으로 임명했다. 그리고 패스트푸드회사와 청량음료 회사에 비만세를 매겼다

4 그리스

지중해 연안의 아름다운 나라 그리스는 성인을 위한 다이어트 가이드라인을 발표하고 육류 섭취는 줄이고 콩, 어류, 채소류 소비를 늘리는 운동을 진행하고 있다.

5 호주

호주에서도 비만을 유발하는 식품에는 비만세(fatty tax)를 매기고 야채와 과일에는 보조금을 주어 국민들의 섭취를 장려하고 있다. 특히 아동의 비만을 막기 위하여 저녁 9시 이전에는 모든 식품광고를 금지하고 있다. 호주는 비만인구가 늘자 체중이 220kg 넘는 환자도 후송할 수 있는 초대형 앰블런스를 준비했다.

6 프랑스

프랑스는 에스라인의 원조로 불리워졌지만 해가 갈수록 비만인구가 늘어 가고 있다. 특히 초중고생의 비만율이 증가해 당국에 비상등이 켜졌다.

7 독일

독일은 맥주와 기름진 소시지 때문에 비만이 문제가 되자 "가볍게 살기 캠페인"을 벌리고 있다.

8 헝가리

동유럽의 대표적 비만 국가는 헝가리이다. 정부는 공중 보건 10개년 프로그램을 마련하고 다이어트용 음식 가이드라인 등을 담은 책 10만부를 배포했다.

9 한국과 일본

우리나라와 일본은 다른 나라에 비하면 체형이 상당히 날씬한 편이다. 그러나 점점 비만의 속도는 증가추세에 있으니 미리 대비하여야 한다.

우리나라는 과자류나 패스트푸드와 같이 어린이와 청소년들이 즐겨먹는 식품 가운데 비만을 유발하는 식품에 경고문구와 기호를 표시하는 방안이 진행되고 있다.

일본이 비만인구가 가장 적은 이유는 미국인이 하루 평균 1,000~3,000보를 걷는데 비해 일본인은 하루 평균 6.4km를 걷기 때문이다.

비만으로 부터 오는 질병

비만이라는 재앙들…

비만 'Obesity' 의 어원은 Obesity = ab(over) + edere(to eat) 이다.

즉 비만이란 너무 많이 먹어서 생기는 인체의 비정상적인 현상이다.

많이 먹고 활동을 적게 하니까 남는 영양분이 결국 살을 찌우게 된다.

전문적으로 말하면 체내의 지방조직에 지방이 지나치게 쌓인 것이다.

비만이 통통한 몸매로 보기에만 안 좋다면 별로 문제가 안되겠지만 건강에 아주 나쁜 영향을 주기 때문에 반드시 비만은 해결되어야 한다.

과학자들의 연구에 의하면 비만상태가 되면 레지스틴이란 물질이 분비되고 인슐린의 작용을 방해해 비만환자들이 쉽게 당뇨병에 걸린다는 사실이 밝혀졌다.

지방층이 두터워지면 심장을 꽉 누르기 때문에 성인병의 원인이 된다.

피의 흐름을 막기 때문에 고혈압이나 동맥경화증을 일으킬 수 있다.

심장에 부담을 주게 되므로 심장병을 일으키게 하고 문제를 야기한다.

특히 복부에 두텁게 쌓이는 지방은 당뇨병의 발병을 촉진시킨다.

과중한 체중으로 인하여 뼈를 상하게 하므로 관절염을 일으킨다.

대인관계를 원활하게 하지 못하므로 우울증이라는 병을 가져온다.

그외에도 암을 비롯해 일일이 나열하기 어려울 정도의 많은 질병을 일으킨다.

비만은 심각하지만 비만을 해결하는 길은 의외로 아주 단순하다.

즉, 덜 먹고 더 운동하고 보조적으로 약물을 사용하는 것이다.

이 책을 읽은 사람마다 비만에서 해방되어 행복한 삶을 누리시기를…

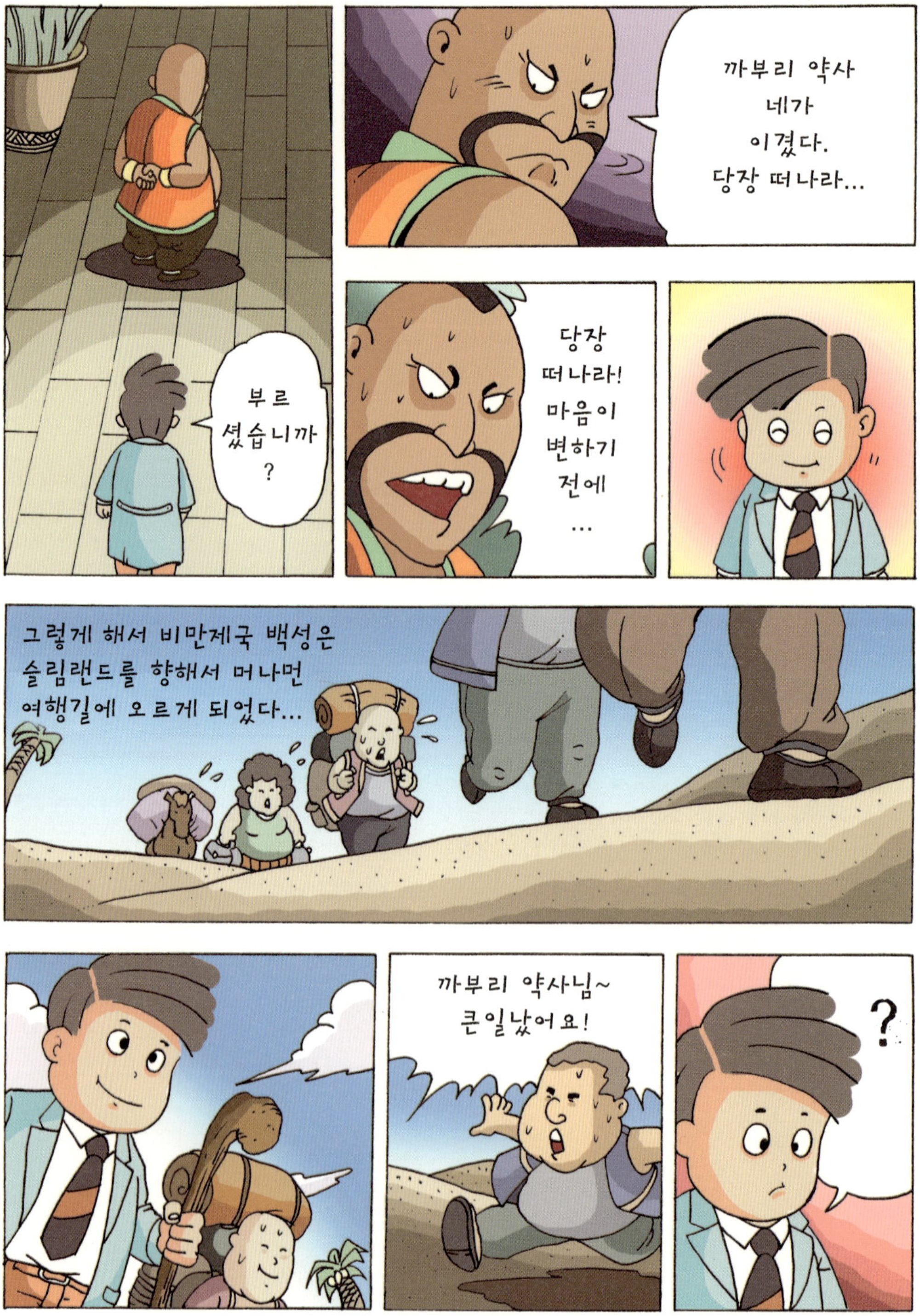
까부리 약사
네가
이겼다.
당장 떠나라…
부르
셨습니까
?
당장
떠나라!
마음이
변하기
전에
…
그렇게 해서 비만제국 백성은
슬림랜드를 향해서 머나먼
여행길에 오르게 되었다…
까부리 약사님~
큰일났어요!
?

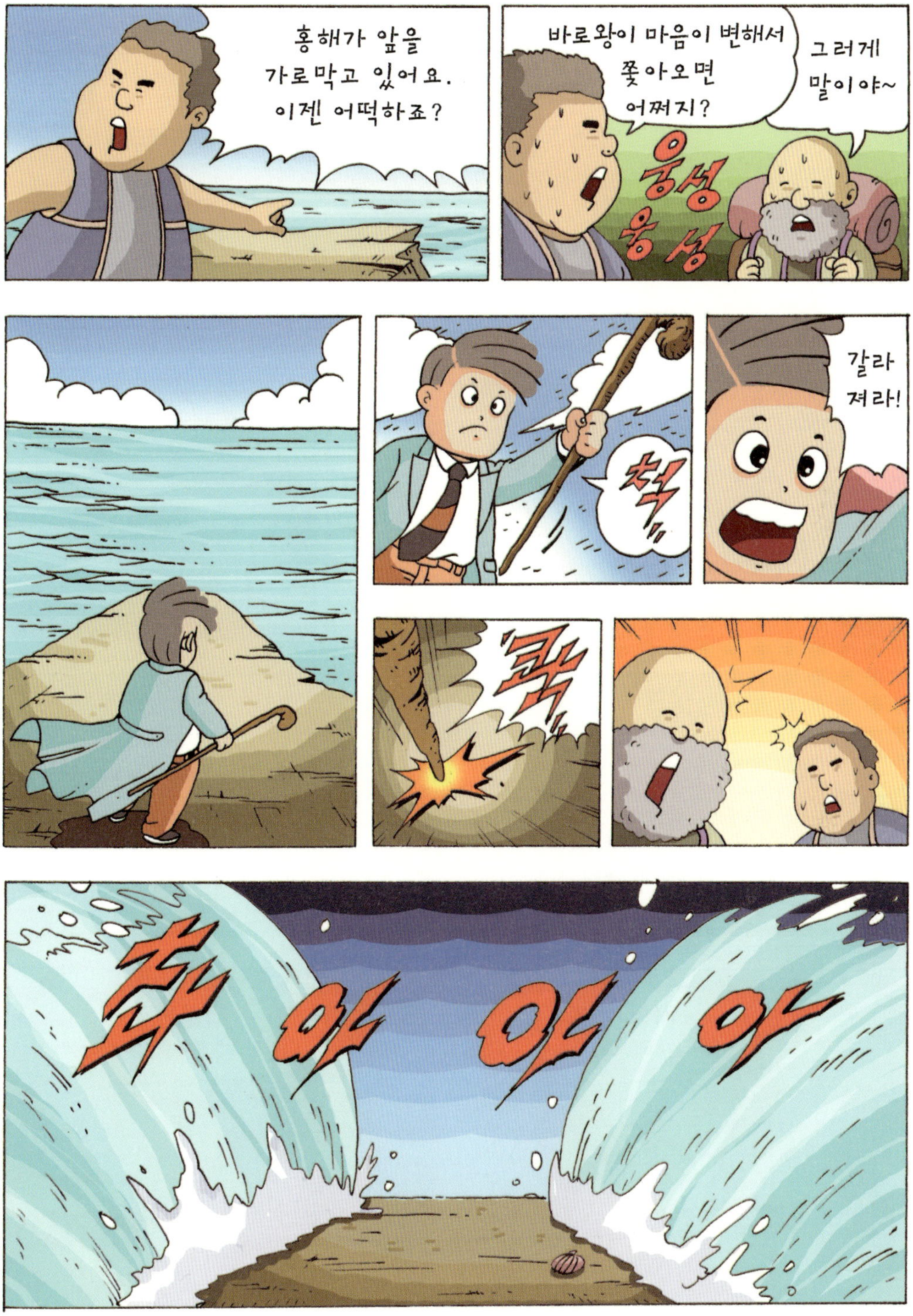
홍해가 앞을
가로막고 있어요.
이젠 어떡하죠?
바로왕이 마음이 변해서
쫓아오면
어쩌지?
그러게
말이야~
웅성
웅성
척
갈라
져라!
콱
촤
아
아
아

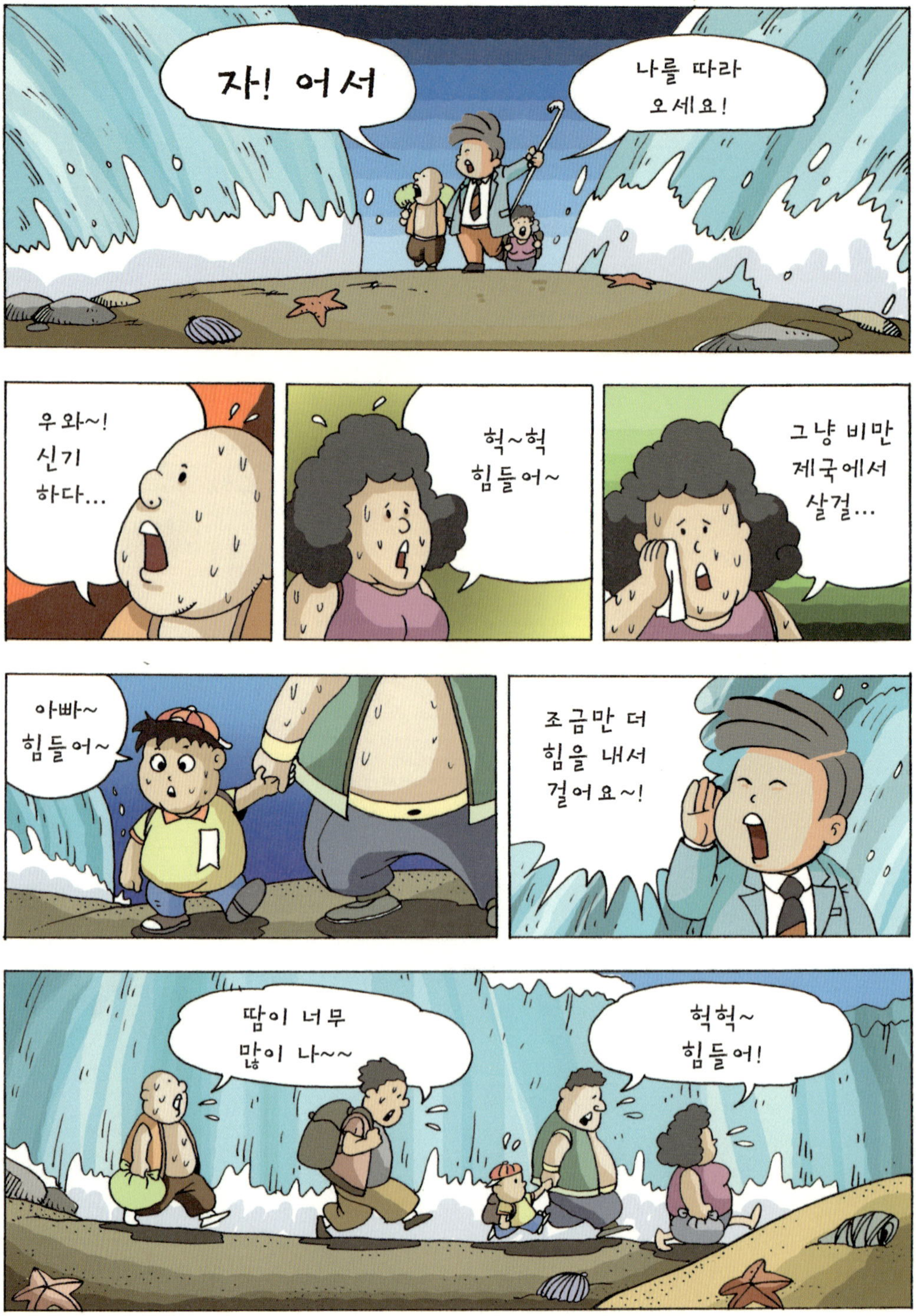
자! 어서
나를 따라 오세요!
우와~! 신기 하다...
헉~헉 힘들어~
그냥 비만 제국에서 살걸...
아빠~ 힘들어~
조금만 더 힘을 내서 걸어요~!
땀이 너무 많이 나~~
헉헉~ 힘들어!

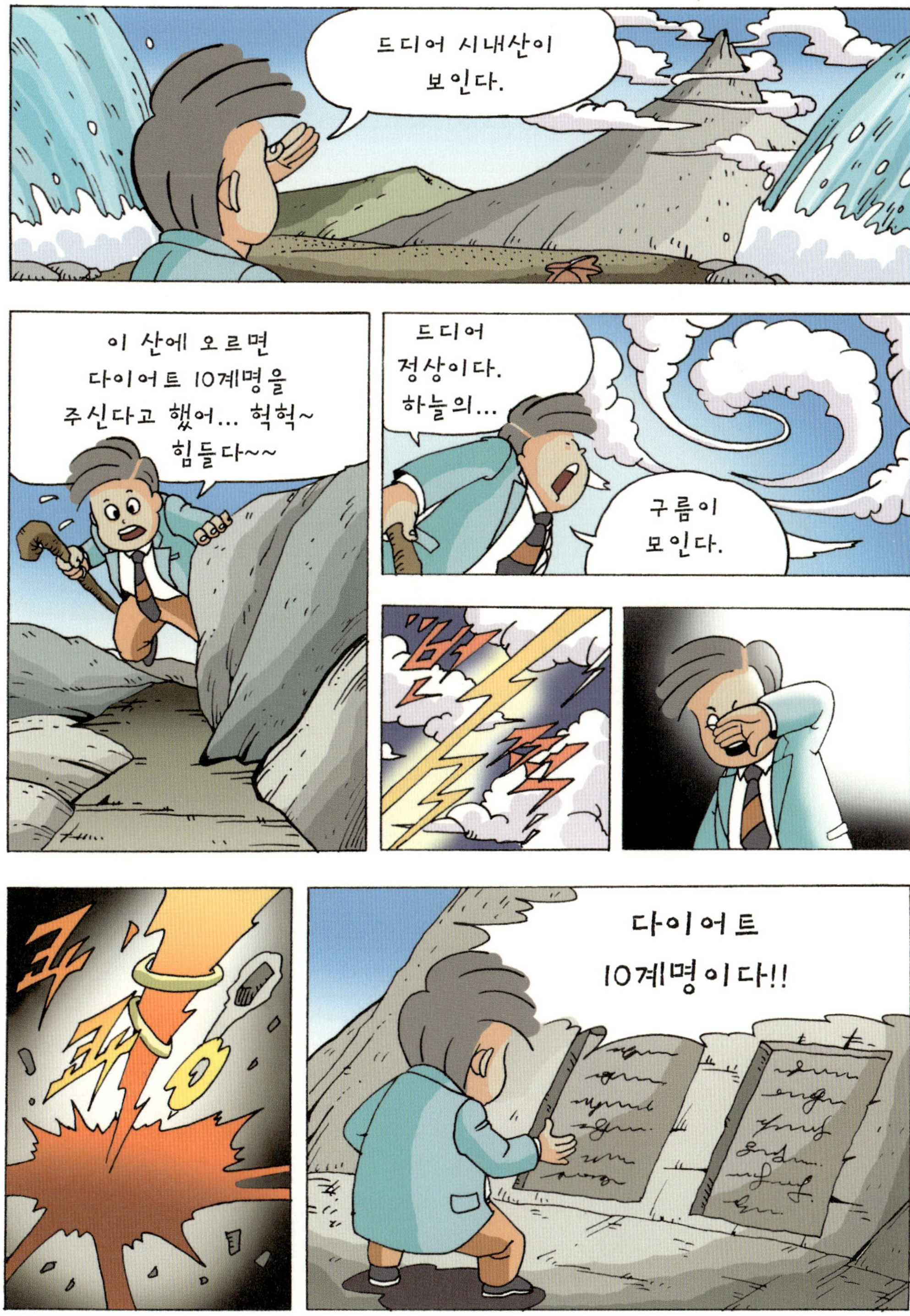

드디어 시내산이 보인다.
이 산에 오르면 다이어트 10계명을 주신다고 했어... 헉헉~ 힘들다~~
드디어 정상이다. 하늘의...
구름이 보인다.
번쩍
다이어트 10계명이다!!

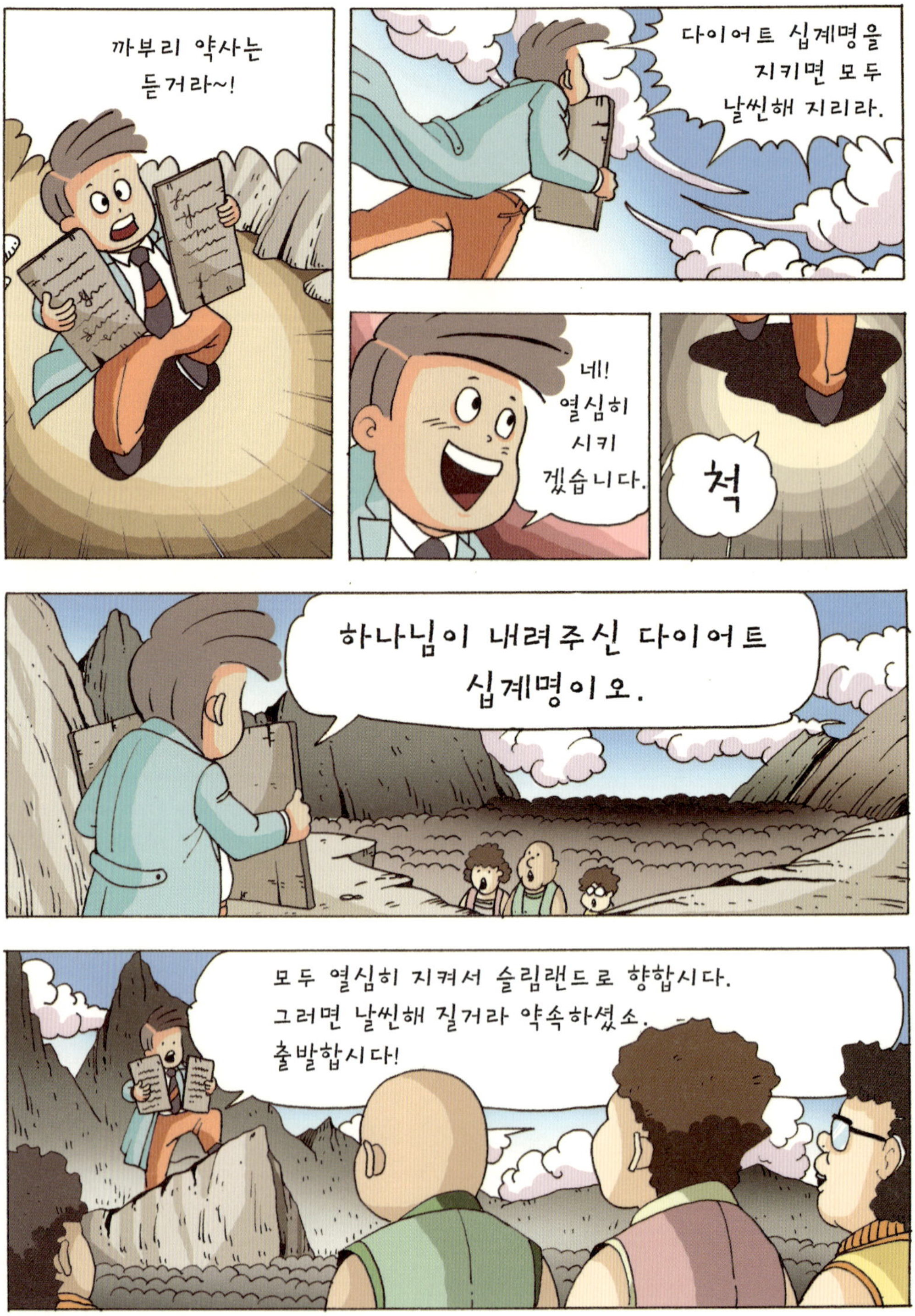
까부리 약사는
듣거라~!
다이어트 십계명을
지키면 모두
날씬해 지리라.
네!
열심히
시키
겠습니다.
척
하나님이 내려주신 다이어트
십계명이오.
모두 열심히 지켜서 슬림랜드로 향합시다.
그러면 날씬해 질거라 약속하셨소.
출발합시다!

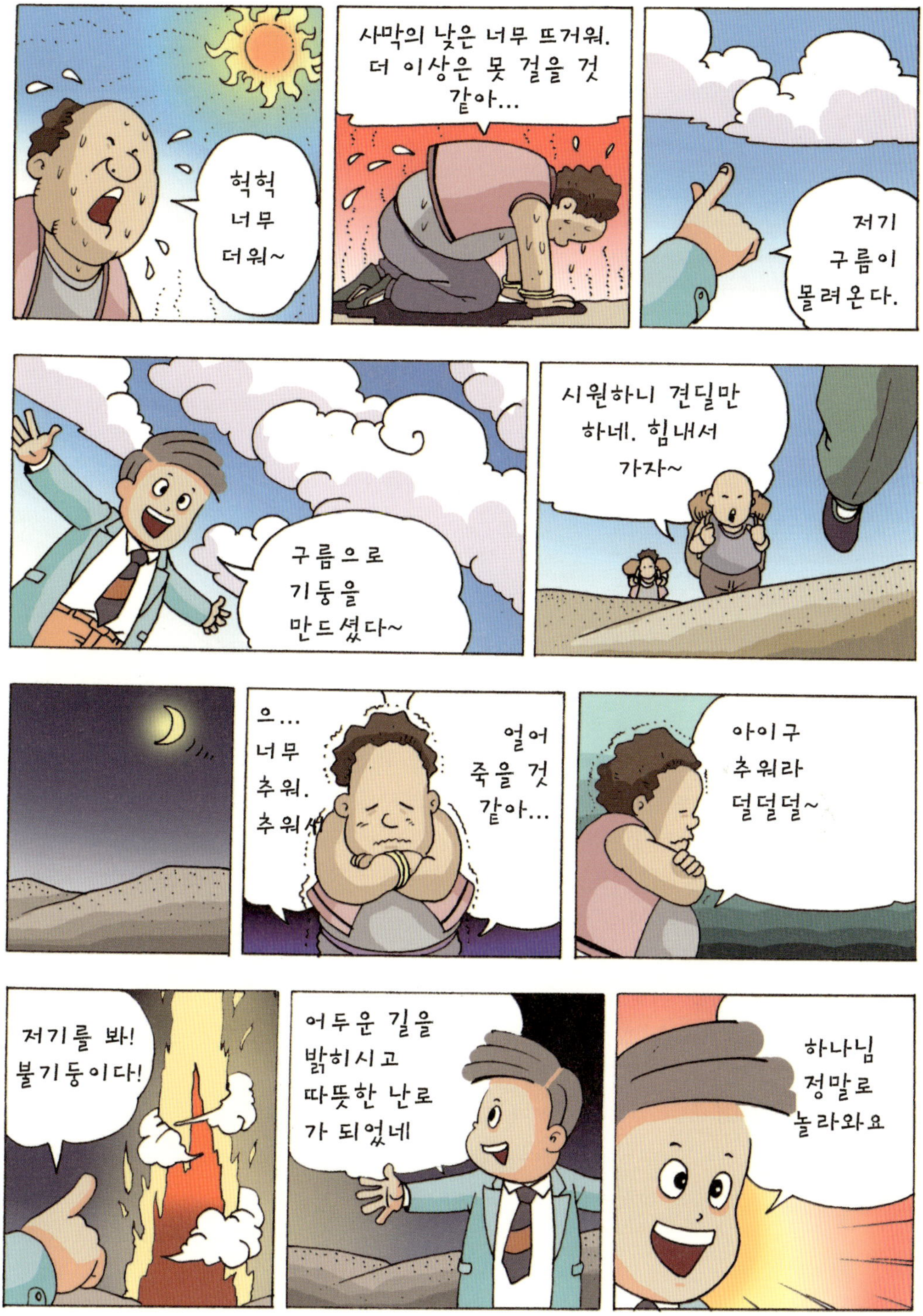
헉헉
너무
더워~
사막의 낮은 너무 뜨거워. 더 이상은 못 걸을 것 같아...
저기
구름이
몰려온다.
구름으로
기둥을
만드셨다~
시원하니 견딜만
하네. 힘내서
가자~
으...
너무
추워.
추워서
얼어
죽을 것
같아...
아이구
추워라
덜덜덜~
저기를 봐!
불기둥이다!
어두운 길을
밝히시고
따뜻한 난로
가 되었네
하나님
정말로
놀라와요

비만탈출

1 비만지수(BMI)

어느 정도의 상태이면 비만일까 그 기준을 알려주는 수치가 비만지수이다.
비만지수(Body Mass Index) = 체중을 키의 제곱으로 나눈 것
가장 이상적인 체중은 자신의 키에서 100를 빼고 거기에 0.9를 곱한 kg이다
우리나라에서는 25 이상이면 비만으로 분류한다(서양: 25 이상은 과체중,30이상은 비만).
보통 BMI 30 이 넘으면 비만치료를 한다(단 고혈압, 당뇨, 고지혈증 등이 있으면 27 이상).

2 기초대사량

다이어트에서 기초대사량은 무척 중요하다.
기초대사량이란 우리 몸이 최소한의 생명을 유지하기 위해 필요한 칼로리를 말한다.
사람마다 키, 체중, 성별, 운동량, 식생활에 따라 차이가 있다.
기초대사량이 높은 사람과 기초대사량이 낮은 사람은 똑같은 량의 음식을 섭취하더라도 기초대사량이 높은 사람은 살이 찌지 않고 기초대사량이 낮은 사람은 살이 찌게 된다.
기초대사량이 2,000인 사람과 기초대사량이 1,000인 사람이 똑같이 2,000 칼로리를 먹더라도 2,000인 사람은 먹은 2,000 칼로리가 모두 소모되어 살이 찌지 않으나 1,000인 사람은 1,000만 소모되고 나머지 1,000은 살찌는 데 사용되기 마련이다.
그러므로 살을 빼기 위해서는 무조건 덜 먹기만 해서는 안된다. 오히려 기초대사량만 작아져 다시 음식섭취량을 정상으로 늘리게 되면 체중이 증가하는 요요현상을 일으키게 된다.
그러므로 체중이 증가하는 것을 막아주기 위해서는 첫째로 기초대사량을 높여주어야 한다.

[기초대사량 (BEE/Harris-Benedict Equation방법)]

남자: 66.47+{13.75×체중(kg)}+{5×신장(cm)}−(6.76×나이)
여자: 655+{9.6×체중(kg)}+{1.8×신장(cm)}−(4.7×나이)

기초대사량이 낮으면 남들과 똑같이 먹어도 살이 더 찌게 된다.

1. 손발이 차갑다.
2. 몸이 차고 추위를 잘 탄다.
3. 저혈압이다.
4. 몸이 노곤하고 쉽게 피곤하다.
5. 주로 책상에서 일한다.
6. 얼굴이나 다리가 잘 붓는다.
7. 아침 식사를 거르는 경우가 많다.
8. 평소에 몸을 움직이는 일이 적다.
9. 별로 땀을 흘리지 않는 편이다.

[기초대사량을 높이는 방법]

1. 기초대사량의 40%를 차지하는 것이 근육운동이므로 근육을 키워 준다.
2. 걷기, 줄넘기 등 유산소운동도 중요하지만 아령 등 무산소 근력운동을 한다.
3. 발에는 인체의 내장을 지배하는 경락이 분포되어 있으므로 발맛사지를 한다.
4. 근육생성에 도움이 되는 두부, 콩 등 양질의 식물성 단백질을 즐겨 섭취한다.
5. 너무 많이 자는 것은 오히려 해롭고 6시간 정도의 충분한 잠을 자도록 한다.

3 순환운동

6개월간 15분 순환운동으로 7Kg을 감량시키는 인기있는 운동이다.
열가지 동작을 각각 10초씩 하면 5분걸리고 3번을 반복하면 된다.
순환운동을 하면 전신근력운동과 유산소운동이 동시에 이루어진다.

유산소운동은 운동을 하면서 산소를 이용해 에너지를 사용하므로 지방을 태우고 심폐지구력을 향상시키게 되어 체중조절에 아주 유익한 운동이다.

1. 점프하며 털기

자리에서 가볍게 뛰면서 팔과 다리를 털어준다.

2. 팔굽혀펴기

힘이 없을 경우 무릎을 구부린 채 팔굽혀 펴기를 한다.

3. 제자리 달리기

본인 능력의 70% 수준이 좋다.

4. 스쿼트

다리를 어깨 넓이로 벌리고 팔짱을 낀 채 어깨 높이로 올린다.

이 상태에서 엉덩이를 뒤로 빼고 천천히 무릎을 굽힌다.

허벅지와 땅이 평행이 될 때까지 구부리고 1,2초 정지했다가 천천히 올라오면 된다.

허리는 가능한 한 곧게 펴야 한다.

5. 다리 들어올려 걷기

다리를 들어올릴 때는 허벅지가 가슴에 닿을 정도까지 힘차게 올린다.

6. 크런치

윗몸일으키기와 유사하다. 윗몸일으키기처럼 자세를 취하되 몸을 완전히 일으키지 않고 상체 윗부분만 일으킨다. 몸을 일으킬 때는 숨을 내쉬고 내릴 때는 숨을 들이쉰다.

7. 스텝

낮은 높이의 발판에 발을 올려 놓고 팔은 가볍게 흔들면서 한발씩 차례로 뛰어오른다.

8. 사이드런지

한발을 움직이지 않고 다른 다리를 45도 각도로 뻗어서 구부린다. 왼발 오른발을 번갈아 가며 한다.

9. 다리팔 벌려 뛰기

일명 피티체조라 불리는 운동이다. 다리를 어깨 넓이로 벌리고 30초 동안 쉬지 않고 뛴다.

10. 배근

엎드린 상태에서 팔 다리를 뻗고 2,3초 동안 머물다가 상체를 들어올리면 숨을 멈추고, 제자리로 돌아오면 숨을 내쉰다.

무심코 섭취하는 칼로리

기초대사량을 생각하면서 칼로리를 조절하면 체중조절이 쉬워진다.
그런데 요까짓거 하면서 무시하기 쉬운 음식 가운데 칼로리가 높은 것이 있다.
장어초밥 한개에는 140 kcal, 참치초밥 한덩이는 75 kcal...
비빔국수 한그릇에는 495 kcal, 물냉면 한그릇은 420 kcal...
김밥 한 줄은 485 kcal, 소고기김밥은 한 줄은 560 kcal 가 훌쩍 넘는다.
그러니까 무심코 괜찮겠지 하고 가벼운 마음으로 먹다가는 다이어트를 망치기 쉽다.

산후비만

날씬하던 여성이 출산하고 나서 살이 찌는 경우가 많다.

1. 임신 중에 영양을 과잉으로 섭취하면 살이 찐다.
2. 모유를 먹이지 않으면 허벅지와 배에 지방이 축적된다.
3. 산후 몸조리를 이유로 신체활동을 줄이면 살이 찐다.
4. 힘든 출산으로 인한 우울증과 반항심이 폭식을 가져온다.
5. 성급한 재임신은 신체의 정상회복을 방해한다.

폭식증

폭식증이란 짧은 시간에 많은 음식을 한꺼번에 먹고 나서 섭취한 영양분을 없애기 위해서 구토나 설사 등을 유발하는 식이장애이다. 폭식증은 정신치료와 약물치료를 병행하여야 좋은 결과를 얻을 수 있다. 식사일기를 작성하고 가족들의 이해와 협력을 받아 노력하여야 고쳐질 수 있다.

Episode 39 · 요요뱀

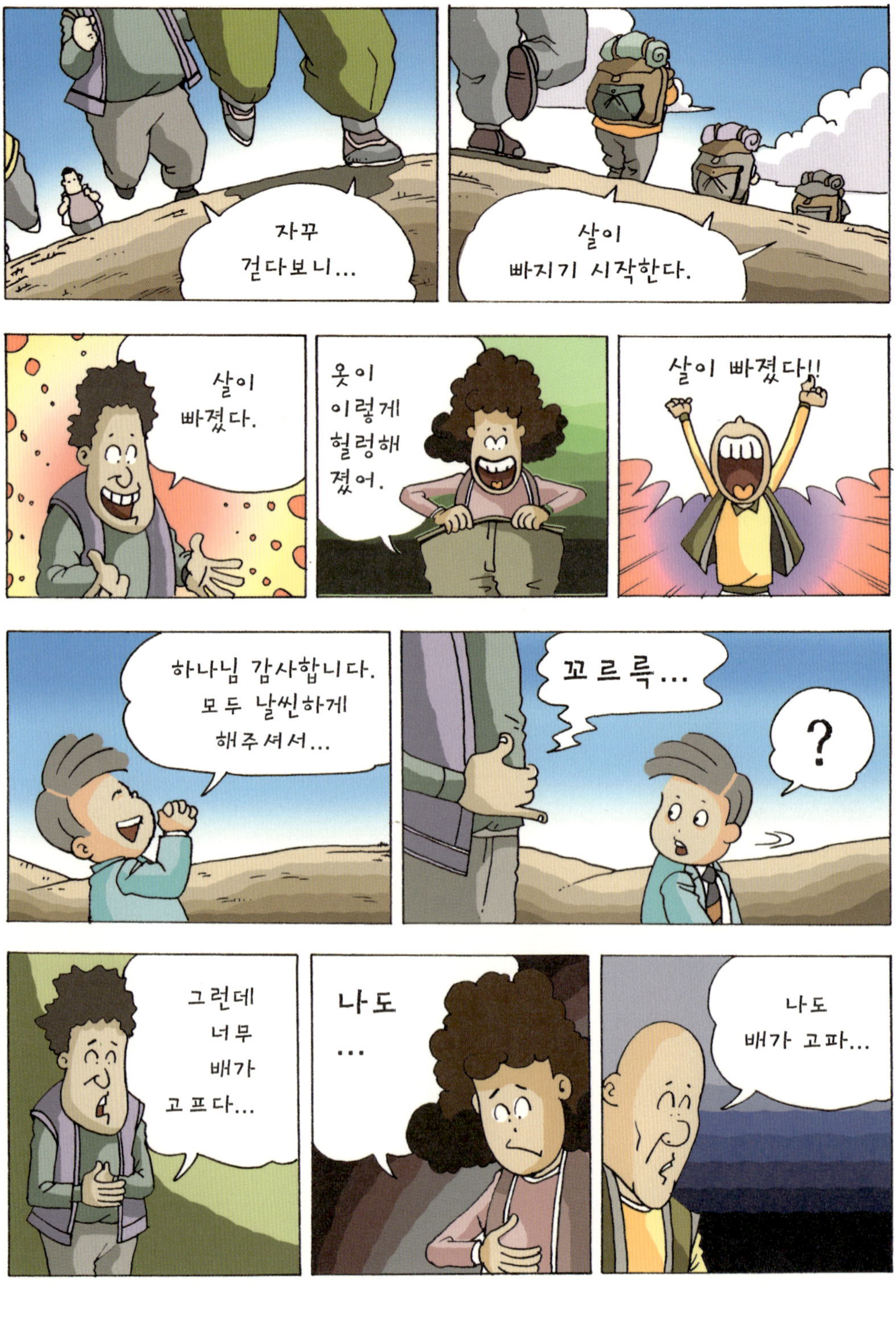

자꾸 걷다보니...
살이 빠지기 시작한다.
살이 빠졌다.
옷이 이렇게 헐렁해졌어.
살이 빠졌다!!
하나님 감사합니다. 모두 날씬하게 해주셔서...
꼬르륵...
?
그런데 너무 배가 고프다...
나도 ...
나도 배가 고파...

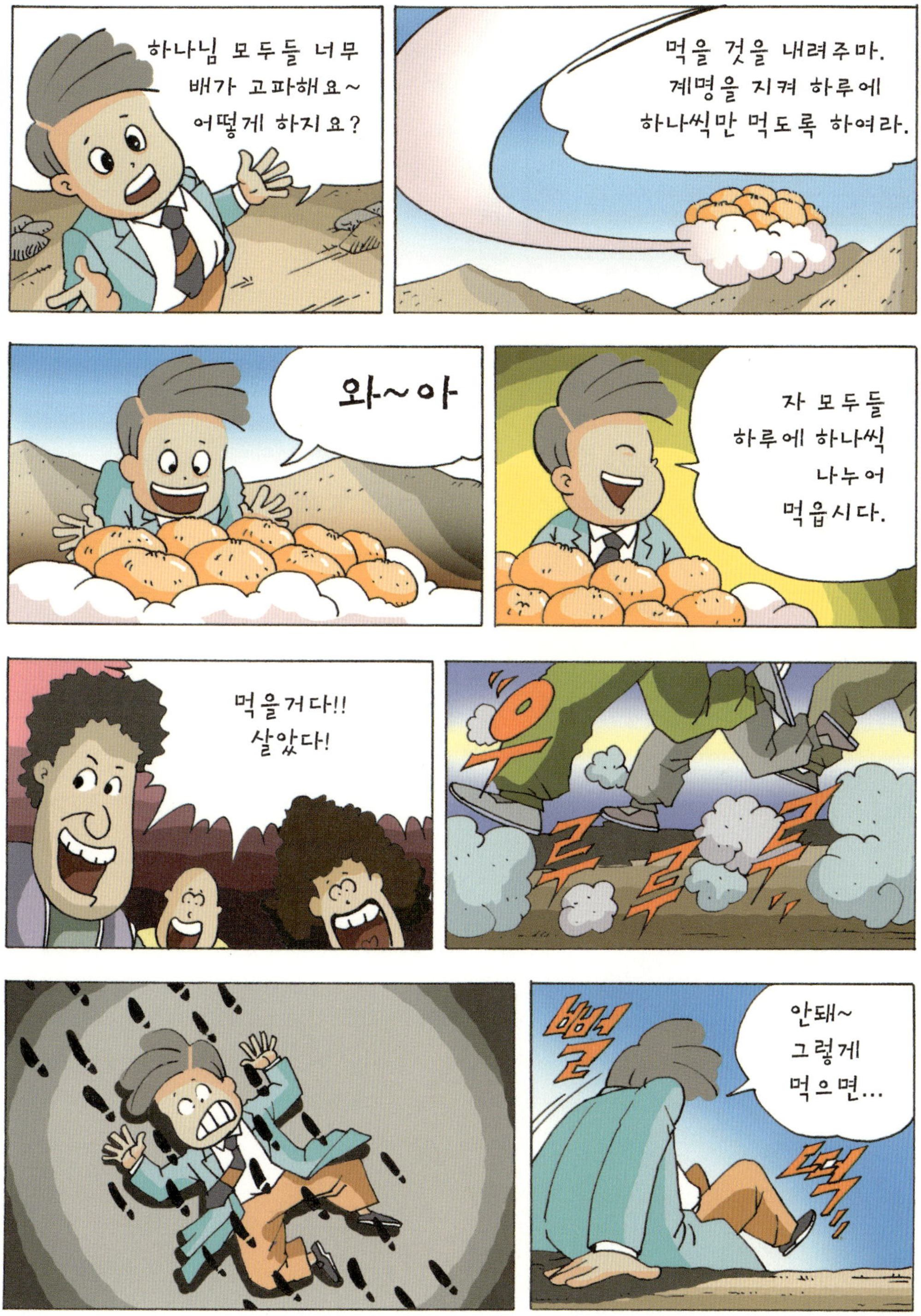
하나님 모두들 너무
배가 고파해요~
어떻게 하지요?
먹을 것을 내려주마.
계명을 지켜 하루에
하나씩만 먹도록 하여라.
와~아
자 모두들
하루에 하나씩
나누어
먹읍시다.
먹을거다!!
살았다!
우루루루
안돼~
그렇게
먹으면…

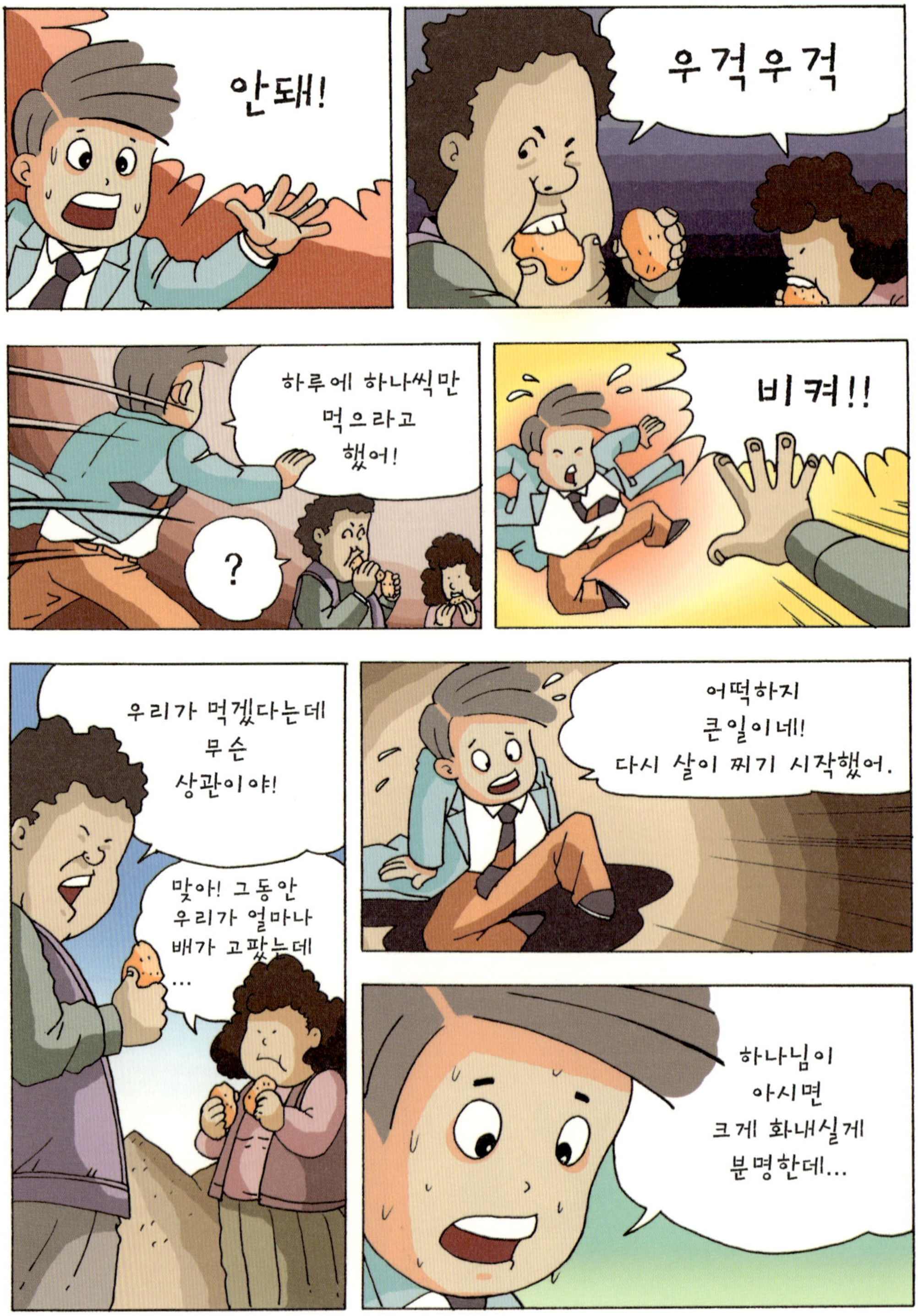
안돼!
우걱우걱
하루에 하나씩만 먹으라고 했어!
?
비켜!!
우리가 먹겠다는데 무슨 상관이야!
맞아! 그동안 우리가 얼마나 배가 고팠는데 …
어떡하지 큰일이네! 다시 살이 찌기 시작했어.
하나님이 아시면 크게 화내실게 분명한데…

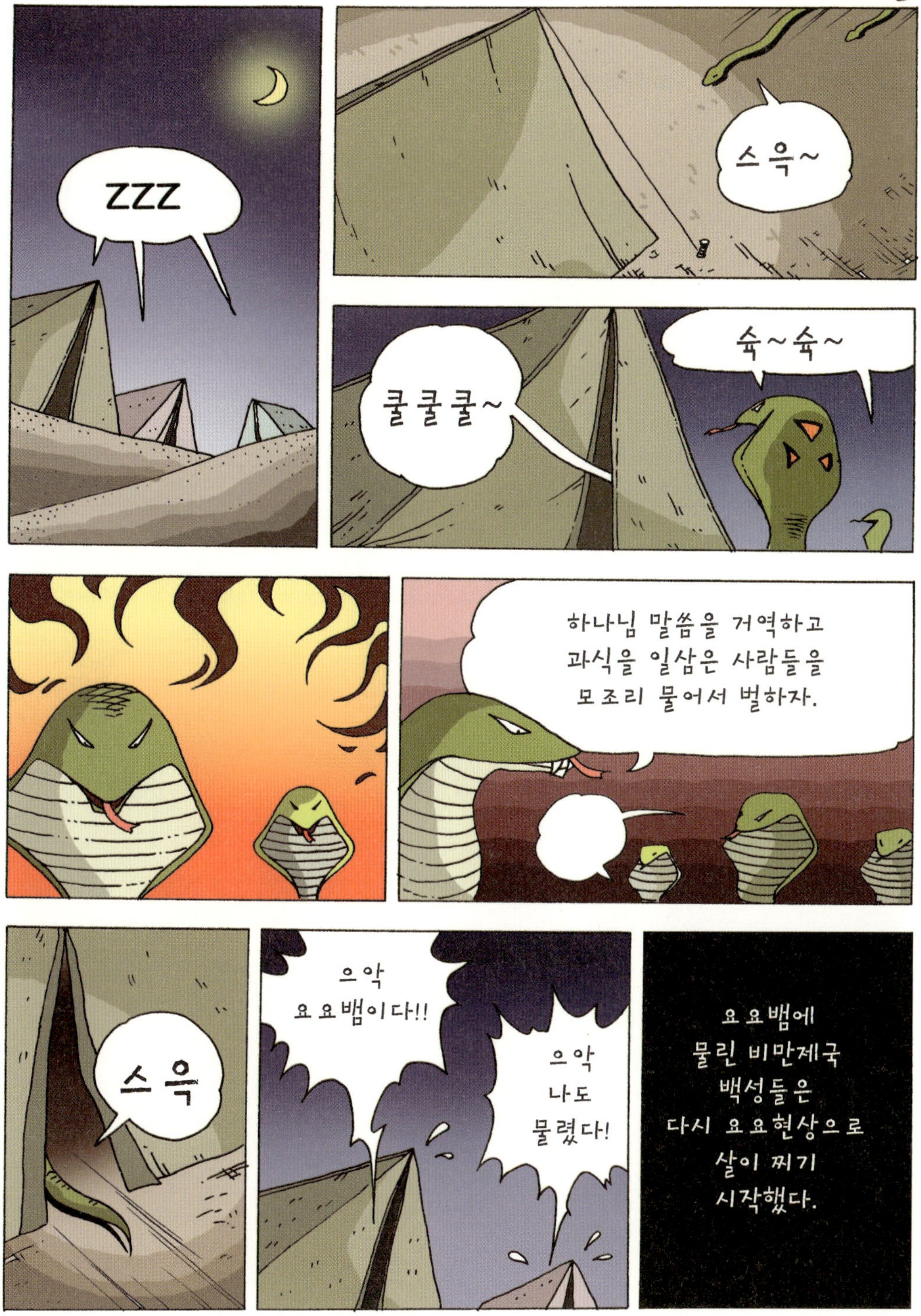
ZZZ
스윽~
쿨쿨쿨~
슉~슉~
하나님 말씀을 거역하고
과식을 일삼은 사람들을
모조리 물어서 벌하자.
스윽
으악
요요뱀이다!!
으악
나도
물렸다!
요요뱀에
물린 비만제국
백성들은
다시 요요현상으로
살이 찌기
시작했다.

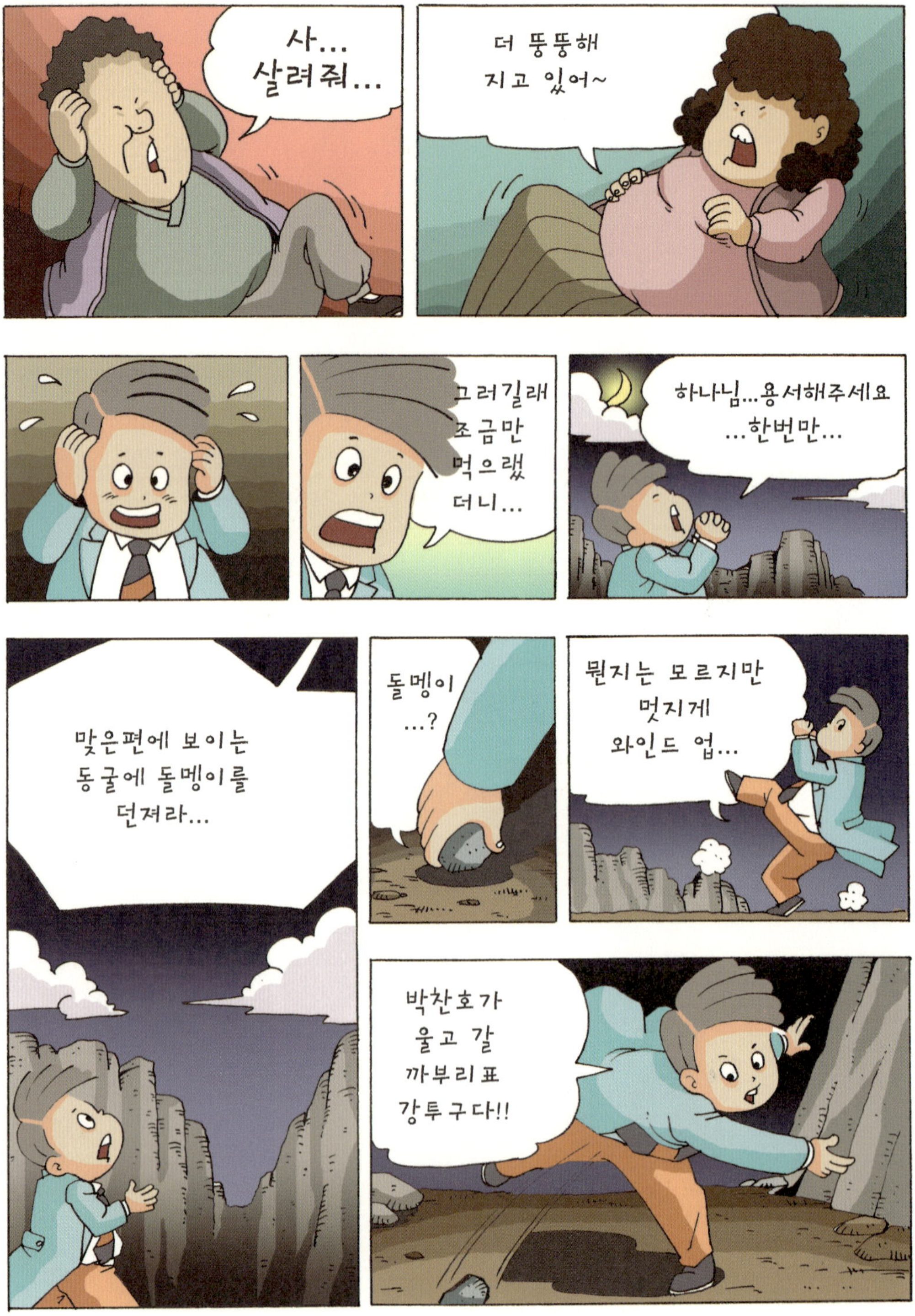
사…
살려줘…
더 뚱뚱해
지고 있어~
그러길래
조금만
먹으랬
더니…
하나님…용서해주세요
…한번만…
맞은편에 보이는
동굴에 돌멩이를
던져라…
돌멩이
…?
뭔지는 모르지만
멋지게
와인드 업…
박찬호가
울고 갈
까부리표
강투구다!!

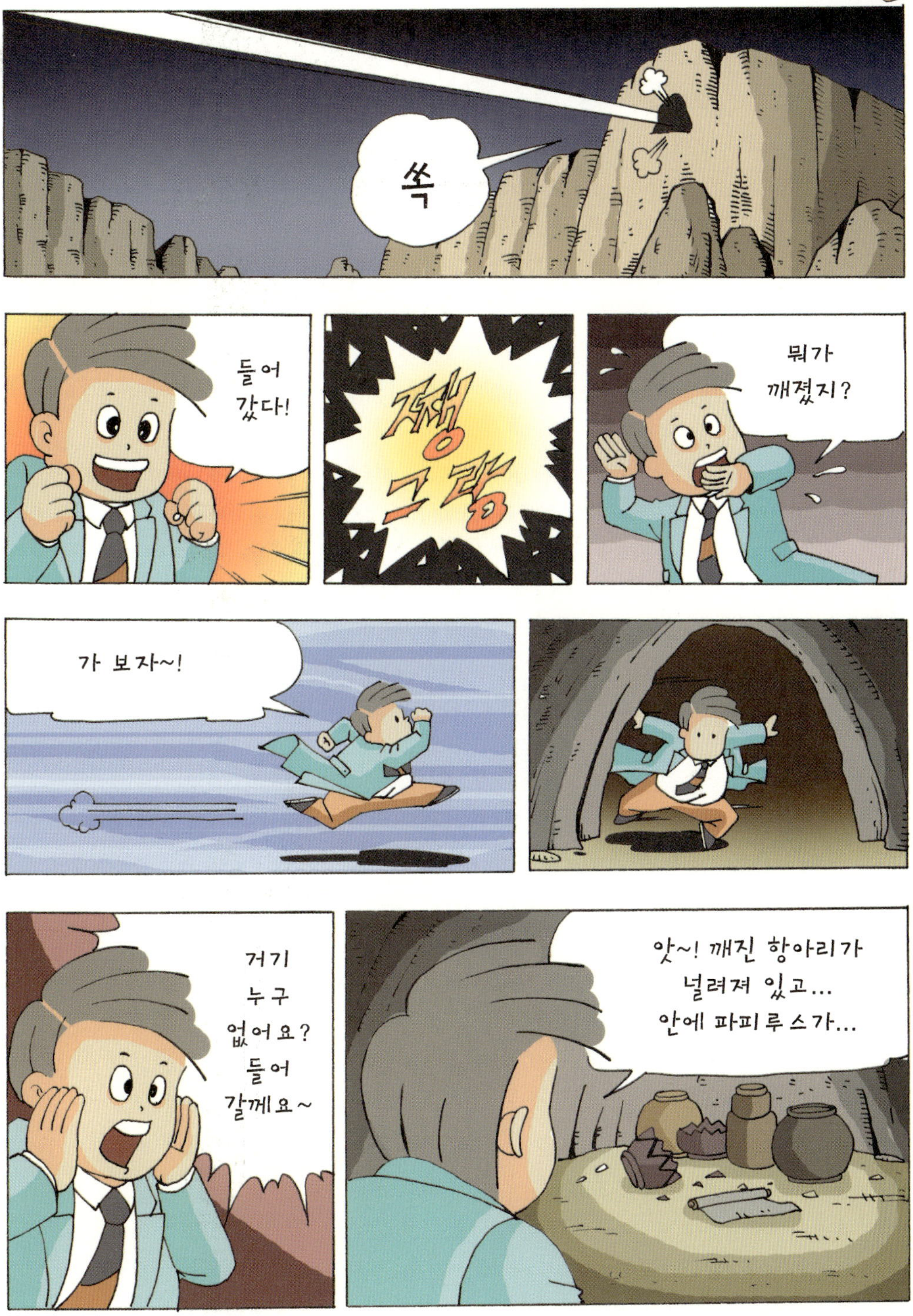
쏙
들어 갔다!
쨍그랑
뭐가 깨졌지?
가 보자~!
거기 누구 없어요? 들어 갈께요~
앗~! 깨진 항아리가 널려져 있고... 안에 파피루스가...

요요현상

고무줄을 당기면 늘어나도 힘을 빼면 도로 제자리로 돌아가듯이 인체의 경우도 스스로 제자리로 회복되려는 성질이 있는데 이것이 요요현상이다. 즉, 갑자기 늘거나 줄어든 체중은 과거의 체중으로 되돌아 가려는 습성이 있다. 오랫동안 80kg으로 살이 쪄 있던 사람은 80kg을 정상체중으로 인식하고 있어 20~30kg을 빼더라도 조금만 노력을 게을리 하면 다시 80kg으로 체중이 증가된다.

마찬가지로 오래동안 45kg을 유지하던 사람은 한두끼 과식을 하여 50 kg이 되어도 45kg을 정상체중으로 인지하고 있기 때문에 늘었다가도 다시 45kg으로 회복된다. 그러므로 체중조절에 성공하려면 요요현상을 잘 극복해야 한다.

그 해결 방법은 바로 요요현상이 생기는 원인을 역이용하는 방법이다.

일단 줄인 체중을 최대한 오래 유지하도록 하여 인체에게 착각을 유도하는 것이다. 즉 자신의 줄어든 체중을 정상체중으로 인지하게끔 인체를 속여 주어야 성공할 수 있다.

의학적으로는 대뇌에서 빠진 체중을 인식하는데 대략 12주 정도 걸린다. 그러므로 다이어트 성공 여부는 감량 후 3개월에 달려 있다고 해도 과언이 아니다. 3개월 동안은 무조건 계속적으로 식사량과 운동량을 조절해 주어야 한다. 여렵게 감량시킨 체중을 장기간 유지하려면 체중을 줄인 방법에 따라 다르다. 무조건 굶어서 뺀 경우, 계속 굶으면서 생활할 수 없기 때문에 실패하게 된다. 또 하루에 몇시간씩 운동을 하여 체중을 뺀 경우도 계속 운동을 몇시간씩 하기가 쉽지 않다. 그러므로 갑자기 너무 적게 먹는 것과 너무 과도하게 운동하여 살을 빼는 것은 바람직하지 않다. 서서히 다이어트 생활을 지속시키며 적절한 운동을 통한 생활습관으로 요요현상을 막아주어야 한다. 살을 빼는 것도 어렵지만, 뺀 체중을 유지하는 것이야 말로 다이어트의 핵심이라 할 수 있다.

1 트렌스지방이란?

자동차가 잘 달리려면 좋은 기름을 넣어야 한다.

자동차를 아끼는 사람은 엔진오일도 좋은 것을 넣는다.

마찬가지로 사람도 건강하려면 좋은 기름을 섭취해야 한다.

어떤 기름이 좋은 기름이라고 할 수 있을까?

일반적으로 동물성지방은 몸에 안 좋고 식물성지방은 좋다고 말한다.

하지만 트렌스지방은 식물성 불포화지방이고 건강에 굉장히 안 좋다.

트렌스지방은 많이 섭취하면 복부비만과 성인병을 일으키는 주범이다.

그럼에도 불구하고 트렌스지방은 우리 주변에서 널리 이용되고 있다.

트렌스지방산은 액체 상태의 식물성 기름을 마가린, 쇼트닝 같은 유지(油脂)나 마요네즈 소스 같은 양념 등 반고체 상태로 가공할 때 산패(酸敗)를 막아주기 위해 수소를 첨가해 인위적으로 굳히는 과정에서 생성되는 지방산을 말한다. 그러므로 트렌스지방은 자연산이 아니라 인공적인 방법에 의해 만들어진 가짜 지방이다.

제과를 만들 때 트렌스지방을 사용하면 고소하고 갓구어낸 것처럼 바삭바삭한 맛을 내므로 과자류나 인스턴스 식품에 없어서는 안 될 멋진 재료이다.

어떤 식품이나 먹거리에 트렌스 지방이 많이 들어 있을까?

마가린, 마요네즈소스, 쇼트닝, 도너츠, 닭튀김, 감자튀김, 케이크, 핏자, 쿠키, 비스켓, 크래커, 팝콘, 라면 등이다.

2 과당이야기

달콤한 맛을 가져다 주는 감미로운 하얀가루

설탕을 분해하면 포도당과 과당이 나온다.

특히 과일이나 채소에는 풍부하게 들어있는 과당.

설탕을 안 넣었다는 무가당이라고 선전하는 제품들이 많다 그런데 무가당 제품은 설탕대신 액상과당을 넣은 제품이다. 액상과당은 과당과 포도당의 혼합물이므로 설탕과 별반 다를게 없다. 옥수수에서 추출한 옥수수물엿이 고과당 옥수수시럽 즉 액상과당이다

High Fructose Corn Syrup(HFCS)라고 불리우고 과당이 42% 혹은 55% 이다.

1970년대 미국에서 옥수수가 남을 돌아 처치에 골몰할 무렵 일본에서는 옥수수에서 액상과당을 추출해 낸다. 액상과당은 설탕보다 당도가 6배나 높으며 수분을 오랫동안 품는다. 콜라에겐 달콤한 맛을 만들어 주고 밋밋한 빵을 오븐에서 갓 구어낸 것처럼 싱싱하게 보이게 만들어 주는 것도 액상과당이 요술을 부렸기 때문이다.

우리 몸 시상하부에는 식욕을 통제하는 본부 즉 포만중추가 있다. 포만중추에서 식욕 혹은 배고픔을 느끼게 하는 호르몬을 분비하라고 명령한다. 하나는 위에서 그렐린(ghrelin)을 분비하게 하면 배고품을 느끼게 되고 둘째는 지방세포에서 렙틴(leptin)을 분비하게 되면 포만감을 느끼게 된다.

액상 과당(fructose)은 포만감을 느끼는 렙틴 분비를 억제하여 포만감이 생기지 않아 계속 더 먹게 만들므로 비만을 일으키는 주범이다. 그러므로 무가당 오렌지 쥬스를 설탕이 안들어 있다고 맘 놓고 벌컥벌컥 들이 마시는 것은 내 몸아 제발 더 뚱뚱해지라고 부탁하는 것이다.

과당은 렙틴의 분비를 억제시키므로 배고픈 줄 모르고 자꾸 먹고 싶어진다.

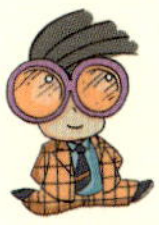

살찌는 과일과 살빠지는 과일

다이어트에 좋은 과일은 칼로리가 적어야하고 혈당지수가 낮고 섬유질이 많아야 한다.
혈당지수인 GI가 높으면 소화흡수가 빨라 금방 배고픔을 느끼게 된다.
섬유질이 많으면 포만감을 느끼게 되므로 식욕을 자극하지 않는다.

1. 살찌는 과일

포도 – 작은 송이 한 개에 140kcal로 과일 중에서도 칼로리가 높다. 특히 거봉
멜론 – 달콤한 과즙에 당분이 많이 함유되어 특히 밤에 먹는 것은 금물.
바나나 – 당뇨 환자들이 혈당수치를 높이기 위해 애용할 정도로 GI가 높다.
수박 –설탕 수박이라는 말이 있듯이 당도가 높다.
참외 – 칼로리는 높지 않지만 GI가 높다.
귤 – GI가 높아 쉽게 살이 찌는 과일이므로 많이 먹지 말자.

2. 살이 빠지는 과일

자몽(그레이프 프루츠) – 항산화 비타민이 많이 있어 건강에도 좋다.
푸른 사과(아오리) – 특히 푸른 사과는 당도가 낮아 다이어트에 좋다.
키위 – GI도 낮고 비타민과 섬유질이 풍부해 변비에도 좋다.
감 – 칼륨이 많이 함유되어 특히 하체 비만에 좋다.
토마토 – 배불리 먹어도 부담없는 과일.
배 – 섬유질이 풍부해서 변비에도 좋다.

Episode 40 · 비만행진

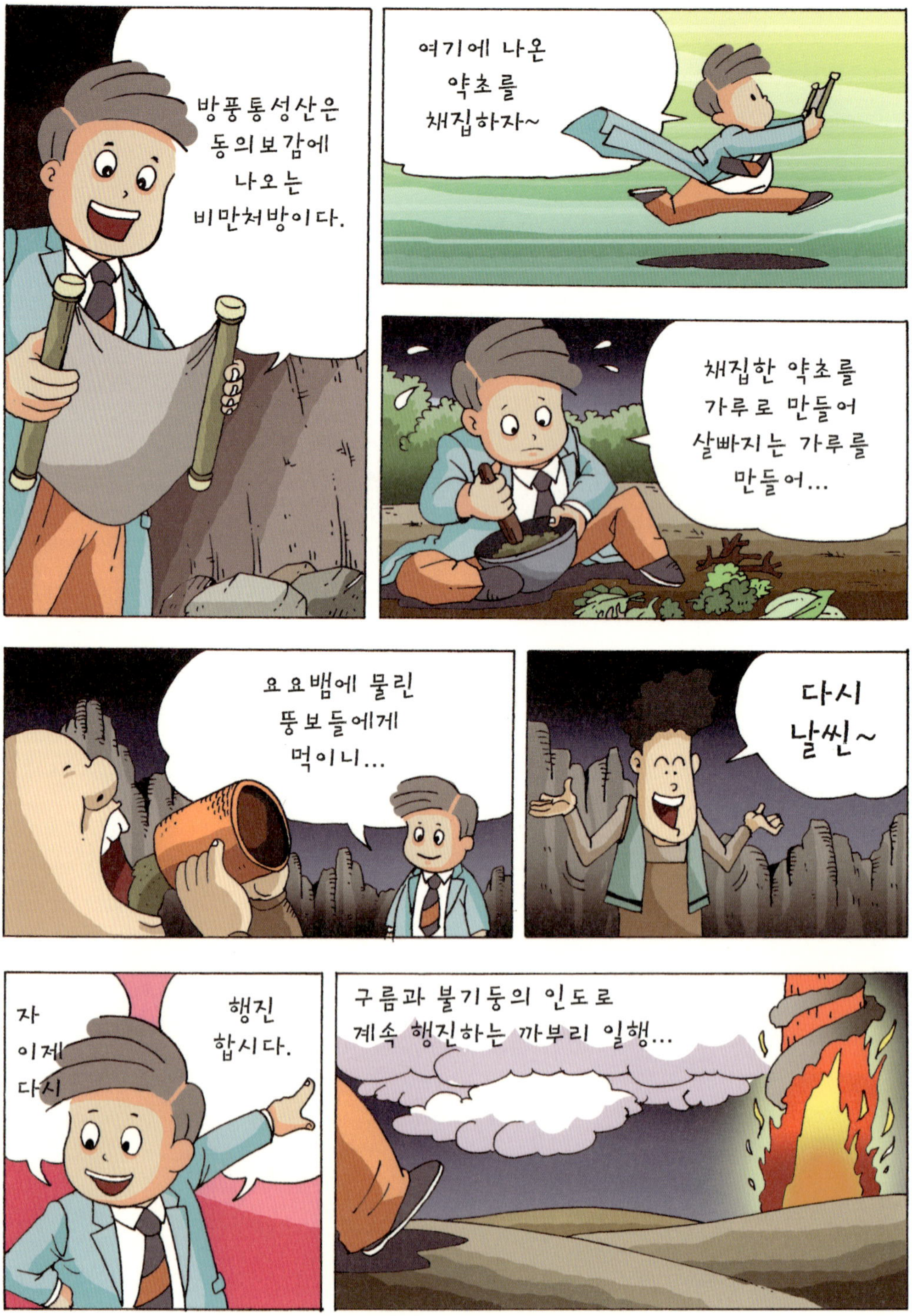
방풍통성산은
동의보감에
나오는
비만처방이다.
여기에 나온
약초를
채집하자~
채집한 약초를
가루로 만들어
살빠지는 가루를
만들어...
요요뱀에 물린
뚱보들에게
먹이니...
다시
날씬~
자
이제
다시
행진
합시다.
구름과 불기둥의 인도로
계속 행진하는 까부리 일행...

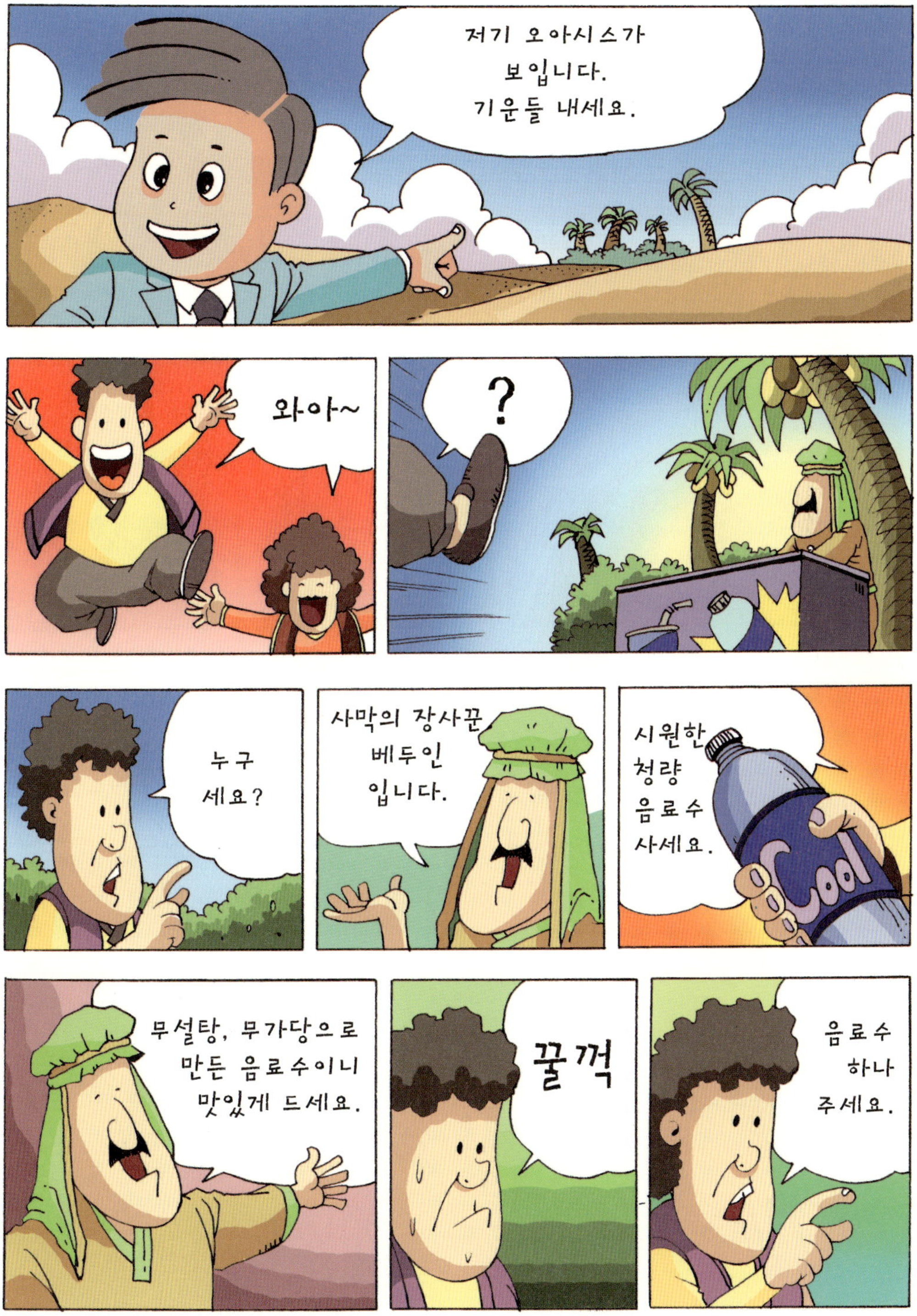
저기 오아시스가
보입니다.
기운들 내세요.
와아~
?
누구
세요?
사막의 장사꾼
베두인
입니다.
시원한
청량
음료수
사세요.
Cool
무설탕, 무가당으로
만든 음료수이니
맛있게 드세요.
꿀꺽
음료수
하나
주세요.

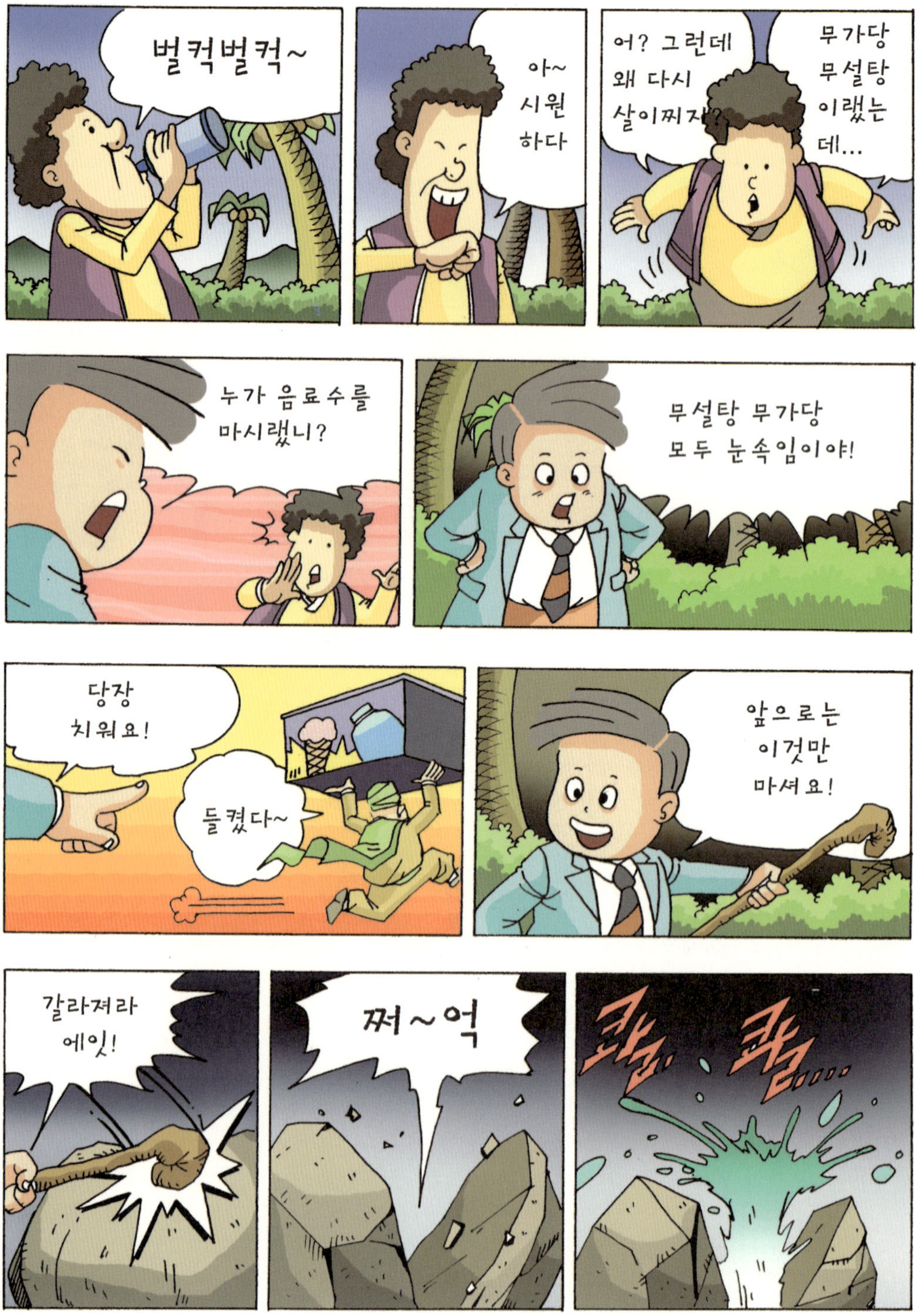
벌컥벌컥~
아~ 시원하다
어? 그런데 왜 다시 살이찌지?
무가당 무설탕 이랬는데...
누가 음료수를 마시랬니?
무설탕 무가당 모두 눈속임이야!
당장 치워요!
들켰다~
앞으로는 이것만 마셔요!
갈라져라 에잇!
쩌~억
콸. 콸....

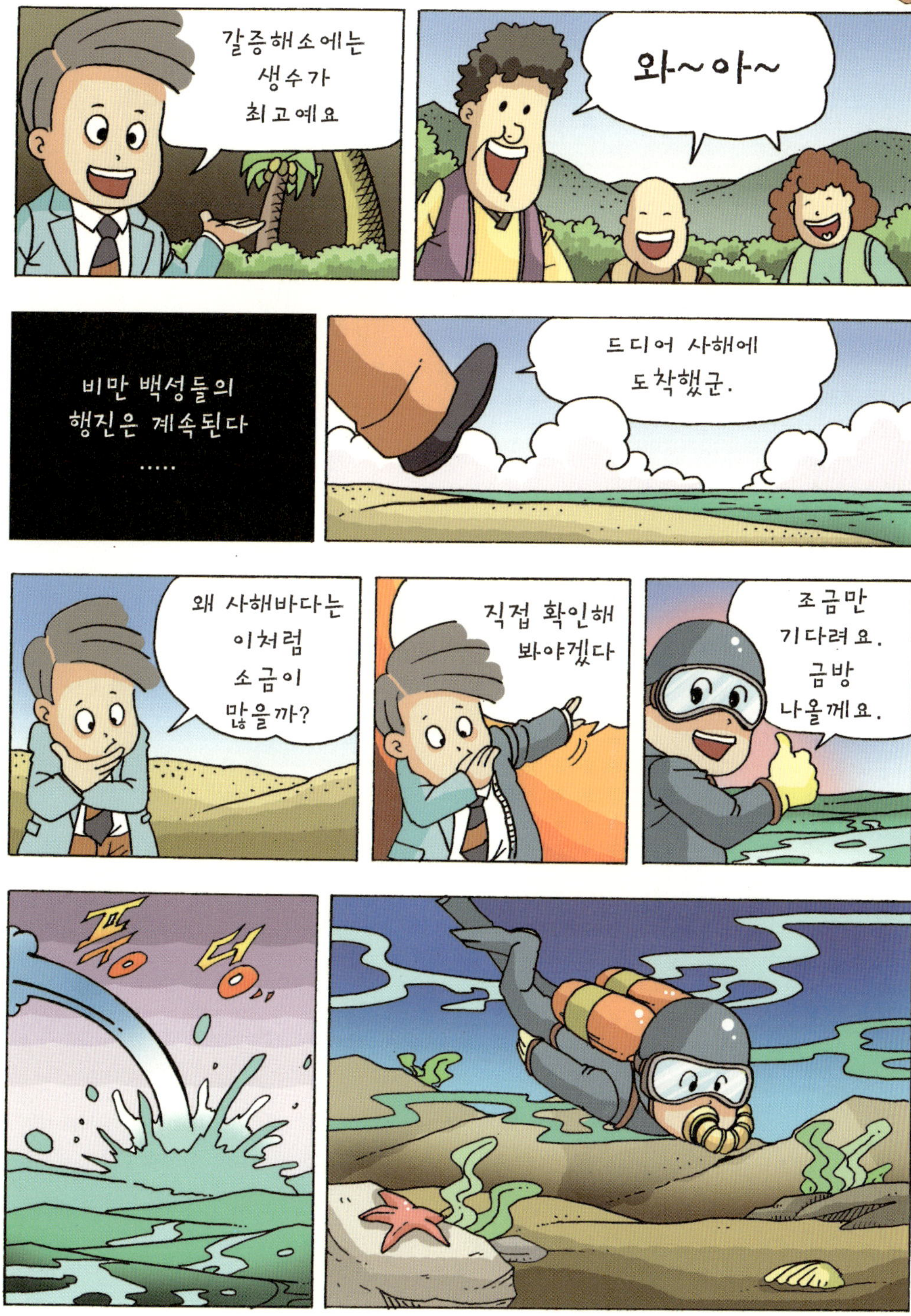
갈증해소에는 생수가 최고예요
와~아~
비만 백성들의 행진은 계속된다 .....
드디어 사해에 도착했군.
왜 사해바다는 이처럼 소금이 많을까?
직접 확인해 봐야겠다
조금만 기다려요. 금방 나올께요.
풍 덩

다이어트약과 식품

1 다이어트 약물과 식품

다이어트와 운동 만으로 체중을 감량하는 것이 가장 바람직하다.
하지만 그 방법으로 어려울 경우에 약물을 추가로 사용하게 된다.
현재 비만치료에 이용되는 있는 제품들은 네가지로 분류된다.
즉 식욕억제제와 지방흡수억제제, 복합한방제제 그리고 건강기능식품류가 있다.

2 식욕억제제 리덕틸(Sibutramine)

약리학적으로는 시부트라민은 노르에피네프린과 세로토닌의 재흡수를 억제함으로써 중추신경계에 작용하여 포만감을 주어 식욕을 억제시키는 약물이다.

쉽게 말하자면 리덕틸을 먹으면 뇌의 포만중추를 자극하여 배가 부르다는 느낌을 갖는다. 포만 중추가 자극되면 식욕과 관련되는 신경전달 물질 노르에페네프린과 세로토닌이 재흡수되는 것을 막아 주고 그 결과 식욕이 떨어져 덜 먹게 되어 체중은 줄게 된다. 또한 기초대사량이 주는 것도 막아주므로 에너지 발생을 증가시켜 체중감량을 돕는다.

체질량지수(BMI)가 30 이상이거나 고혈압, 당뇨 등이 있는 경우는 27 이상의 비만 환자에게 저칼로리식이와 함께 체중감소 또는 체중유지를 위해 사용한다. 리덕틸은 10밀리 제품과 15밀리 제품이 있다. 10밀리에 효과가 약하면 15밀리를 사용하는데 하루에 한번 아침에 식사 관계없이 복용한다.

3 지방흡수억제제 제니칼(Orlistat)

제니칼은 스위스의 제약회사 로슈가 개발한 다이어트 약물이다. 우리가 기름진 음식을 먹으면 지방분은 리파제라는 효소에 의해 지방산과 글리세롤로 분해되어 흡수된다. 제니칼의 주성분 오리스타트는 리파제의 활동을 억제시켜 주어 소장에서 지방의 흡수를 막아 체중증가를 막는다. 그러므로 제니칼을 먹고 기름진 음식을 먹으면 대변으로 기름기가 나오는 것이

느껴진다. 기름똥 그리고 기름방귀를 뀔 수 도 있으니 그 정도는 미리 알고 있어야 한다

제니칼의 단점은 섭취한 음식 중에 있는 지용성 비타민 A, D, E 의 체내흡수도 막으므로 밤마다 종합비타민제를 꼭 보충해 주어야 한다. 실제로 제니칼을 먹으면 지방분의 30% 정도는 흡수가 되지 않고 배설되므로 약간의 설사를 동반한다. 즉 리덕틸은 뇌에 작용하여 식욕을 떨어 뜨리고 제니칼은 소화기관에 작용하여 지방흡수를 막아준다 .

4 한방제제-방풍통성산

동의보감에 수록된 방풍통성산은 총 18가지 생약재로 이루어진 한약인데 열여덟가지 한약재는 황금, 생강, 치자, 백출, 마황, 천궁, 연교, 대황, 박하, 석고, 감초, 망초, 길경, 방풍, 형개, 활석, 작약, 당귀이다.

체내 신진대사를 활발하게 하여 기초 대사량을 높이고 지방을 연소시키고 노폐물을 소변이나 땀과 함께 배출하고 해독시켜 막힌 통로를 통하게 한다. 한약은 어떤 병명에 동일하게 적용하는 약이 아니다. 체질과 증상에 따라 가감을 함으로써 제대로 효과를 발휘하기 때문이다. 방풍통성산을 한의학적으로 분류하면 해표공리제(解表攻裏劑)에 속한다.

즉 방풍과 마황이 해표소풍하고 형개와 박하가 소산풍열한다.

황금과 석고와 길경 그리고 연교는 청해표위한다.

대황과 망초와 치자는 통변과 사열과 청열을 시킨다.

당귀와 작약은 화혈거풍한다.

이로써 정기를 다 보호해주고

발한해도 표를 상하지 아니하고

청하해도 리를 상하지 않는 약이다.

현재 국내에는 휴온스 제약에서 살사라진이라는 상품명 등으로 판매되고 있다.

5 공액리놀레산(CLA)

공액리놀레산이란 소나 기린 등 반추동물에게서 나오는 소화액의 일종이다. 반추동물들은 반추미생물에 의해 특수한 형질의 불포화지방산을 만들어낸다. 이물질은 식물 홍화씨에서도 발견되는 물질이다. 현재 시판되는 공액리놀레산은 거의 대부분 홍화씨에서 추출하여 화학적 공정을 거친 제품들이다.

CLA는 비만의 원인이 되는 지방세포를 조절해 준다. 그런데 공액리놀레산이 효과를 보려면 지속적인 운동을 병행해야 한다.

CLA(conjugated linoleic acid)의 작용은 세가지이다

1. 지방이 몸 속에 축적되는 것을 막아준다
2. 이미 축적된 지방세포의 크기를 줄여준다
3. 지방세포의 수를 감소시킨다

6 가르시니아 캄보지아(Garcinia cambogia)

인도 남서부에서 자라는 가르시니아캄보지아는 열매껍질에 HCA(Hydroxy Citric Acid)성분이 있어 지방합성을 저해하고 글리코겐을 합성하고 글리코겐의 축적이 증가하면 당질이 많다고 뇌의 시상하부에 전달되어 식욕이 억제된다.

7 다엽제제

다엽 중 오르소시폰엽(orthosiphone)은 잎과 가지의 분말에 메톡시플라본류의 시넨시틴이 주성분으로 들어있어 열생성도 촉진하여 지방을 분해하고 이뇨작용을 한다. 녹차 속에 있는 카테킨과 카페인 성분이 열생성을 촉진하고 지방을 분해시켜 준다.

8 후디아 고도니(Hoodia Gordoni)

남아프리카 부시멘족들은 장기간 수렵하러 갈 때 식욕을 잊기 위해 어떤 식물을 먹곤 했었다. 그 식물은 남아프리카에 서식하는 선인장 후디아 고도니(Hoodia Gordonii)이었다. 남아프리카 공화국 과학자들은 최근 후디아에서 과학적으로 식욕억제 성분을 추출해 냈다. P57이라는 성분이 추출되었는데 그 성분은 뇌의 시상하부에 작용해 포만감을 느끼게 하였다.

9 히비스커스 추출물

히비스커스 추출물은 지방흡수, 합성을 억제하고 지방분해를 촉진시킨다.

지방 전사 인자(adipogenic transcription factors)의 발현을 억제함으로써 세포질 내에서의 지방 축적 및 지방 세포 분화를 억제하는 효과를 갖는다.

10 향정신성 식욕억제제 푸리민(Phentermine), 푸링(Phendimetrazine)

향정신성 식욕억제제와 같은 약물들을 과도하게 남용할 경우 습관성 혹은 강한 정신적 의존성 등을 일으킬 뿐 아니라 심각한 사회 기능장애를 일으킬 수 있고 가슴두근거림, 혈압상승, 불면증, 불안감, 어지러움, 흥분, 두통, 입마름, 설사, 메시꺼움 등을 일으킬 수 있기 때문에 주의해야 할 약물들이다.

펜터민(Phentermine,푸리민), 펜디메트라진(Phendimetrazine, 푸링), 디에칠프로피온...

향정신성 식욕억제제를 항우울약(플루옥세틴, 설트랄린, 플루복사민, 파록세틴 등(SSRI))과 함께 복용하는 것은 아직 안전성, 유효성이 확립되어 있지 않으므로 안된다. 또한 향정신성 식욕억제제는 중추신경계 흥분제와 병용 투여시 혈압상승 등의 위험을 초래할 수 있으므로, 우울증 치료제(MAO억제제)와 병용치 않아야 한다.

다음과 같은 사람은 향정신성 식욕억제제를 사용해서는 안된다

- 동맥경화증 환자
- 심혈관계질환 환자
- 중증의 고혈압 환자
- 폐동맥 고혈압 환자
- 갑상선기증 항진 환자
- 관련 식욕억제약물에 특이체질과 과민증인 환자
- 녹내장 환자
- 정신적으로 불안하거나 흥분상태의 환자
- 14일 이내에 우울증 약물(MAO 억제제)을 복용한 환자
- 다른 식욕억제제를 복용하고 있는 환자
- 16세 이하의 환자

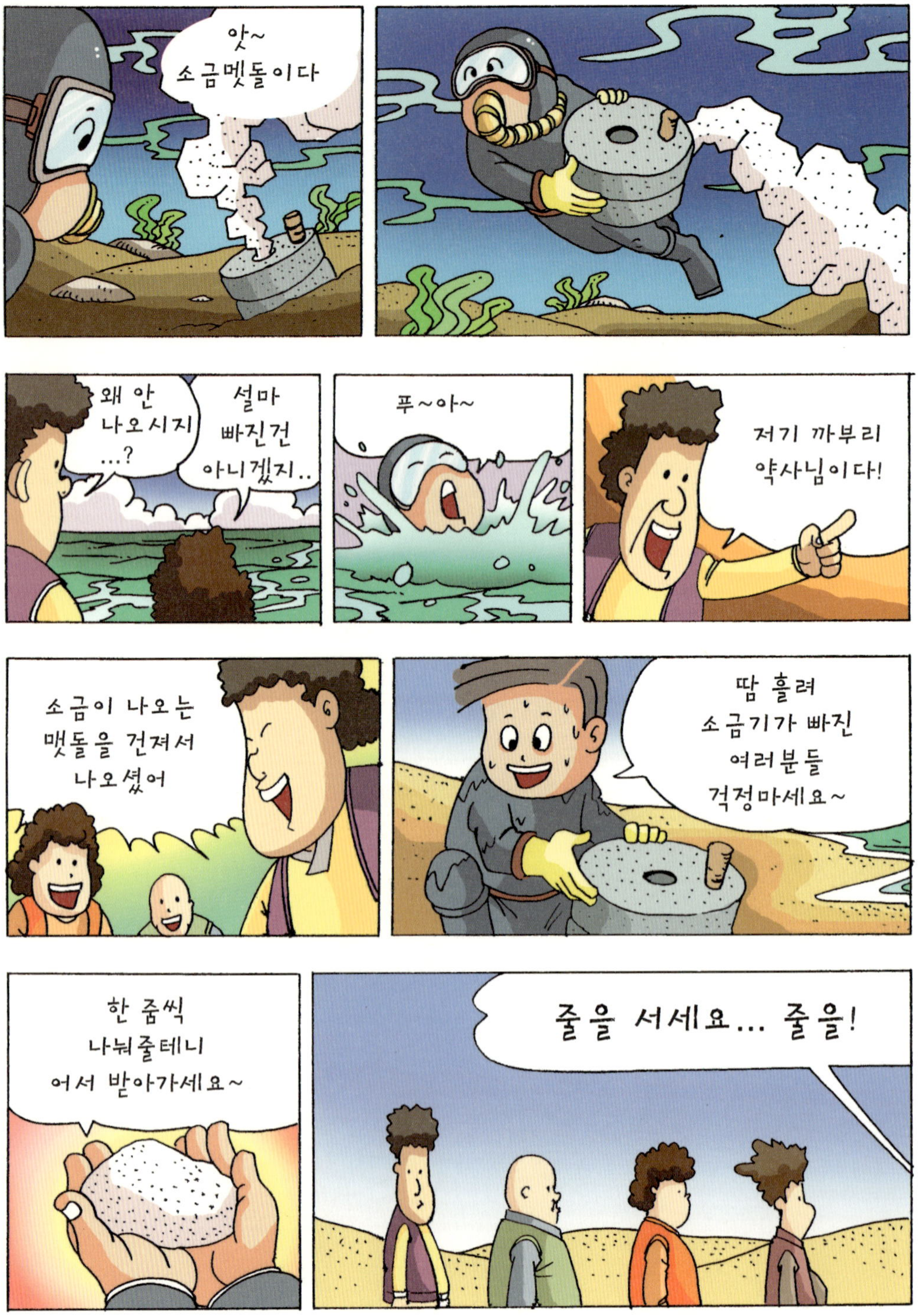
앗~
소금멧돌이다
왜 안
나오시지
...?
설마
빠진건
아니겠지..
푸~아~
저기 까부리
약사님이다!
소금이 나오는
맷돌을 건져서
나오셨어
땀 흘려
소금기가 빠진
여러분들
걱정마세요~
한 줌씩
나눠줄테니
어서 받아가세요~
줄을 서세요... 줄을!

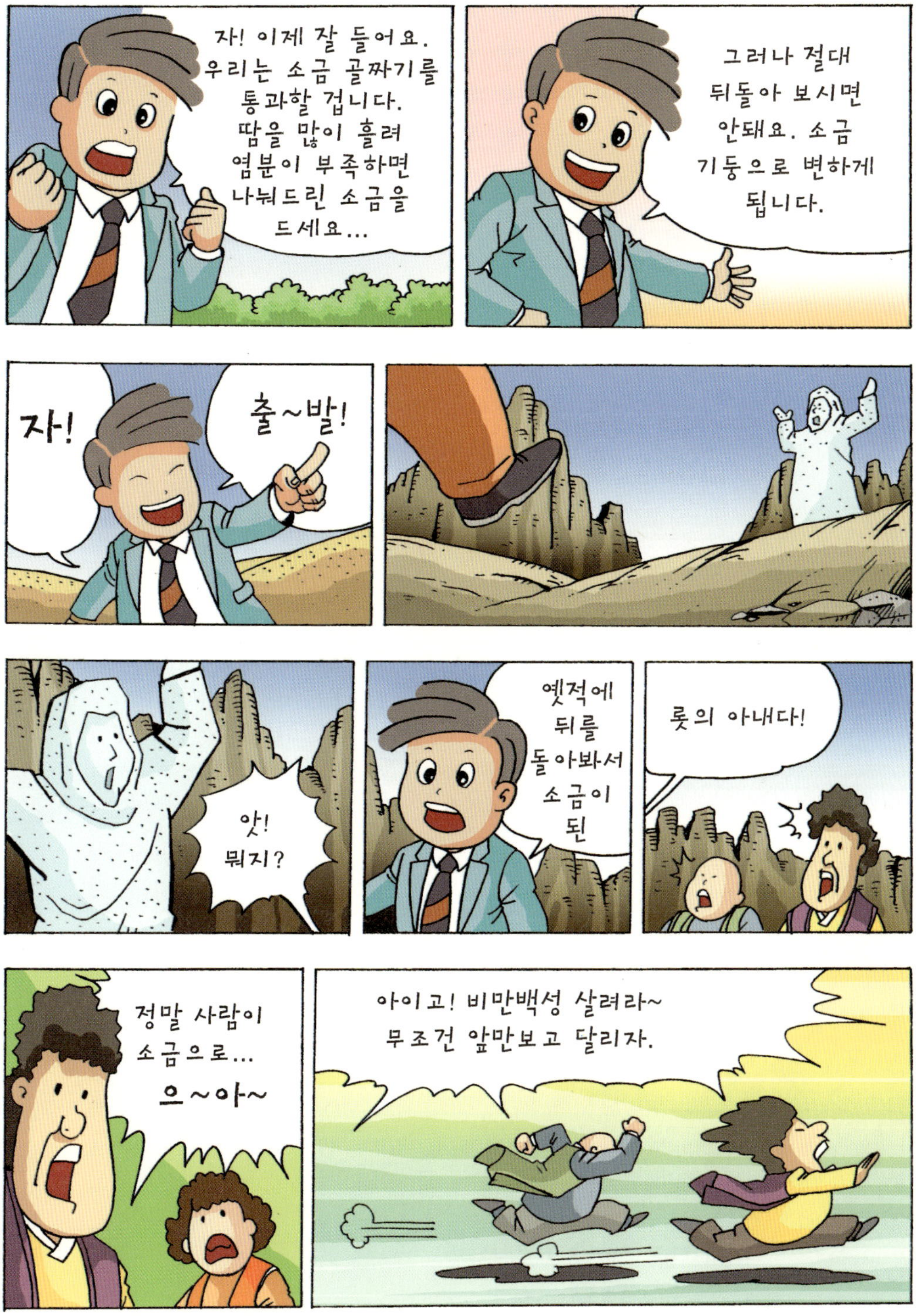
자! 이제 잘 들어요. 우리는 소금 골짜기를 통과할 겁니다. 땀을 많이 흘려 염분이 부족하면 나눠드린 소금을 드세요...
그러나 절대 뒤돌아 보시면 안돼요. 소금 기둥으로 변하게 됩니다.
자!
출~발!
앗! 뭐지?
옛적에 뒤를 돌아봐서 소금이 된
롯의 아내다!
정말 사람이 소금으로... 으~아~
아이고! 비만백성 살려라~ 무조건 앞만보고 달리자.

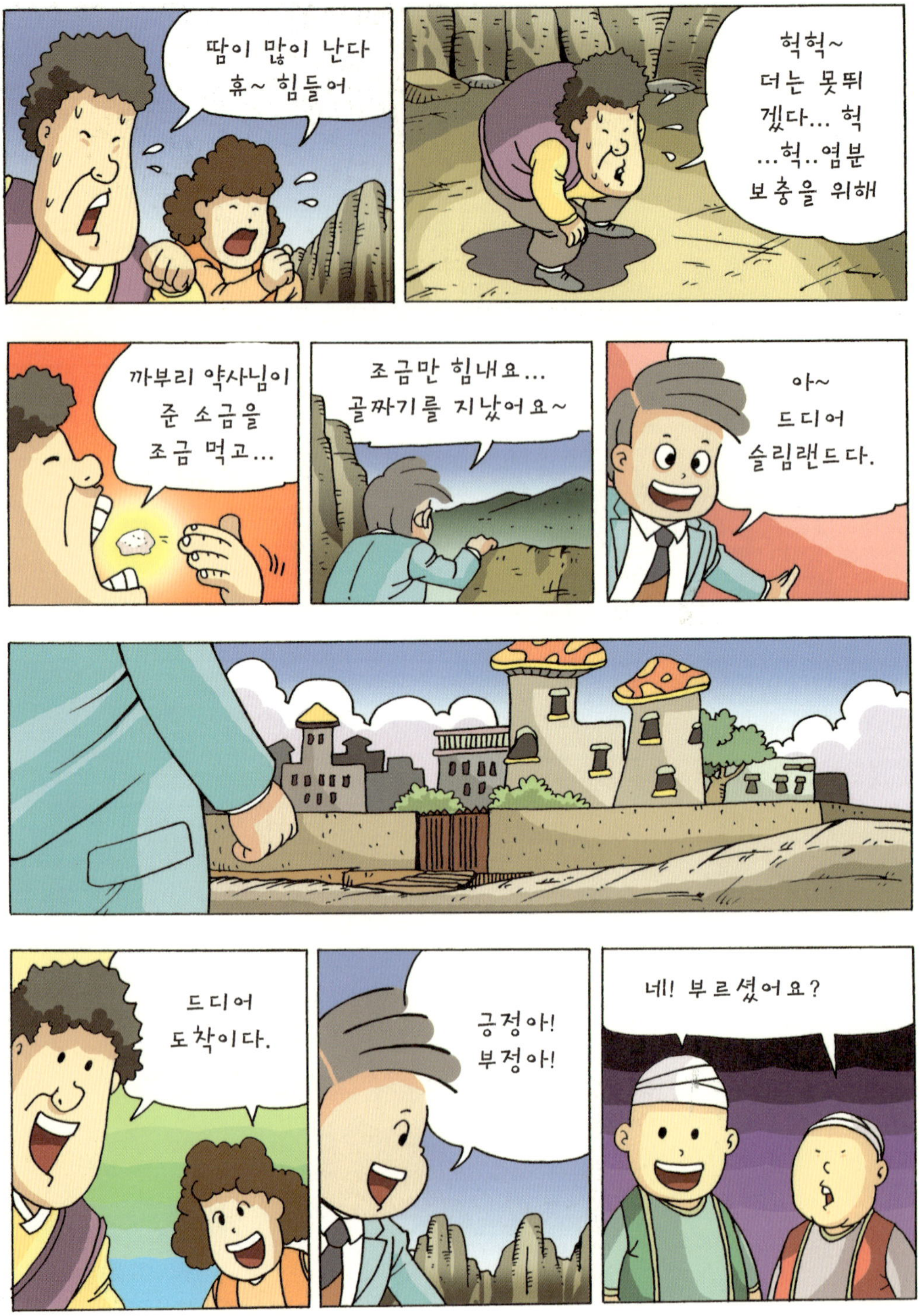
땀이 많이 난다
휴~ 힘들어
헉헉~
더는 못뛰
겠다... 헉
...헉.. 염분
보충을 위해
까부리 약사님이
준 소금을
조금 먹고...
조금만 힘내요...
골짜기를 지났어요~
아~
드디어
슬림랜드다.
드디어
도착이다.
긍정아!
부정아!
네! 부르셨어요?

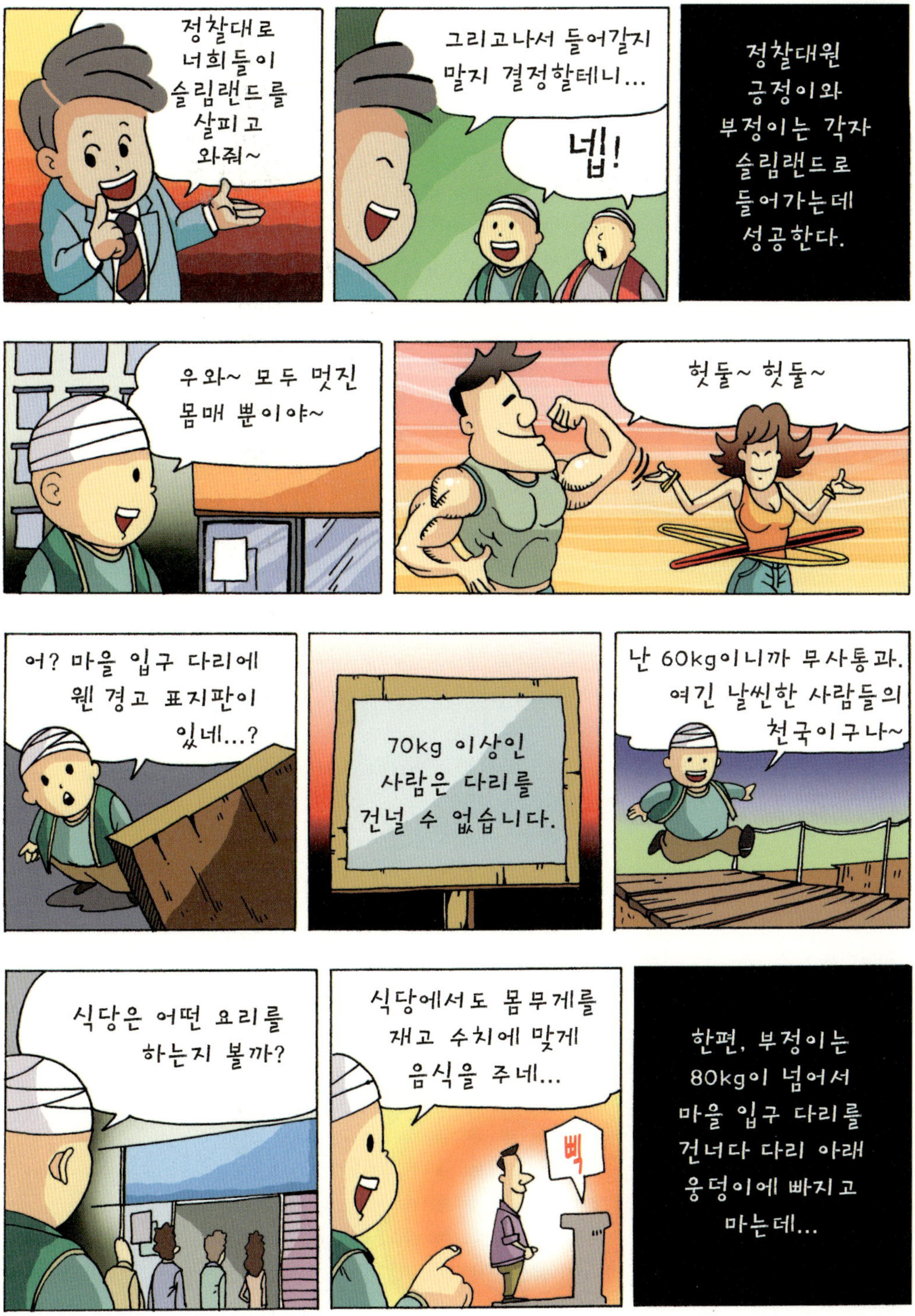

정찰대로 너희들이 슬림랜드를 살피고 와줘~
그리고나서 들어갈지 말지 결정할테니...
넵!
정찰대원 긍정이와 부정이는 각자 슬림랜드로 들어가는데 성공한다.
우와~ 모두 멋진 몸매 뿐이야~
헛둘~ 헛둘~
어? 마을 입구 다리에 웬 경고 표지판이 있네...?
70kg 이상인 사람은 다리를 건널 수 없습니다.
난 60kg이니까 무사통과. 여긴 날씬한 사람들의 천국이구나~
식당은 어떤 요리를 하는지 볼까?
식당에서도 몸무게를 재고 수치에 맞게 음식을 주네...
삑
한편, 부정이는 80kg이 넘어서 마을 입구 다리를 건너다 다리 아래 웅덩이에 빠지고 마는데...

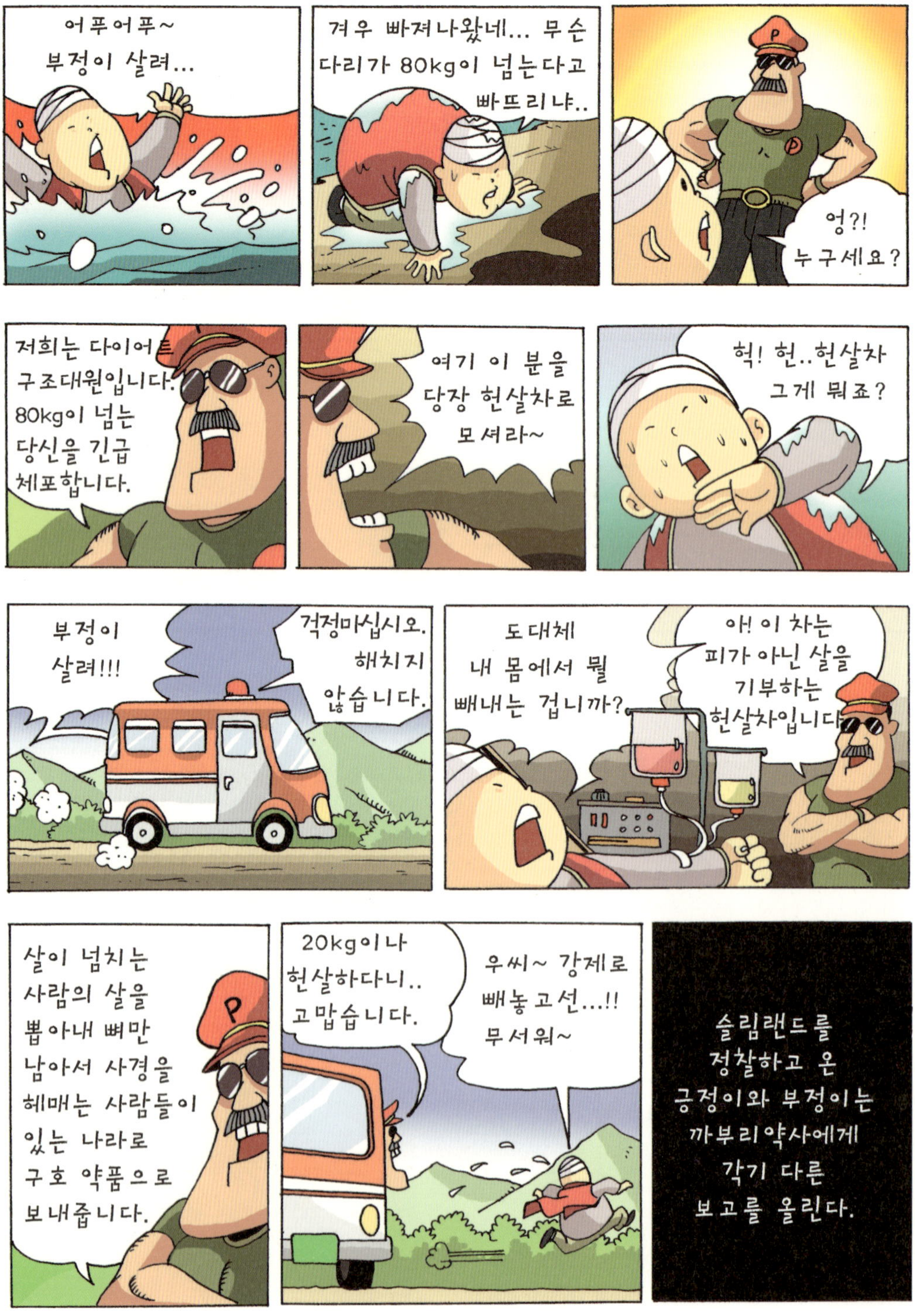
어푸어푸~
부정이 살려…
겨우 빠져나왔네… 무슨 다리가 80kg이 넘는다고 빠뜨리냐..
엉?! 누구세요?
저희는 다이어트 구조대원입니다. 80kg이 넘는 당신을 긴급 체포합니다.
여기 이 분을 당장 헌살차로 모셔라~
헉! 헌..헌살차 그게 뭐죠?
부정이 살려!!!
걱정마십시오. 해치지 않습니다.
도대체 내 몸에서 뭘 빼내는 겁니까?
아! 이 차는 피가 아닌 살을 기부하는 헌살차입니다
살이 넘치는 사람의 살을 뽑아내 뼈만 남아서 사경을 헤매는 사람들이 있는 나라로 구호 약품으로 보내줍니다.
20kg이나 헌살하다니.. 고맙습니다.
우씨~ 강제로 빼놓고선…!!
무서워~
슬림랜드를 정찰하고 온 긍정이와 부정이는 까부리약사에게 각기 다른 보고를 올린다.

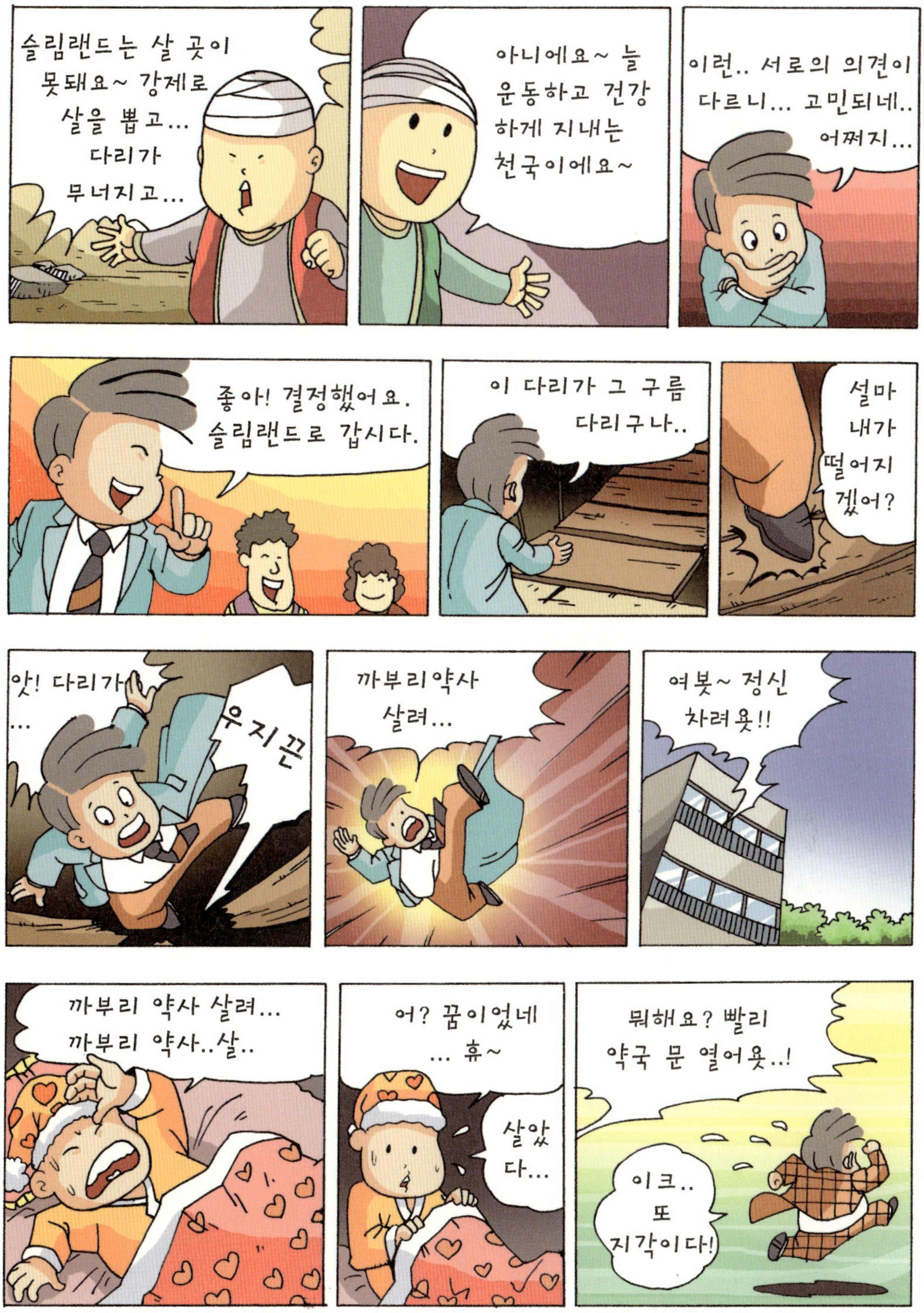

슬림랜드는 살 곳이 못돼요~ 강제로 살을 뽑고... 다리가 무너지고...
아니에요~ 늘 운동하고 건강하게 지내는 천국이에요~
이런.. 서로의 의견이 다르니... 고민되네.. 어쩌지...
좋아! 결정했어요. 슬림랜드로 갑시다.
이 다리가 그 구름 다리구나..
설마 내가 떨어지겠어?
앗! 다리가...
우지끈
까부리약사 살려...
여봇~ 정신 차려욧!!
까부리 약사 살려... 까부리 약사..살..
어? 꿈이었네 ... 휴~
살았다...
뭐해요? 빨리 약국 문 열어욧..!
이크.. 또 지각이다!

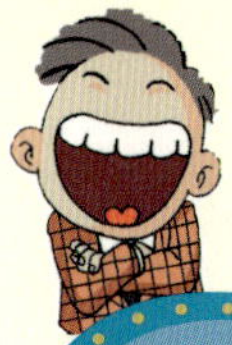

Episode 41

잘못된 다이어트

1 이상한 비만치료

정상적으로 허가된 비만약 이외의 약물을 복용하는 것은 위험하다.

에페드린은 마황이라는 한약재에 함유되어 기침, 천식 등에 사용되는 약이다.

이런 약을 많이 사용하면 교감신경을 흥분시켜 혈압이 상승하기도 하고 불면증을 일으키기도 한다. 에페드린에 카페인이 혼합된 제제도 있다.

항경련제로 사용되는 토피라메이트(topiramate)는 폭식을 막아주고 에너지발산을 증가시켜 에너지 소모를 많게 해주는 약물이다.

당뇨약 중 당분흡수를 억제하는 약물을 다이어트용으로 쓰는 것도 바람직하지 않다.

이뇨제나 설사를 일으키는 약을 비만에 사용하는 것도 잘못되었다.

이뇨제는 일시적으로 몸의 수분만을 배출시켜 줄 뿐이지 도움이 안된다.

장기적으로 복용한다면 탈수증상과 전해질 균형이 깨어져 건강에 해가 된다.

설사를 일으키는 약물도 수분을 과다배출하게 되고 자주 사용하면 장에 해롭다.

갑상선기능을 항진시키는 약물을 처방하기도 하는데 이는 원래 약물의 용도와 다르므로 혹시라도 나타날지도 모르는 부작용 때문에 사용을 피해야 한다.

비만클리닉에서 아미노필린을 피하에 주사를 하면 지방분해 효과가 있다고 해서 많이 시도를 했는데 최근 비만학회에서는 효과도 없고 부작용이 우려된다고 금지시켰다.

어떤 비만클리닉 입구에 다음과 같은 안내문이 붙어 있으니 다시 한번 생각하게 한다.

"저희병원에서는 FDA(미국식품의약품안전청)에서 승인된 안전한 의약품만을 처방합니다."

2 지방 흡입술

비만을 해결해 주는 것 가운데 지방흡입술이라는 것이 있다.

일반적으로 사람들은 수술에 대하여 너무 지나친 맹신을 하고 있다.

얼마 전 국내 모 연기자가 지방흡입술을 하였다는 보도가 나간 후에는 살을 빼기 위해 지방흡입을 원하는 사람도 폭발적으로 늘어났다.

지방흡입만 하면 온 몸의 살을 모두 뺄 수 있다고 잘못 알고 있다. 물론 피하의 지방을 영구적이고 효과적으로 제거하는 유일한 방법이지만 그 수술이 부적합하게 이루질 경우에는 아주 위험한 방법이기도 하다.

시술과정은 마취를 시킨 후에 시술부위에 국소마취제와 출혈을 막아주는 에피네프린 그리고 식염수를 주입한다. 그러고 나면 주입한 용액 만큼 몸이 부풀어 오른다.

빨대모양의 금관 튜브를 피부 아래에 삽입해 넣고 1분에 4000번 회전하는 강력한 진동을 일으키는 기계를 사용해 지방세포가 분리되게 하고 그 지방 세포를 흡입시켜 제거한다.

몸의 부분적으로 몰려 있는 지방을 제거하는데는 효과적이지만 무척 위험한 수술이다.

수술 후유증으로 체액부족, 허혈성 쇽, 감염, 지방색전증, 폐색전증 등의 합병증 외에도 피부가 불규칙해지거나 감각이상, 운동감각저하, 피부변색, 흉터 등을 불러 일으킬 수 있다. 그러므로 지방흡입술은 의사의 아주 높은 숙련도를 요하는 수술이므로 신중을 기해야 한다.

소르비톨껌 다이어트법

무설탕 껌에는 솔르비톨이 들어있다 하루에 2-30개 소르비톨껌을 씹으면 설사와 복통이 생기고 10kg 넘게 체중을 감소시킨다.

소르비톨은 흡수가 되지 않으므로 변으로 나오기 전까지 장에 머무르면서 장내 삼투압을 증가시켜 혈관에 있던 수분이 장으로 빠져나와 설사와 복통을 일으키게 한다.

노약자나 어린이는 무설탕껌을 많이 씹으면 건강에 해롭다.

Episode 42 · 소화제

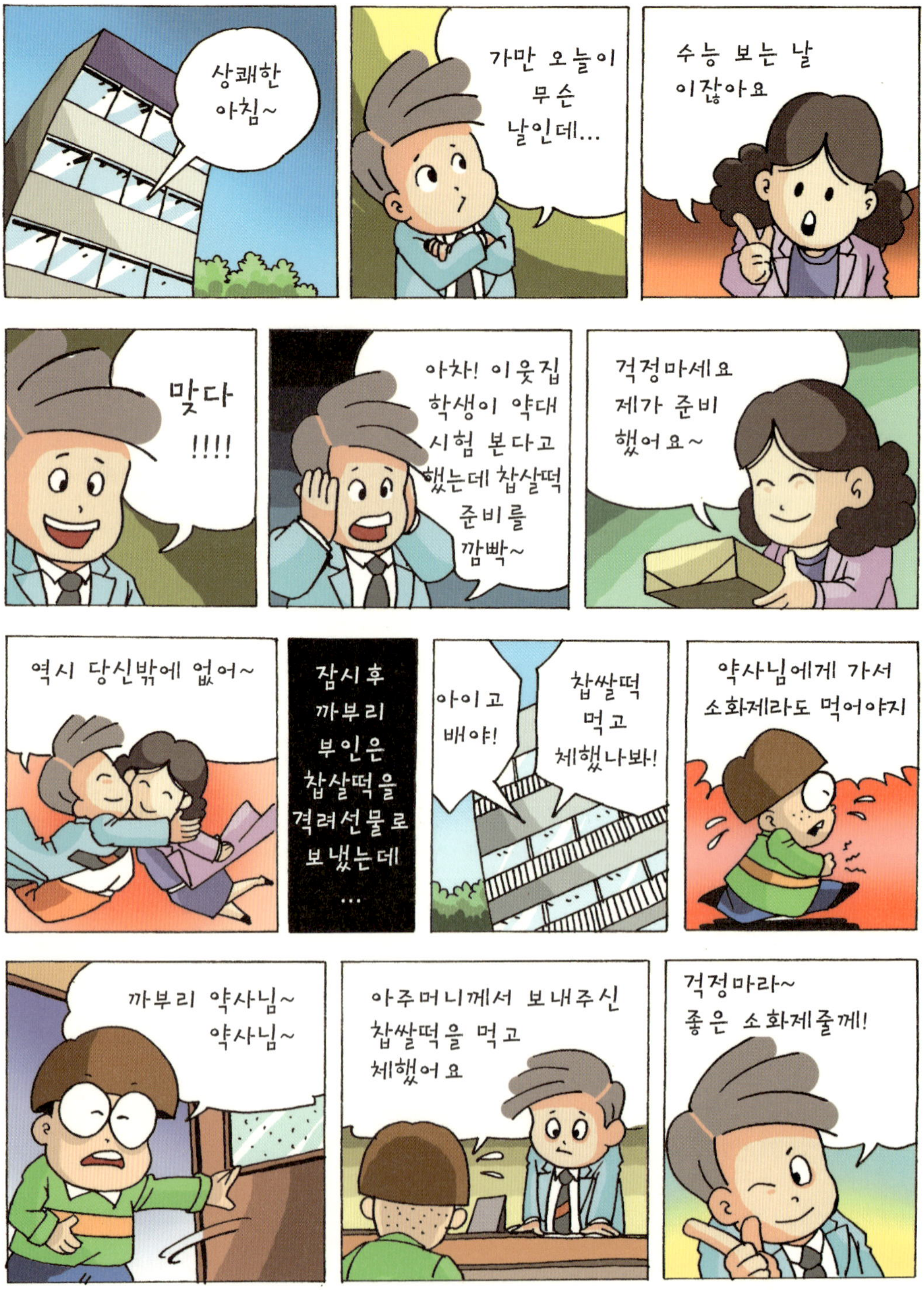

상쾌한 아침~
가만 오늘이 무슨 날인데...
수능 보는 날이잖아요
맞다 !!!!
아차! 이웃집 학생이 약대 시험 본다고 했는데 찹쌀떡 준비를 깜빡~
걱정마세요 제가 준비 했어요~
역시 당신밖에 없어~
잠시후 까부리 부인은 찹살떡을 격려선물로 보냈는데 ...
아이고 배야!
찹쌀떡 먹고 체했나봐!
약사님에게 가서 소화제라도 먹어야지
까부리 약사님~ 약사님~
아주머니께서 보내주신 찹쌀떡을 먹고 체했어요
걱정마라~ 좋은 소화제줄께!

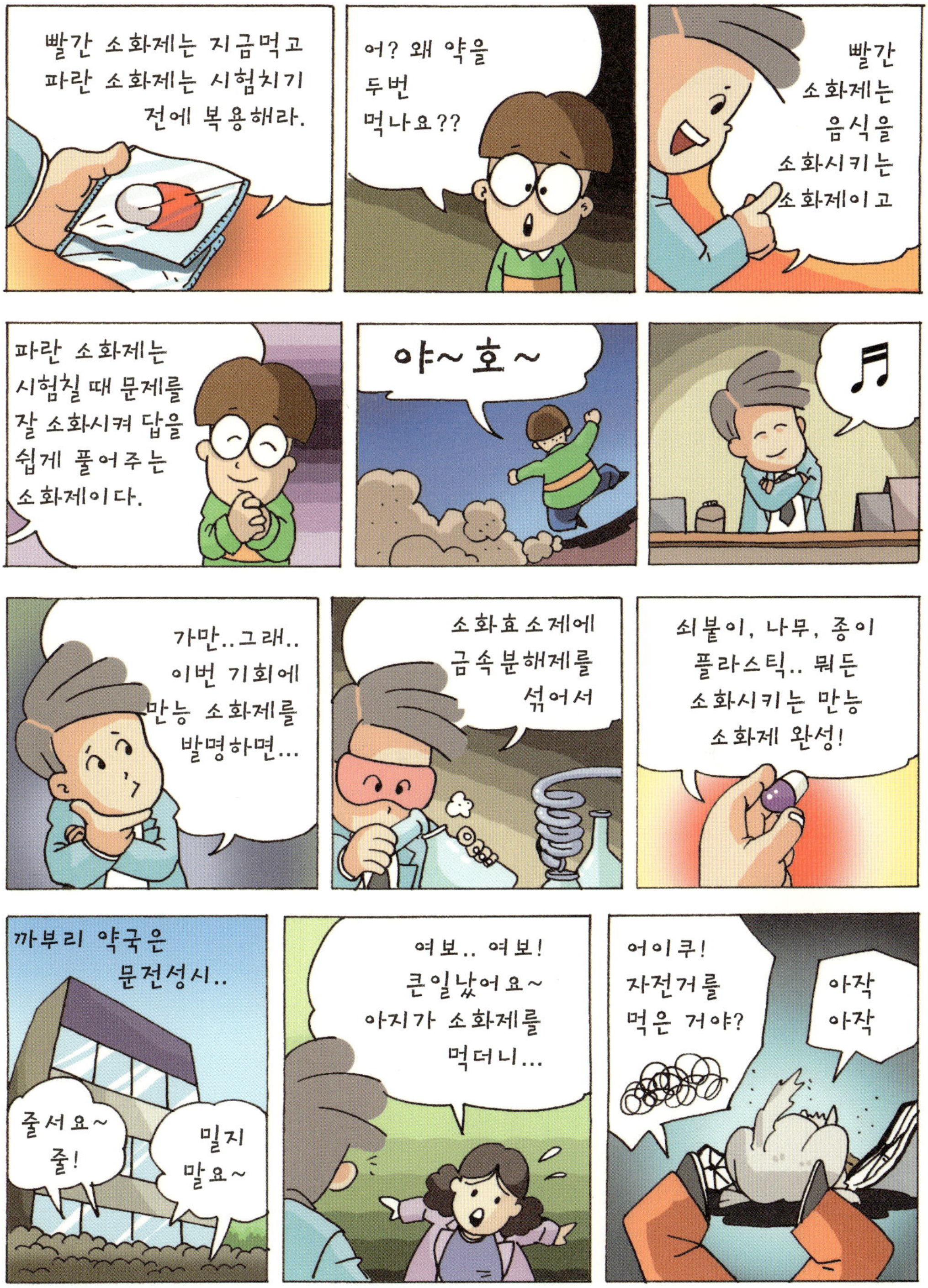
빨간 소화제는 지금먹고
파란 소화제는 시험치기
전에 복용해라.
어? 왜 약을
두번
먹나요??
빨간
소화제는
음식을
소화시키는
소화제이고
파란 소화제는
시험칠 때 문제를
잘 소화시켜 답을
쉽게 풀어주는
소화제이다.
야~호~
가만..그래..
이번 기회에
만능 소화제를
발명하면...
소화효소제에
금속분해제를
섞어서
쇠붙이, 나무, 종이
플라스틱.. 뭐든
소화시키는 만능
소화제 완성!
까부리 약국은
문전성시..
줄서요~
줄!
밀지
말요~
여보.. 여보!
큰일났어요~
아지가 소화제를
먹더니...
어이쿠!
자전거를
먹은 거야?
아작
아작

소화제

옛적에 의약품이 귀할 무렵에는 급체를 하면 할머님 손이 약손이었다. 바늘로 손가락을 찔러 시커먼 피를 빼내면 이상하게 체한 것이 뚫렸다. 지금은 집집마다 소화제가 없는 집은 없을 정도로 가정 필수약이다. 음식을 먹고 속이 더부룩하거나 할 때 소화제를 먹으면 쑤욱 내려간다.

소화불량이 생기는 데는 여러가지 원인이 있다. 위의 기능이 나빠져 소화를 못 시키는 수도 있고 췌장에서 소화 효소액을 충분히 분비하지 못해도 소화불량증상이 나타난다.

우리가 흔히 접하는 소화제에는 크게 5가지 종류가 있다.
위장관 운동촉진제, 소화 효소제, 가스 제거제, 제산제, 생약소화제 등이 그것이다.

1 위장관 운동 촉진제

위장의 수축이나 연동 운동 등을 촉진시켜 위장 속의 음식물을 빠르게 배출시켜 소화를 돕는다. 대표적인 약물이 맥소롱이라는 상품명으로 널리 알려진 메토클로프로파미드 제제이다. 그러나 이 약물은 뇌속의 도파민이라는 신경전달물질에 과도하게 영향을 미치는 단점이 있다. 그 부작용을 보완해서 나온 제제가 모티리움이라는 일반명으로 알려진 돔페리돈 제제이다. 돔페리돈 제제는 도파민에 미치는 영향이 적고 기능성 소화불량증에 효과가 좋다.

2 소화 효소제

소화제 중 가장 대중적인 약물은 소화효소제다.
음식으로 섭취된 탄수화물, 단백질, 지방을 직접 분해시켜주는 소화효소제이다.
아밀라제는 탄수화물, 단백질, 지방을 분해시켜 준다.
프로테아제는 단백질을 분해시켜 준다.
리파아제는 지방을 분해시켜 준다.
소화제가 소화를 도와주는 것은 사실이지만 자주 복용하는 것은 이롭지 못하다.
약물이 대신 소화를 시켜주다 보니 인체가 소화효소를 분비하는 능력이 떨어지게 된다.

3 가스 제거제

배에 가스가 차거나 복부팽만감이 있을 때 가스를 제거해 주는 약물이다.
시메치콘이라는 성분이 대표적인 가스제거제이다.
고급 소화제에는 대개 가스제거제가 소화효소제와 함께 들어 있다.

4 제산제

위에서 위산이 과잉 분비되었을 때 위산의 수소이온을 중화시켜 위의 불쾌감을 해소해주는 약물이다. 주성분이 알루미늄 · 마그네슘 · 칼슘 · 나트륨 등의 금속 이온이어서 다른 약과 함께 복용할 경우 주의해야 한다. 알루미늄이 많이 들어간 제산제는 변비를 일으킬 수 있고, 마그네슘이 많이 들어간 약물은 설사를 일으킬 수 있다. 대표적인 약이 겔포스, 알마겔, 암포젤엠 등으로 알려져 있다

5 생약소화제

생약을 추출한 것으로 위를 자극하여 소화를 촉진시키는 액체로된 약물이다.
대표적인 것이 활명수 · 까스명수 등 물약으로 소화제 중 가장 역사가 오래된 소화제이다.

코카콜라 이야기

콜라는 1886년 약국을 운영하고 있었던 미국 존 펨블튼 박사가 소다에 갖가지 약재를 섞어 소화제 대신으로 판매한 것에서 유래되었다. 콜라는 처음엔 청량음료가 아닌 그저 소화제 대신 판매했는데 어느 날 콜라의 잠재력을 예감한 챈들러라는 사업가가 제조법을 사들이고 1893년 코카콜라를 상표명으로 등록함으로써 콜라의 본격적인 역사는 시작되어 오늘날까지 전세계적인 브랜드로 알려지게 되었다.

천연소화제 파인애플

파인애플에는 단백질과 지방을 빠르게 소화시켜주는 브로멜라인이라는 단백분해효소가 있어서 기름진 음식을 먹을 때 곁들여 먹으면 소화가 잘된다. 그래서 주부들이 소고기를 양념으로 재어 놓을 때 파인애플을 사용하기도 한다.

Episode 43 · 물망초

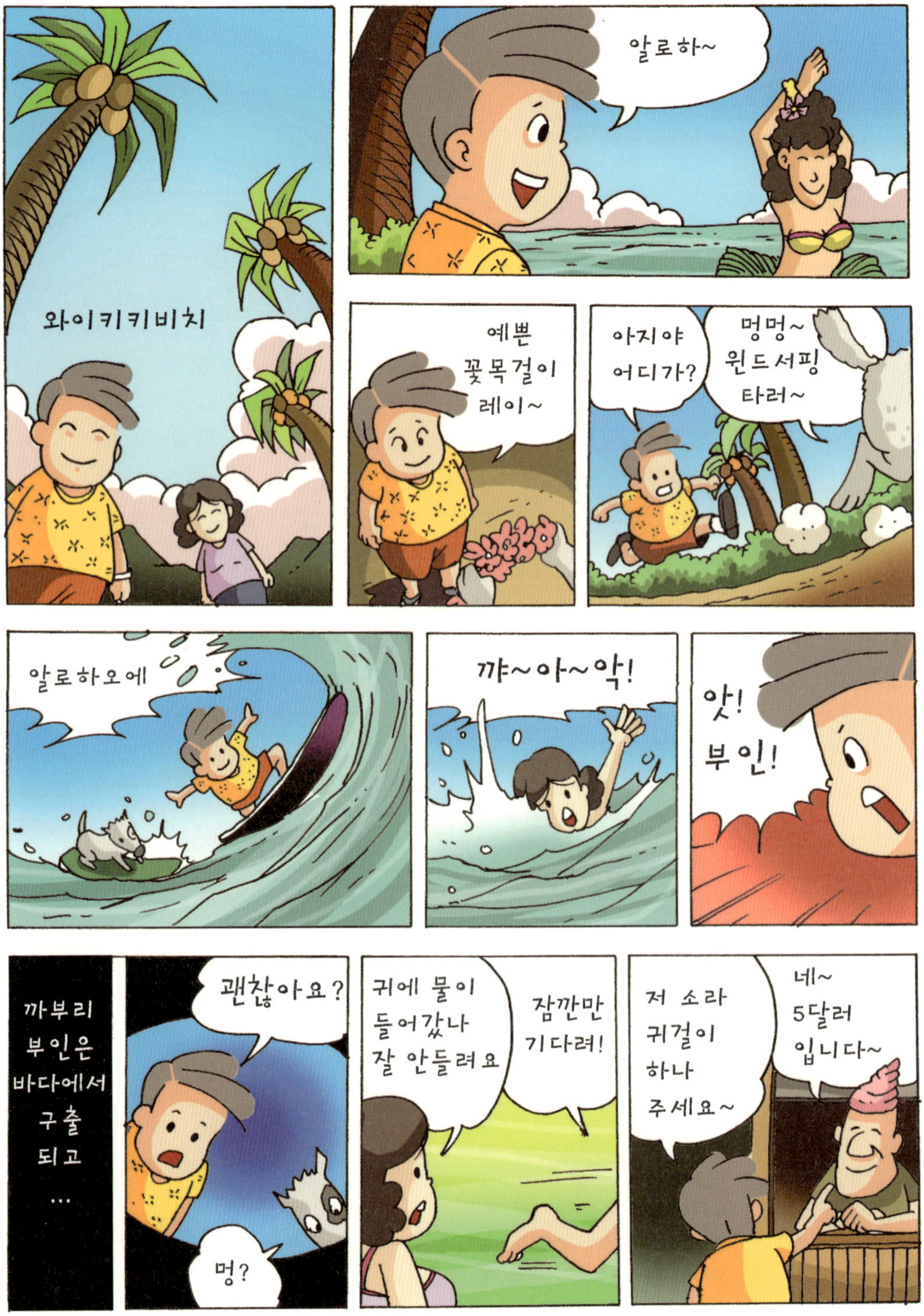
와이키키비치
알로하~
예쁜 꽃목걸이 레이~
아지야 어디가?
멍멍~ 윈드서핑 타러~
알로하오에
꺄~아~악!
앗! 부인!
까부리 부인은 바다에서 구출되고 …
괜찮아요?
멍?
귀에 물이 들어갔나 잘 안들려요
잠깐만 기다려!
저 소라 귀걸이 하나 주세요~
네~ 5달러 입니다~

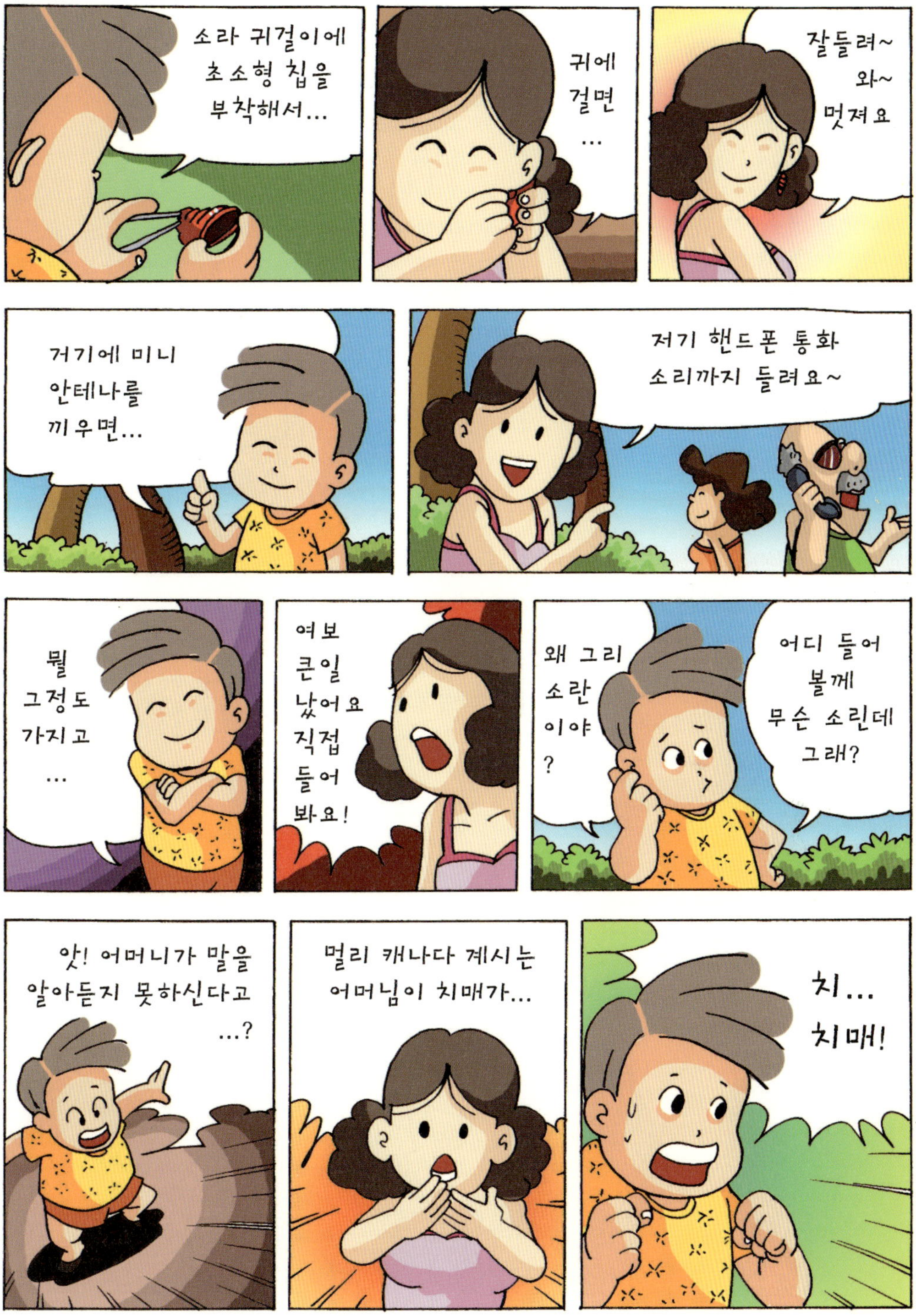
소라 귀걸이에 초소형 칩을 부착해서…
귀에 걸면 …
잘들려~ 와~ 멋져요
거기에 미니 안테나를 끼우면…
저기 핸드폰 통화 소리까지 들려요~
뭘 그정도 가지고 …
여보 큰일 났어요 직접 들어 봐요!
왜 그리 소란이야?
어디 들어 볼께 무슨 소린데 그래?
앗! 어머니가 말을 알아듣지 못하신다고 …?
멀리 캐나다 계시는 어머님이 치매가…
치… 치매!

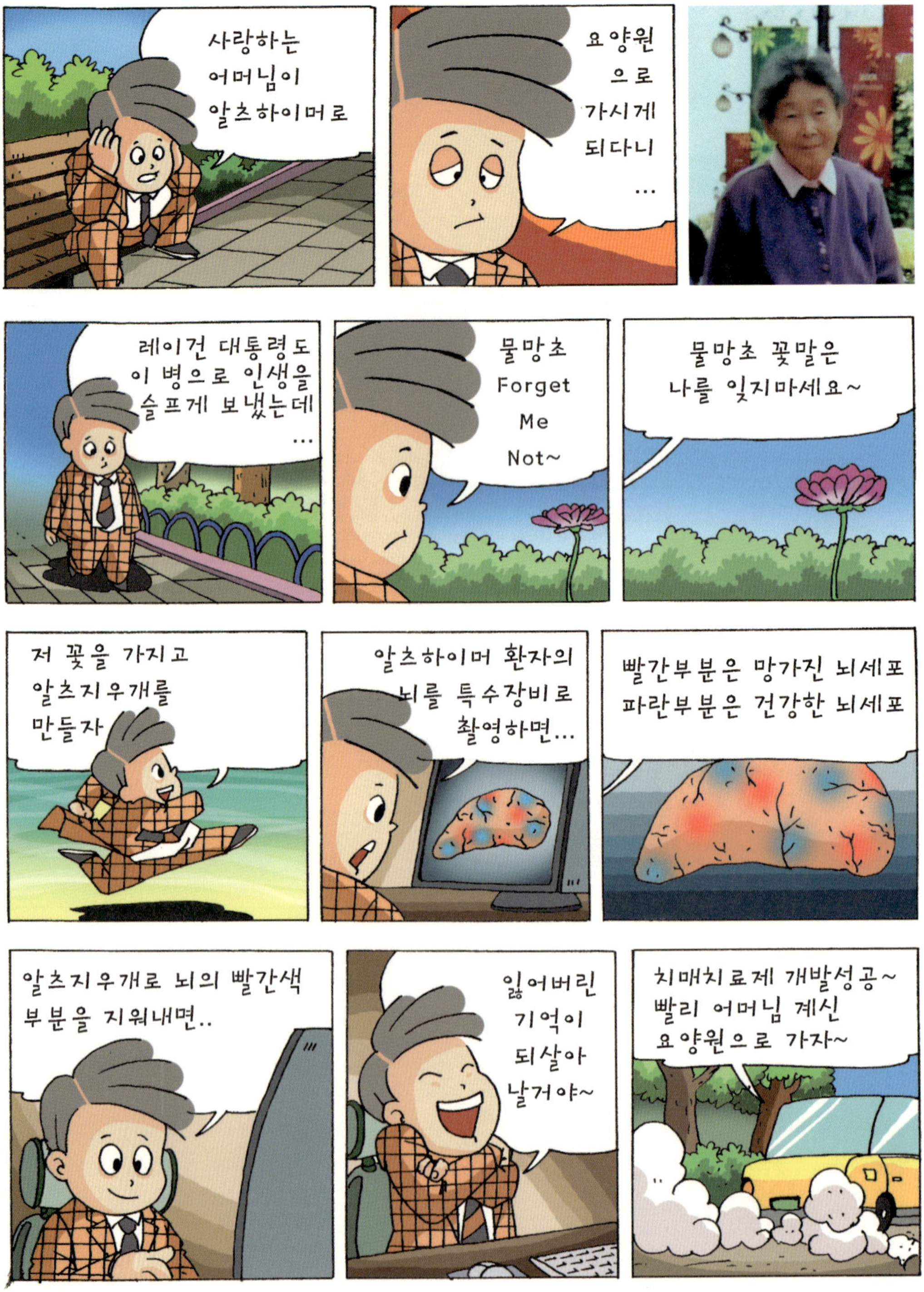
사랑하는 어머님이 알츠하이머로
요양원으로 가시게 되다니 …
레이건 대통령도 이 병으로 인생을 슬프게 보냈는데 …
물망초 Forget Me Not~
물망초 꽃말은 나를 잊지마세요~
저 꽃을 가지고 알츠지우개를 만들자
알츠하이머 환자의 뇌를 특수장비로 촬영하면…
빨간부분은 망가진 뇌세포 파란부분은 건강한 뇌세포
알츠지우개로 뇌의 빨간색 부분을 지워내면..
잃어버린 기억이 되살아 날거야~
치매치료제 개발성공~ 빨리 어머님 계신 요양원으로 가자~

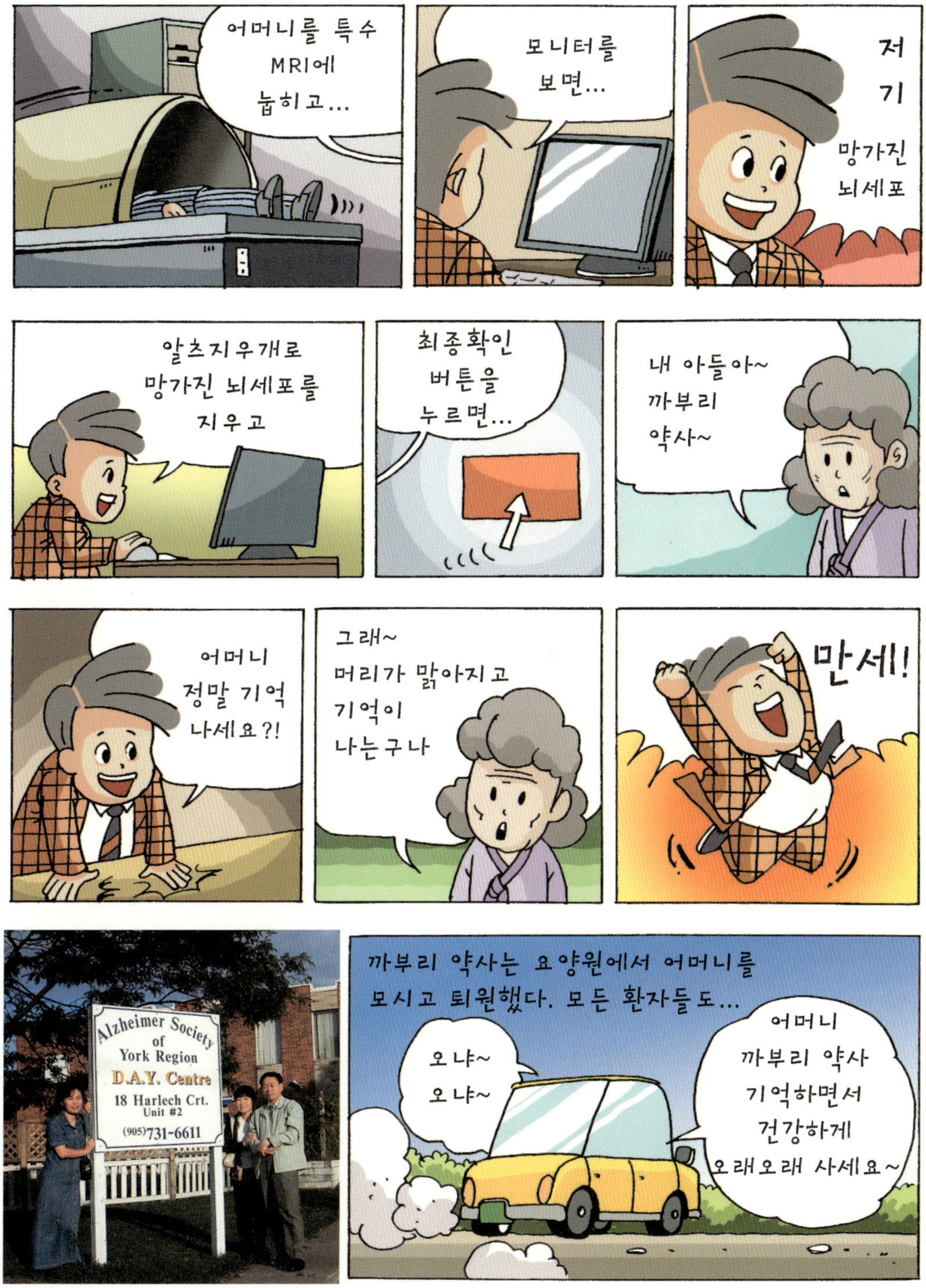

어머니를 특수 MRI에 눕히고...
모니터를 보면...
저기
망가진 뇌세포
알츠지우개로 망가진 뇌세포를 지우고
최종확인 버튼을 누르면...
내 아들아~ 까부리 약사~
어머니 정말 기억 나세요?!
그래~ 머리가 맑아지고 기억이 나는구나
만세!
Alzheimer Society of York Region
D.A.Y. Centre
18 Harlech Crt. Unit #2
(905)731-6611
까부리 약사는 요양원에서 어머니를 모시고 퇴원했다. 모든 환자들도...
오냐~ 오냐~
어머니 까부리 약사 기억하면서 건강하게 오래오래 사세요~

치매

나를 잊지 마세요!!! Forget-me-not 물망초
이 꽃에 얽힌 애절한 전설은 꽃보다도 더욱 유명하다.
물망초는 글, 시, 노래로서 전 세계사람들에게 감동을 안겨 주고 있다.
그러나 정작 물망초는 널리 알려진 이름과는 달리 너무도 보잘 것 없고 초라한 꽃이다.
크지도 않고, 두드러지게 빼어난 미모도 아니기에 인상적인 곳이란 전혀 없다.
장미와 같은 화려함도, 백합 같은 우아함도 느낄 수 없다.
그러나 단 한 가지 들꽃다운 순진함은 지니고 있다.
사람들은 이 꾸밈 없는 순진함에 마음을 쏟는다.
오늘도 수많은 젊은이들은 창가에 앉아 속삭인다.
연인이여, 나를 잊지 말아 주오. 내가 당신을 잊지 않듯이……

옛날에는 나이가 들면 누구나 치매기, 즉 망녕기가 생긴다고 알고 방관하였으나 치매란 무서운 질병으로 기억력, 사고력, 인지능력 등에 심각한 장애를 일으킨다. 치매를 일으키는 병은 알츠하이머치매, 혈관성치매, 가역성치매 등으로 나눈다.

치매의 증상으로는 7가지가 있다.

1 기억력 장애

- 전화번호나 사람이름을 기억하지 못한다.
- 물건을 어디에 뒀는지 잊어버린다.
- 며칠 전에 일어났던 일들을 기억하지 못한다.

2 지남력 장애

- 공간에 대한 지남력이 없으면 자기 집과 남의 집을 구분하지 못한다.
- 시간에 대한 지남력이 없으면 저녁인데도 아침이라고 한다.
- 사람에 대한 지남력이 없으면 아들을 다른사람이라고 말한다.

3 언어 장애

- 대화 도중 단어가 떠오르지 않는다.
- 동문서답을 한다.

4 시공간 판단능력 저하

- 초기에는 낯선 곳에서 길을 잃다가 나중에는 익숙한 곳의 길을 잃는다.

5 판단력 장애

- 티비 드라마 나 뉴스의 내용을 이해하지 못한다.
- 돌발상황에 대해 대처하지 못한다.

6 인격, 행동, 감정의 변화

- 성격이 변하거나 어린아이처럼 된다.
- 충동적이거나 난폭한 행동을 한다.
- 성적인 행동을 보이기도 한다.
- 밤에 잠을 자지 않는다.
- 배회하고 돌아다니려고 한다.
- 우울,불안 등의 증상을 보인다.

7 망상과 환각

- 피해망상을 보인다.
- 소리가 나거나 헛것을 본다.

친애하는 여러분,

저는 최근 제가 치매를 앓는 수백만 미국인의 한 명이 되었다는 사실을 알았습니다.

이 사실에 대해, 부인 낸시와 저는 이를 한 개인에게 일어난 가정사로 둘 것인지,

아니면 공인으로써 여러분 모두에게 알려야 할지 정해야 했습니다.

예전에 낸시는 유방암을 앓았고 저도 암수술을 했습니다.

그때 우리는 투병을 발표함으로써 여러분의 많은 관심을 받을 수 있었습니다.

기쁘게도 그 계기로 더욱 많은 사람들이 건강검진을 받았고 초기에 암을 발견해 곧 정상적인 건강한 삶을 누릴 수 있었지요. 그래서 우리는 투병 사실을 여러분께 알려야 한다고 느꼈습니다. 그럼으로써 여러분들이 치매에 대해 더욱 주의하게 되길 바랍니다. 그렇게 되면 치매를 앓는 환자들과 그 가정에 대한 명확한 이해도 가능하게 되겠지요.

그런 생각이 든 순간, 저는 몹시 기뻤습니다.

주님께서 제게 남겨주신 앞으로의 삶을, 제가 항상 해왔던 일을 하는데 모두 쏟기로

마음먹었습니다.

저는 앞으로도 인생의 여정을 사랑하는 부인 낸시를 비롯한 우리 가족들과 함께 나아갈겁니다.

멀리 대자연으로 여행도 갈 것이고, 친구들과 지지자들과도 계속 연락할 겁니다.

치매가 진행될수록, 그때마다 우리 가족은 큰 고통을 겪어야겠지요.

그 때 여러분이 도움을 주신다면 낸시는 용기와 신념을 갖고 그 모든 것을 이겨낼 수

있을거라 자신합니다.

끝으로, 여러분의 대통령으로 일할 수 있었던 것은 저에게 매우 큰 영광입니다. 고맙습니다.

주님이 저를 그분 곁으로 부르시는 날, 저는 가슴속에 미국에 대한 무한한 애정과 이 나라의

영원한 번영에 대한 기대를 가슴속에 새겨두고 갈 것입니다.

이제 저는 인생의 황혼을 향한 여행을 시작해야 겠지만,

이 나라의 미래는 언제나 찬란한 여명이겠지요.

고맙습니다. 친구들이여.

나의 신은 언제나 여러분을 축복할 것입니다.

여러분의 진정한 친구

1994년 11월 5일

로날드 레이건

일본인 하찌로는 자기 어머님이 치매를 일으키는 알츠하이머병으로 어려움을 겪고 있었다. 어머님을 어떻해서든 낫게 해드려서 자기를 알아보시게 해드리고 싶은 생각에 10년 동안의 피눈물나는 연구와 실험 끝에 아리셉트라는 알츠하이머 치료제를 개발해냈다.

수많은 사람들의 열광적인 기립박수를 받으며 감동적인 아리셉트라는 신약이 탄생했다.

그러나 이미 하찌로의 어머님은 하늘나라로 가신 후이다. 아리셉트는 도네페질이라는 약물이다. 현재까지 치매에 사용되는 약은 아리셉트(도네페질), 엑셀론(리바스티그민), 레미날(갈란타민) 등이다.

머지않아 알츠하이머 질환을 완치시켜주는 기적적인 신약이 등장하길 간절히 바란다.

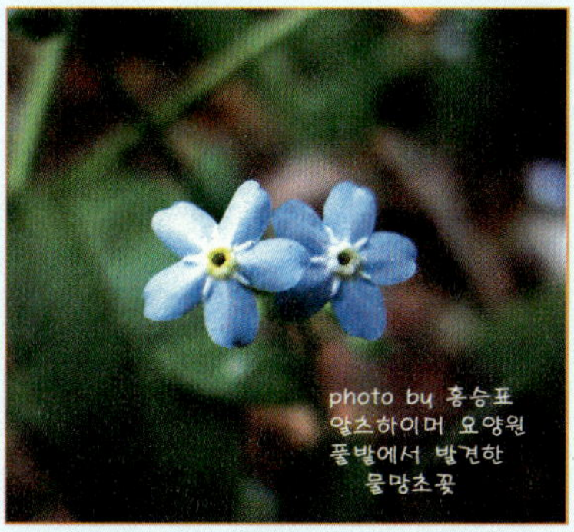
photo by 홍승표
알츠하이머 요양원
풀밭에서 발견한
물망초꽃

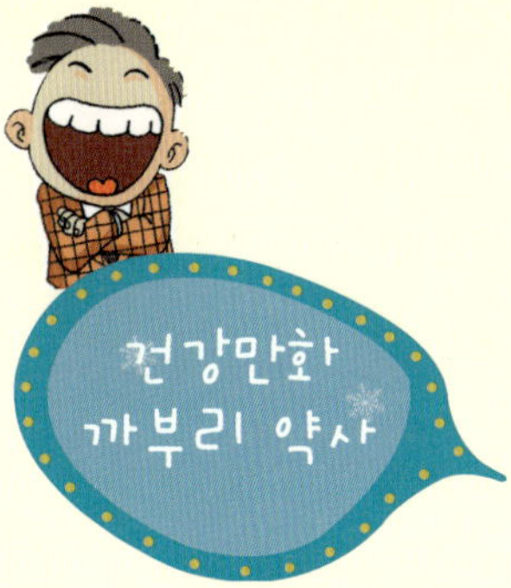

찾아보기

ㅈ

ㅊ

ㅋ